AF454631

PHYSIOLOGIE EXPÉRIMENTALE

TRAVAUX

DU LABORATOIRE DE M. MAREY

ÉCOLE PRATIQUE DES HAUTES ÉTUDES

PHYSIOLOGIE EXPÉRIMENTALE

TRAVAUX

DU

LABORATOIRE DE M. MAREY

PROFESSEUR AU COLLÉGE DE FRANCE

III

ANNÉE 1877

Avec 159 figures dans le texte

PARIS

G. MASSON, ÉDITEUR

LIBRAIRE DE L'ACADÉMIE DE MÉDECINE

Boulevard Saint-Germain et rue de l'Éperon

EN FACE DE L'ÉCOLE DE MÉDECINE

MDCCCLXXVII

PRÉFACE

En publiant cette troisième année des travaux de mon laboratoire, je crois pouvoir annoncer que désormais ce recueil contiendra des mémoires de plus en plus nombreux et variés. La méthode graphique, en effet, prend une extension rapide et s'applique à des phénomènes nouveaux, comme on pourra s'en convaincre en parcourant ce volume. On peut, en effet, inscrire aujourd'hui l'électricité animale, aussi bien dans ses manifestations énergiques, telles que la décharge de la torpille, que dans ses variations légères, comme celles qui accompagnent la fonction des muscles.

D'autre part, les perfectionnements récents des appareils manométriques ont donné une facilité singulière pour toutes les expériences dans lesquelles il s'agit de mesurer des pressions, soit à l'intérieur des voies circulatoires, soit dans les cavités splanchniques, ou même à la surface des organes.

Dans un grand mombre de cas, l'application de ces appareils peut se faire sur l'homme aussi bien que sur les animaux, et permet non-seulement de constituer directement la physiologie humaine, mais aussi de pousser la précision du diagnostic médical à un degré qu'il n'avait pas encore atteint.

L'inscription des températures et celle du travail musculaire, aujourd'hui à l'étude, viendront prochainement compléter l'ensemble des moyens d'analyse applicables à la physiologie normale et pathologique.

Nos lecteurs connaissent déjà le Dr François-Franck par ses intéressants travaux. A partir de cette année, je me le suis adjoint pour la direction du laboratoire, et c'est à son concours actif et dévoué que je dois d'avoir pu rassembler un assez grand nombre d'élèves auxquels il enseigne le maniement des appareils ou qu'il guide dans les recherches expérimentales et dans les vivisections. Un grand nombre des mémoires contenus dans ce volume sont dus à M. François-Franck ou ont été faits avec son concours.

Les travaux du laboratoire sont destinés à constituer un recueil d'expériences graphiques dans lequel chacun pourra trouver des documents utilisables à des points de vue divers. Déjà plus de 400 tracés ont été publiés dans les trois premiers volumes et ces tracés, qui maintenant sont tous reproduits par l'hélio-gravure, peuvent inspirer toute confiance pour leur exactitude. Dans la plupart d'entre eux on n'a, le plus souvent, considéré qu'un détail particulier : celui qui avait trait au sujet d'un mémoire spécial ; mais sous combien d'aspects différents ne peut-on pas considérer une même expérience ! Mainte fois, il m'est arrivé de trouver dans mes anciens registres des courbes répondant à une question nouvelle qui se présentait à mon esprit ; la même bonne fortune arrivera certainement à tous ceux qui se seront familiarisés avec la lecture des tracés physiologiques. Ces recueils de tracés authentiques constitueront avec le temps une riche collection d'expériences toutes faites, que chacun pourra consulter à son point de vue particulier.

Les précédents volumes contenaient des articles spéciaux sur la méthode graphique et ses applications variées. Cet exposé n'a pas été continué cette année ; il m'a paru important de traiter ce sujet dans son ensemble et avec tous les développements qu'il exige. Un volume actuellement sous presse et qui aura pour titre : *La Méthode graphique dans les sciences expérimentales,* montrera le plan général et les principales applications de la méthode ; il contiendra aussi les renseignements nécessaires pour guider l'expérimentateur dans l'emploi des appareils.

Je n'entreprendrai pas la revue analytique des mémoires qui sont contenus dans ce volume ; l'abondance des matières réduirait cette analyse à une énumération aride ; mais j'insisterai sur le caractère général de ces travaux dans chacun desquels les expériences sont, pour ainsi dire, toujours présentes sous la forme du tracé qu'elles ont fourni. De cette façon, le lecteur n'est pas réduit à suivre les hypothèses ou les affirmations d'un auteur qui seul a vu un phénomène, mais il assiste lui-même à ce phénomène ; il le juge et l'apprécie à son tour ; il voit si les conclusions du mémoire sont rigoureuses ou hasardées ; enfin, tenant dans ses mains les pièces du procès, il peut se faire une conviction personnelle et même voir au delà de ce qui lui est montré.

MAREY.

Paris, le 15 décembre 1877.

PHYSIOLOGIE EXPÉRIMENTALE

Travaux du Laboratoire de M. le Professeur MAREY.

I

SUR LA DÉCHARGE ÉLECTRIQUE DE LA TORPILLE

Par E.-J. MAREY.

INTRODUCTION.

La singulière propriété que possèdent certains poissons de donner des décharges électriques, intéresse à la fois le physiologiste et le physicien ; aussi, la Torpille, qu'il est assez facile de se procurer sur les côtes d'Europe, a-t-elle été le sujet d'études très-nombreuses. Toutefois il reste encore bien des obscurités au sujet des caractères physiques de la décharge de la Torpille et relativement aux conditions physiologiques dans lesquelles elle se produit. Une rapide énumération des faits déjà connus sur cette production d'électricité animale montrera tout ce que ce phénomène a d'étrange et d'inexpliqué au double point de vue que nous venons de signaler.

C'est aux physiciens que l'on doit les premières notions vraiment scientifiques sur la décharge de la Torpille. Aussitôt que les machines électriques et les condensateurs furent découverts, on soupçonna la nature électrique de la décharge de la Torpille, et, pour montrer que la commotion que donne ce poisson quand on l'irrite était bien produite par l'électricité, Walsh s'en servit pour répéter les célèbres expériences qu'on venait de faire avec la bouteille de Leyde.

Deux conducteurs métalliques étant placés l'un sur le dos l'autre sur le ventre du poisson, on dispose une chaîne d'individus se tenant par la main pour relier ces deux conducteurs l'un à l'autre : au moment où la Torpille excitée donne sa décharge, tous les individus qui forment la chaîne reçoivent une forte commotion.

Plus tard, Davy obtint avec l'électricité de la Torpille la déviation du galvanomètre, l'aimantation d'aiguilles d'acier introduites dans une spirale de laiton que traversait la décharge; il décomposa l'eau salée et l'iodure de potassium. Becquerel et Breschet vérifièrent les mêmes faits et virent que, dans le fil du galvanomètre, le courant circule du dos au ventre de l'animal. Matteucci, Linari, Giordani obtinrent des étincelles en rompant le circuit métallique dans lequel passait la décharge d'une Torpille ; M. A. Moreau recueillit cette électricité dans un condensateur.

Enfin, tous ceux qui ont observé sur eux-mêmes les effets physiologiques de la décharge d'une Torpille, ont pu constater l'analogie frappante de ces effets avec ceux des courants induits à succession rapide, tant au point de vue de la sensation de fourmillement douloureux qu'elle cause, qu'à celui de l'état de contraction permanente, de tétanos qu'elle provoque dans les muscles.

On voit que cette électricité animale semble réunir les propriétés des électricités statique et dynamique, propriétés que nous sommes habitués à rencontrer en quelque sorte séparées, suivant que nous employons tel ou tel appareil de physique. Ainsi la décharge de la Torpille fournit, comme une machine à plateau, de l'électricité de *forte tension*, puisqu'elle traverse les liquides et même les corps médiocrement conducteurs; d'autre part, elle offre l'apparence des courants de pile ou de *quantité*, par ses effets électrolytiques et par son action sur le galvanomètre. Elle ressemble enfin, par les effets qu'elle produit sur l'organisme vivant, aux courants discontinus que fournissent les machines d'induction. Ainsi, au point de vue de ses caractères physiques, l'électricité animale est encore insuffisamment caractérisée et réclame de nouvelles expériences.

Considérée au point de vue physiologique, la décharge de la

Torpille n'offre pas moins d'intérêt : une série de découvertes, dues principalement à des physiologistes italiens, est venue éclairer les conditions dans lesquelles ce phénomène se produit.

Rédi fit connaître les deux appareils producteurs de l'électricité : ces organes aplatis et réniformes, situés de chaque côté de la tête et des branchies, sont formés de prismes hexagonaux dont chacun est constitué par un empilement de cellules. Chaque appareil électrique reçoit quatre gros cordons nerveux qui, dans l'encéphale, naissent d'un lobe particulier situé derrière le cervelet, et auquel Matteucci a donné le nom de *lobe électrique*. Quand la Torpille donne une décharge volontaire, c'est par des nerfs spéciaux qu'est transmis, du lobe cérébral dont nous venons de parler à l'appareil électrique, l'ordre qui a provoqué la production d'électricité. Si l'on coupe ces nerfs d'un côté, l'appareil correspondant devient impuissant à fournir de l'électricité ; il semble paralysé comme un muscle dont on aurait sectionné les nerfs moteurs.

D'autre part, si l'on excite le bout de ces nerfs coupés qui se rend à l'appareil électrique, on provoque des courants que le galvanomètre révèle et que des Grenouilles vivantes, placées sur l'organe électrique, ressentent et traduisent par un saut brusque et énergique. Ajoutons que si l'on excite le *lobe électrique* de l'encéphale, on obtient une décharge très-forte qui rappelle les convulsions musculaires que l'on provoque en irritant chez les animaux certaines régions encéphaliques.

L'ensemble de ces recherches montre déjà que, dans son mode de production, l'électricité animale se comporte à peu près comme le mouvement musculaire, puisque les mêmes influences nerveuses existent de part et d'autre.

Si l'on compare la structure de l'appareil électrique à celle du muscle, on constate certaines analogies : ainsi, dans le faisceau des prismes électriques, on peut trouver l'analogue d'un faisceau de fibres musculaires, tandis que chaque prisme, formé d'empilements de cellules superposées, rappelle, tout au moins grossièrement, la disposition des disques superposés d'une fibre musculaire striée. La composition chimique est à peu près la même pour le muscle et pour l'appareil électrique. En outre, quand on fait agir une température très-basse ou très-élevée sur l'un ou sur l'autre de ces organes, on en supprime la fonction. Dans le voisinage de zéro, un muscle cesse d'agir, et un appareil de Torpille ne donne plus d'électricité sensible. Si l'on chauffe graduellement ces organes, leur propriété reparaîtra graduellement, mais disparaîtra de nouveau aux environs de 45° centigrades, et cette fois, ce sera d'une manière définitive : le même degré de température qui est mortel au muscle aura tué aussi l'appareil électrique.

Pour ajouter un dernier trait à la ressemblance qui rapproche les fonctions électriques et musculaires, nous rappellerons que, sous l'influence de la strychnine, en même temps que se produisent les convulsions tétaniques des muscles, il se produit parallèlement, dans l'appareil électrique, des décharges que A. Moreau a nommées justement *tétanos électrique*.

Des faits dont l'exposé précède, il résulte que l'électricité de l'appareil des Torpilles et le travail mécanique des muscles se produisent dans des conditions physiologiques semblables. Or, cette conclusion qui, il y a quelques années, n'eût présenté qu'un intérêt médiocre, en prend un tout nouveau sous l'influence des théories modernes de l'équivalence des forces. La Thermodynamique, nous montrant comment la chaleur se transforme tantôt en travail mécanique et tantôt en électricité, permet d'espérer qu'on saisira comment, sous l'influence nerveuse, et par l'intermédiaire de certaines actions chimiques, se fait une production d'électricité dans l'appareil de la Torpille, une production de travail mécanique dans un muscle.

C'est dans la comparaison incessante de l'acte électrique avec l'acte musculaire qu'on doit chercher la clef de ces analogies intimes. Répéter sur l'appareil électrique les expériences qui ont été faites sur les muscles, tel est l'objet du travail qu'on va lire. On y verra comment les deux fonctions s'éclairent l'une par l'autre : la connaissance de la fonction électrique confirmant et complétant, sur certains points, celle de la fonction musculaire.

Depuis ces dernières années, la physiologie des muscles s'est enrichie de notions nouvelles, grâce à l'emploi de la méthode graphique.

La *Myographie* a révélé de curieux détails sur la nature de la fonction musculaire, montrant que des actes successifs s'ajoutent et se fusionnent pour donner naissance à la contraction.

Quand un nerf moteur est coupé, si l'on excite une fois le bout de ce nerf qui tient au muscle, on obtient un mouvement très-bref, qui dure à peine quelques centièmes de seconde, c'est la *secousse;* elle se compose d'un brusque raccourcissement du muscle suivi du retour de celui-ci à sa longueur normale. Si une série d'excitations très-rapprochées est appliquée au nerf, une série de secousses se produit. Or, dans le cas où la fréquence des excitations est très-grande, chacune des secousses, quoiqu'elle soit brève, n'a pas le temps d'accomplir toutes ses phases avant qu'une autre secousse se produise ; il s'ensuit que les secousses se fusionnent entre elles et que la discontinuité du mouvement disparaît dans un état de raccourcissement permanent du muscle. C'est là le tétanos artificiel, image de la contraction volontaire, qui semble aussi fournir des secousses multiples, dont chacune serait provoquée par un ordre de la volonté transmis du cerveau au muscle par les nerfs moteurs.

De semblables phénomènes existent-ils dans l'appareil électrique de la Torpille? Y a-t-il production d'une série de courants qui s'ajoutent entre eux pour former la décharge? Pour le savoir, il faudrait disposer d'un appareil inscripteur qui laissât une trace écrite de toutes les manifestations électriques, comme le myographe en fournit pour le travail musculaire. J'ai employé différents moyens pour inscrire les actes électriques de la Torpille, et chacun de ces moyens a donné des renseignements nouveaux sur la nature de ce curieux phénomène.

Mes premiers essais furent faits au moyen d'un muscle de Grenouille qui, recevant par des fils métalliques le courant de la Torpille, en traduisait l'existence par un mouvement qui s'inscrivait à l'aide d'un myographe. Ce procédé me permit de mesurer le temps qui s'écoule entre l'excitation d'un nerf électrique coupé et l'apparition de l'acte électrique de la Torpille ; il me servit aussi à mesurer la durée de l'acte électrique exécuté dans ces conditions, acte qui, dans l'ordre des phénomènes de mouvement, aurait son équivalent dans la se-

cousse musculaire. Quand on envoie au muscle de Grenouille
la *décharge volontaire* d'une Torpille, le muscle donne un mouvement plus prolongé, analogue parfois au tétanos que produit
la succession rapide de courants d'induction; mais ce fait
n'établissait qu'une probabilité en faveur de la nature complexe de la décharge de Torpilles : un autre instrument devait
fournir la preuve de cette complexité.

Le *signal* électrique de M. Deprez obéit à une série de courants de très-courtes durées, de sorte qu'on peut inscrire, au
moyen de cet instrument, jusqu'à 6 ou 800 signaux dans une
seconde, chacun de ces signaux correspondant à une clôture
suivie d'une rupture de courant.

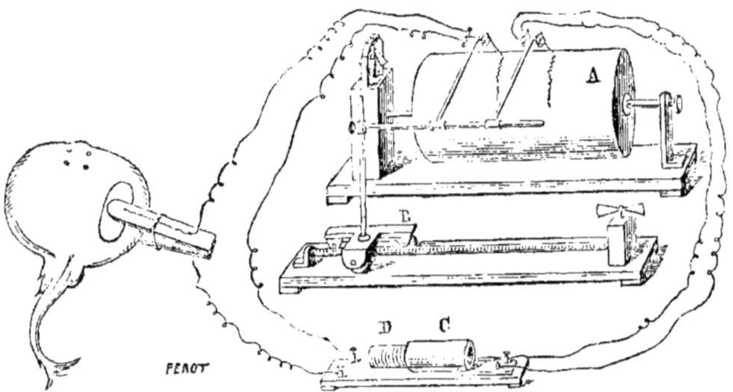

Fig. 1. — Une Torpille est saisie entre les mors d'une pince qui recueille les décharges
électriques et les envoie à un signal de Deprez qui les inscrit sur un cylindre ; en
même temps les décharges traversent la bobine inductrice D. Un autre signal, placé
sur le circuit de la bobine induite C, inscrit les courants induits par la décharge.

Traversé par la décharge d'une Torpille, le signal de M. Deprez m'a fourni des tracés à vibrations multiples, indiquant
l'existence de courants successifs dans cette décharge, et
prouvant par conséquent la complexité de ce phénomène,
complexité comparable à celle de la contraction musculaire. D'autre part, certaines expériences faites au moyen
du signal électro-magnétique montrent que les courants
successifs qui forment la décharge ont des phases d'augmentation rapide et de décroissance lente analogues à celles
de la secousse musculaire, et que ces courants successifs
s'ajoutent les uns aux autres, à la façon des raccourcisse-

ments successifs d'un muscle ; mais la démonstration de ce fait a été fournie plus nettement encore au moyen de *l'électromètre de Lippmann*.

L'électromètre capillaire de Lippmann accuse, par le déplacement d'une colonne de mercure, les plus faibles différences de tension électrique ; aussi ne faut-il pas appliquer à cet appareil la totalité de la décharge d'une Torpille ; on doit le placer sur un circuit dérivé qui ne lui envoie que des effets très- atténués de la décharge. Dans ces conditions, la colonne de l'instrument se meut dans une direction qui exprime le sens des courants de la Torpille ; de plus, les mouvements saccadés de l'électromètre montrent que ces courants successifs s'ajoutent partiellement les uns aux autres, de manière à augmenter l'intensité de la décharge. Tout porte à croire que les mouvements de l'électromètre, inscrits par la photographie, fourniront un nouveau moyen d'enregistrer les variations d'intensité des phénomènes électriques.

Les trois genres d'expériences que nous venons d'énumérer donnent de nombreux renseignements sur les caractères physiologiques et physiques des décharges de la Torpille, ainsi qu'on le verra dans le cours de ce travail.

I

EMPLOI DU MYOGRAPHE POUR ÉTUDIER L'ÉLECTRICITÉ DE LA TORPILLE (1).

Quand on excite le nerf moteur d'une patte de Grenouille, il s'écoule un certain temps entre l'excitation et l'apparition du mouvement provoqué. Helmholtz a enseigné la manière de mesurer graphiquement ce retard et a montré qu'il se compose de deux éléments : 1° le temps nécessaire pour que l'excitation se propage, à travers le nerf, du point excité jusqu'au muscle ; 2° d'un temps assez court, 1/100 de seconde environ, qui s'écoule entre le moment où le muscle est excité et celui où il donne son mouvement; c'est là ce que Helmholtz appelle *temps perdu* ou durée de l'excitation latente.

Pour savoir si l'acte électrique produit par l'excitation du nerf de la Torpille présente un retard analogue, j'ai procédé à la manière de Helmholtz, ainsi qu'on va le voir.

On coupe les nerfs électriques de l'un des appareils de la Torpille, afin de supprimer de ce côté les décharges volontaires. En excitant un de ces nerfs, on obtient de petites commotions très-faibles, en général insensibles au toucher, mais que traduit très-bien la patte d'une Grenouille fixée au myographe. Pour recueillir le courant de la Torpille et l'envoyer à la patte de la Grenouille, on saisit l'appareil électrique entre deux larges plaques de métal qui forment les mors d'une sorte de pince; chacune de ces plaques collectrices est

(1) Résumé d'une première série d'expériences faites à Naples au mois de juin 1871, et publiées dans les *Annales de l'École normale supérieure*, 2ᵉ série, t. 1ᵉʳ, p. 86 à 114.

munie d'un fil qui se rend au nerf de la patte d'une Grenouille placée sur un myographe.

Les choses sont disposées de façon qu'à chaque tour du cylindre qui recevra le tracé, il se produise un courant induit destiné à exciter l'un des nerfs électriques coupés.

Dans une première expérience on déterminera sur le cylindre la place qui correspond à l'instant de l'excitation du nerf électrique. À cet effet, on fait tourner doucement le cylindre jusqu'au moment où va se produire l'excitation du nerf, puis on ralentit encore ce mouvement de manière que l'excitation survienne, le cylindre étant sensiblement immobile. Il se produit alors une secousse dans le muscle de la Grenouille placée sur le myographe, car celle-ci a reçu le flux électrique que l'on vient de provoquer dans l'appareil de la Torpille. Le mouvement de la Grenouille s'inscrit sur le cylindre en un point qu'on note avec soin et qui dans la figure 2 correspond à la ligne *e e'*; c'est sur cette ligne que, dans toutes les expériences ultérieures, se trouvera l'instant précis de l'excitation de la Torpille.

Dans une seconde expérience, on imprime au cylindre son mouvement de rotation rapide et l'on envoie à la torpille une autre excitation, toujours à l'instant *e e'*. Cette fois, la secousse du muscle de la Grenouille s'est inscrite au point *S*, sous la forme d'une courbe dont la période ascendante correspond au raccourcissement du muscle ; la période descendante, beaucoup plus longue, exprimant le retour du muscle à sa longueur normale.

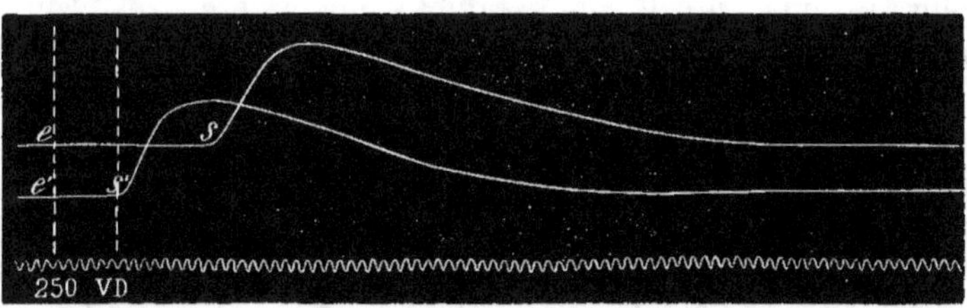

Fig. 2. — Mesure de la période d'excitation latente dans l'appareil électrique de la Torpille.

Cette courbe s'inscrit à une certaine distance de la ligne *e e'*, et l'intervalle qui l'en sépare correspond au temps qui s'est écoulé entre l'excitation du nerf électrique de la Torpille et la secousse de la Grenouille. Ce retard qui, mesuré avec un diapason chronographe, est d'environ 4/100 de seconde, se compose de deux durées sensiblement égales : l'une correspond au temps qui s'est écoulé entre l'excitation du nerf et la production d'électricité par l'animal ; l'autre correspond au temps qui s'écoule entre l'excitation du nerf de la Grenouille par l'électricité de la Torpille et la réaction motrice de ce muscle. Ces deux retards sont à peu près égaux.

Pour faire la part de chacun d'eux, on procède de la manière suivante :

Dans une troisième expérience, on supprime l'intermédiaire de la Torpille et l'on fait agir le courant induit provoqué en $e\,e'$ directement sur le nerf de la Grenouille ; la secousse S' arrive alors beaucoup plus tôt. En retranchant le retard $e'\,S'$ (celui de la Grenouille toute seule) du retard total $e\,S$, on voit que le retard de la Torpille seule est à peu près égal à celui de la Grenouille.

Le retard $S'\,S$ de la Torpille correspond presque exclusivement à l'*excitation latente*, et l'on peut considérer comme négligeable le temps consommé par l'agent nerveux pour parcourir la faible longueur qui sépare de l'appareil électrique le point du nerf excité.

En effet, pour essayer de mesurer la vitesse de l'agent nerveux dans les nerfs électriques, j'ai porté l'excitation sur ces nerfs, tantôt avant leur entrée dans les branchies, tantôt après leur sortie ; mais, entre ces deux points, les plus distants l'un de l'autre que j'aie pu prendre, il n'y avait pas une assez grande longueur pour donner une différence appréciable dans le moment d'apparition du signal fourni par la Grenouille. Cela prouve que la vitesse de l'agent nerveux est fort grande dans les nerfs électriques, peut-être même un peu plus grande que dans les nerfs moteurs de la Grenouille, et que le retard de la Torpille est presque exclusivement constitué par la période d'excitation latente de son appareil électrique.

L'emploi de la *Grenouille-signal* m'a permis encore une autre mesure très-importante : celle de la durée des actes électriques produits par l'excitation d'un nerf coupé. Ces

actes, beaucoup plus brefs que ceux que l'animal exécute
volontairement, sont les analogues de la *secousse* des muscles ; nous les désignerons sous le nom de *flux* de la Torpille,
réservant le nom de *décharge* pour les actes commandés par
la volonté de l'animal.

Pour mesurer la durée du flux de la Torpille, j'ai recouru
à la méthode que Guillemin a imaginée pour déterminer
celle des courants électriques très-courts, et que Bernstein a
employée plus tard à mesurer la durée de la variation négative des nerfs et des muscles. La méthode de Guillemin s'applique à tous les cas où un courant peut être lancé plusieurs
fois de suite dans un circuit métallique avec des durées toujours les mêmes. On explore l'état électrique du circuit pendant des instants très-courts, échelonnés successivement à
partir du moment de la clôture du courant.

L'appareil que Guillemin employait pour explorer l'état
électrique du circuit était le galvanomètre ; c'est à cet instrument que Bernstein recourut aussi ; j'ai préféré l'emploi
d'une patte de Grenouille qui, dans les explorations successives, donne à chaque fois qu'il y a passage d'électricité
dans le circuit un mouvement que l'on peut écrire.

La méthode graphique, par laquelle les durées sont trans-
formées en longueurs faciles à mesurer sur le papier au
moyen du compas, se prête très-bien à l'exécution de ce
genre d'expériences dont nous allons essayer de faire bien
comprendre le principe.

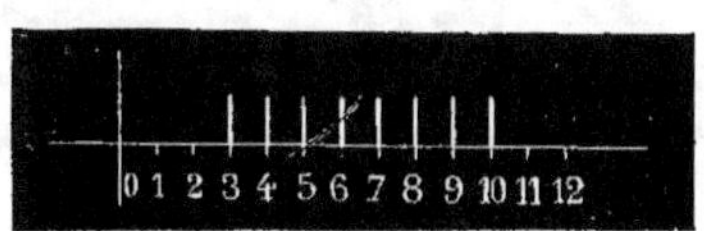

Fig. 3. — Destinée à expliquer la manière dont on mesure la durée d'un courant
électrique au moyen d'explorations successives.

Supposons que dans la figure 3 l'instant O corresponde au
moment de l'excitation électrique d'un nerf de Torpille et
que les points successifs 1, 2, 3, 4, etc., soient espacés entre
eux d'un centième de seconde et correspondent à des instants
très-courts, pendant lesquels on met l'appareil de la Torpille
en rapport avec un circuit métallique dont fait partie une

patte de Grenouille. Dans les deux premières explorations
1 et 2 qui suivent l'excitation du nerf électrique, il n'y a pas
eu de signaux inscrits ; la patte de Grenouille restant immobile montre que la décharge de la Torpille ne lui arrive pas ;
c'est qu'en effet ce phénomène n'a pas encore eu le temps de
se produire. Mais à l'instant 3, la Grenouille est en mouvement, ce qui est exprimé dans la figure par un trait vertical ;
dans les instants 4, 5, 6, 7, 8, 9 et 10 la Grenouille donne
des secousses qui s'expriment sur la figure par des lignes verticales ; enfin dans l'instant 11, ainsi que dans les suivants,
la Grenouille ne réagit plus ; on en conclut que le flux de la
Torpille est fini au moment de ces explorations trop tardives,
et, en définitive, on voit d'après le tracé que le flux électrique
a duré 8 centièmes de seconde, que son début retarde de
3 centièmes de seconde sur l'instant de l'excitation du nerf,
et que sa fin retarde de 10 centièmes de seconde sur le même
instant.

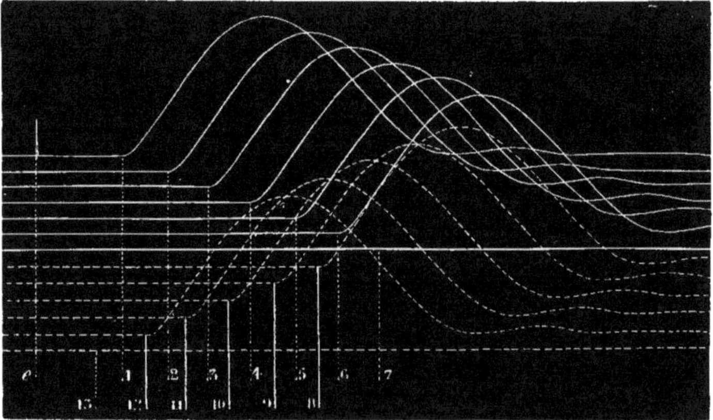

Fig. 4. — Mesure de la durée du flux électrique d'une Torpille au moyen d'explorations
successives avec un muscle de Grenouille comme signal.

C'est précisément ainsi que j'ai procédé pour mesurer la
durée du flux de la Torpille. Un dispositif, facile à établir,
provoquait l'excitation du nerf électrique à un instant toujours
le même de la translation du papier, en *e*, figure 4. Un contact métallique, susceptible d'être déplacé à volonté, permettait

de fermer, pendant un temps très-court et à des instants variés, le circuit que le flux de la Torpille devait traverser pour arriver à la patte de la Grenouille signal. Enfin, pour éviter la confusion des courbes qui s'inscrivaient dans les différentes explorations successives, j'ai eu soin de déplacer à chaque fois la pointe écrivante, afin que les courbes fussent échelonnées de haut en bas.

La figure 4 montre que la première apparition du flux de la Torpille a eu lieu à l'instant 1 ; que dans une série d'explorations successives, se faisant de plus en plus tard après l'excitation du nerf, on a trouvé le flux de la Torpille aux instants 2, 3, 4, 5 et 6, mais qu'à l'exploration n° 7 la Grenouille n'a pas donné de signal : le flux était donc fini. Enfin, en rapprochant graduellement le moment de l'exploration de celui où le nerf avait été excité, on a retrouvé le flux de la Torpille dans les explorations 8, 9, 10, 11 et 12, mais à la 13° exploration, trop rapprochée du moment de l'excitation du nerf, on a constaté que le flux électrique n'existait pas encore.

L'approximation de ces mesures dépend nécessairement du nombre des explorations successives ; elle est d'autant plus délicate que ces explorations se suivent à plus court intervalle.

Or, la durée que l'exploration précédente assigne au flux électrique d'une Torpille se rapproche beaucoup de celle d'une secousse musculaire recueillie sur certains animaux, la Grenouille par exemple. Toutefois il n'y pas lieu d'insister sur ce rapprochement qui a peu d'importance, car la secousse musculaire présente des durées extrêmement variables, non-seulement suivant l'espèce animale qui la fournit, mais suivant le muscle auquel on s'adresse et suivant les conditions physiques et physiologiques de cet organe.

Un intérêt beaucoup plus grand s'attacherait à la comparaison des changements qu'éprouve la durée du fluide électrique sous les influences qui modifient celle de la secousse musculaire. Ces études pourront probablement être faites au moyen de l'électromètre de Lippmann dont nous parlerons tout à l'heure.

DÉCHARGE DE LA TORPILLE ÉTUDIÉE AU MOYEN DU SIGNAL ÉLECTRO-MAGNÉTIQUE.

Depuis plusieurs années j'emploie avec beaucoup d'avantages le signal électrique inscripteur de M. Deprez, quand je dois constater des courants de très-courte durée. Cet appareil est d'une telle mobilité que si on le place sur le trajet d'un courant de pile interrompu 500 fois par seconde au moyen d'un diapason, on trouve dans le tracé 500 doubles inflexions de la ligne inscrite.

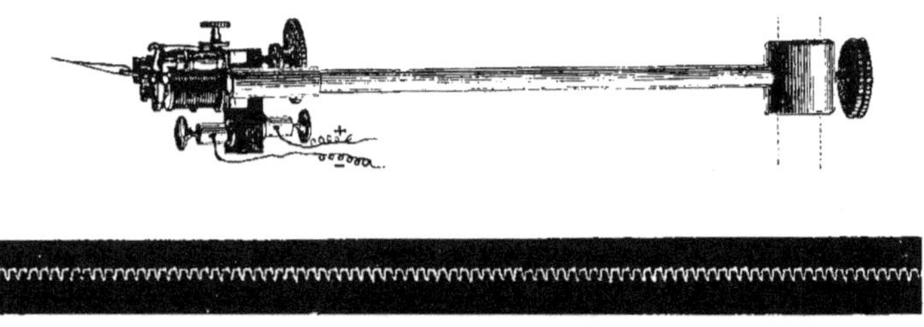

Fig. 5.— Appareil à signaux électriques de M. Deprez ; signaux de cet appareil actionne par un diapason interrupteur de 500 vibrations simples par seconde. (Héliogravure.)

La figure 5 représente cet instrument, qui consiste en un petit électro-aimant dont l'armature mobile porte un léger style inscripteur. Il me sembla que cet appareil devait pouvoir traduire par ses mouvements les flux d'électricité de la Torpille et vibrer un plus ou moins grand nombre de fois, sous l'influence d'une décharge volontaire, dans le cas où cette décharge serait complexe et formée de flux successifs très-fréquemment répétés. J'avais hâte de vérifier ces prévisions et d'abord de savoir si l'électricité de la Torpille agirait sur l'instrument inscripteur.

Le 5 octobre 1876, je fis l'expérience suivante : Une Torpille rapidement retirée de l'eau de mer fut placée sur un linge sec ; l'un des appareils électriques fut saisi entre les mors de la pince exploratrice dont les fils métalliques traversaient un *signal inscripteur*, comme dans la figure 1. Le cylindre étant mis en marche, on excite la Torpille ; un bruit strident se fait entendre, c'est le signal qui a vibré par la décharge de l'animal ; on arrête le cylindre et l'on voit tracée sur le papier une ligne sinueuse exprimant les vibrations multiples de l'instrument.

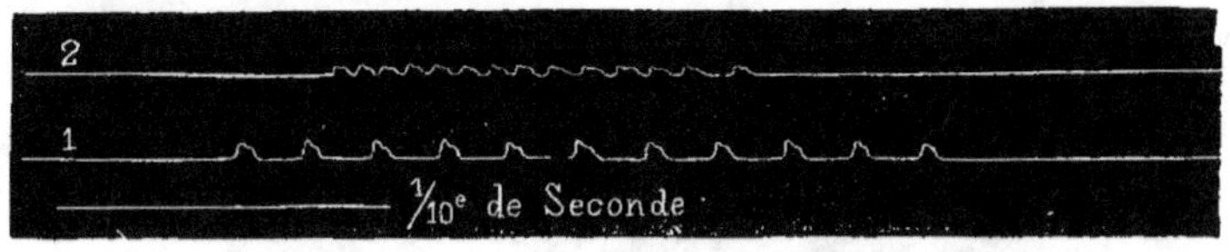

Fig. 6. — Deux tracés de décharge de torpille obtenus avec le signal électrique de M. Deprez.

La figure 6 montre, ligne 1, le tracé d'une décharge à vibrations rares ; ligne 2, une décharge à vibrations plus fréquentes. On verra, par la suite de ces expériences, que rien n'est plus variable que la fréquence et le nombre de ces vibrations des tracés dont chacune est produite par un flux de la Torpille. La complexité de la décharge est déjà prouvée et une nouvelle analogie rapproche l'acte électrique de l'acte musculaire, grâce à l'emploi d'un nouvel appareil. Afin de bien saisir la valeur des signaux électro-magnétiques, comparons sommairement les renseignements qu'ils fournissent à ceux que donnerait, dans les mêmes conditions, la patte galvanoscopique de Grenouille inscrivant ses mouvements à l'aide du myographe.

Comparaison des signaux de l'appareil électro-magnétique avec les signaux que fournit une patte de Grenouille agissant sur un myographe.

Ces deux sortes de moyens de signaler un flux électrique doivent être comparés à trois points de vue différents : 1° relativement à la rapidité avec laquelle ils fonctionnent ; 2° relativement à leur aptitude à décomposer des courants complexes ; 3° au point de vue de leur sensibilité pour des courants faibles.

1° *La rapidité d'action.* L'avantage, à cet égard, est au signal électro-magnétique dont le retard est négligeable. La figure 7 montre avec quelle instantanéité parfaite obéit le signal électrique, tandis que la patte de Grenouille n'entre en mouvement qu'avec un retard qui varie suivant le degré de fatigue du muscle, la température, etc. De sorte que le plus grand inconvénient que présente le muscle de Grenouille employé comme signal d'un courant électrique est surtout dans la variabilité de son retard.

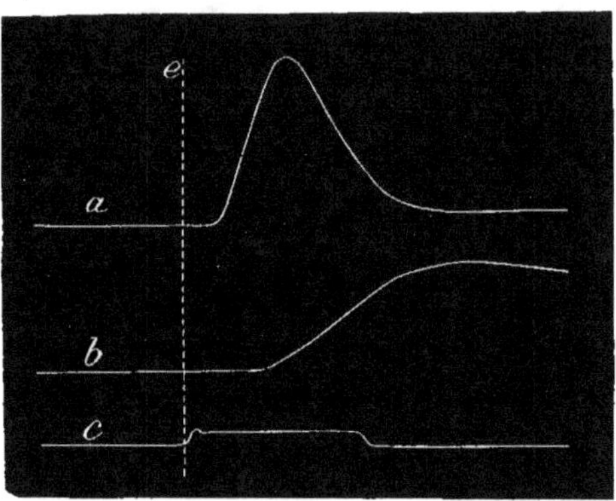

Fig. 7. — Comparaison du retard des signaux fournis par le muscle de Grenouille avec l'instantanéité du signal électro-magnétique.

Dans les trois courbes *a b c* représentées figure 7, un courant électrique s'est produit au même instant sur la verticale *e ;* ce courant a été traduit sur la ligne *a* par un muscle de Grenouille fraîchement préparé ; le retard du muscle sur l'instant de l'excitation est relativement court : il n'excède guère 1/100 de seconde ; le mouvement inscrit est brusque et son début se distingue assez nettement. La ligne *b* est fournie par un muscle fatigué, elle s'élève d'une manière lente et retarde bien davantage. Quant au signal électro-magnétique, ligne *c*, son retard inappréciable à l'œil est inférieur à 1/2000 de seconde.

On voit que si l'on voulait, avec un muscle de Grenouille pris pour signal, estimer l'instant où s'est produit un courant électrique, il faudrait tenir compte du retard propre à la Grenouille-signal; c'est ce qui fut fait dans les recherches mentionnées ci-dessus. En recourant, au contraire, au signal électro-magnétique on peut considérer le tracé comme synchrone avec la clôture du courant qui le provoque.

Il était donc intéressant de répéter, au moyen du signal électro-magnétique, les expériences que j'avais précédemment faites en employant la patte de Grenouille comme signal, et de déterminer de nouveau la période d'excitation latente des flux de la Torpille.

Une première difficulté m'arrêta tout d'abord. Quand on coupe les nerfs électriques d'une Torpille et qu'on excite le bout périphérique de ces nerfs, on n'obtient pas de flux assez intenses pour actionner le signal électro-magnétique. De sorte que cet appareil restait muet dans les conditions où le muscle de Grenouille réagissait. Je dus procéder autrement, et prenant une Torpille intacte, me borner à mesurer le temps qui s'écoulait entre l'excitation des centres nerveux de l'animal et le début de la décharge qui s'ensuivait. Ce début pouvait être considéré comme le moment d'apparition du premier flux de cette décharge.

Les fils d'une bobine induite furent terminés par deux pointes métalliques dont l'une fut plantée dans les lobes antérieurs du cerveau et l'autre dans la moëlle épinière de la Torpille. Chaque courant induit envoyé dans l'animal provoquait à la fois des mouvements musculaires et une décharge électrique. J'inscrivis une série de ces décharges et j'obtins

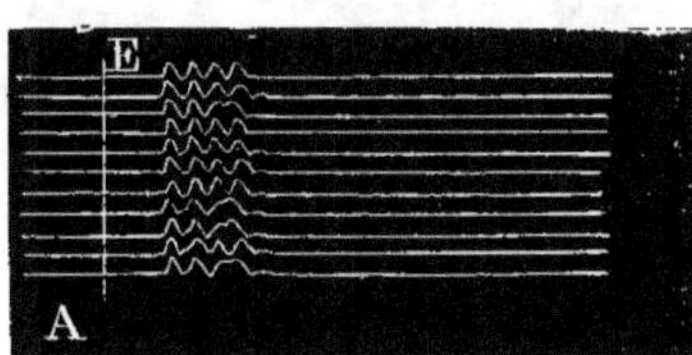

Fig. 8. — Décharges de Torpille provoquées par une excitation électrique des centres nerveux.

la figure 8, dans laquelle à chaque tour de cylindre une excitation se produit à l'instant marqué par la ligne verticale EA.

La Torpille est si peu sensible aux effets de l'électricité que

pour obtenir une décharge à chaque courant induit il ne suffit
pas toujours de donner au courant une grande intensité, mais
il faut augmenter l'excitabilité de l'animal en le plongeant
pendant quelques instants dans de l'eau de mer légèrement
strychnisée (1). C'est dans ces conditions qu'a été obtenue la
figure 8 ; après de fortes décharges, l'animal, sensiblement
fatigué, ne donne plus que des décharges brèves composées
d'un petit nombre de flux : il y en a 4 dans chacune des décharges de la figure 8. Si l'expérience se prolonge, l'animal

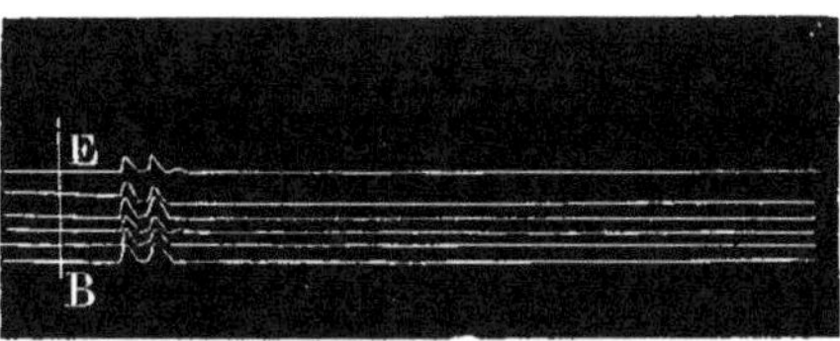

Fig. 9. — Décharges provoquées sur une Torpille fatiguée; le nombre des flux diminue.

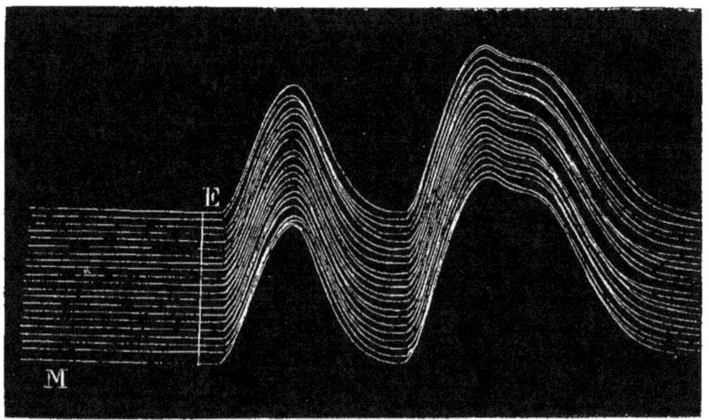

Fig. 10. — Retard des secousses d'un muscle de Torpille sur l'instant *e* où l'excitation
des centres nerveux est produite. (Héliogravure.)

encore plus fatigué ne donne plus que deux flux, comme dans
la figure 9, et quelquefois qu'un seul ; enfin il ne réagit

(1) Cette insensibilité des poissons électriques aux influences de l'électricité
déjà signalée par Du Bois-Raymon pour le Silure, vient d'être également établie sur la Torpille par le Dr Steiner.

plus d'une manière assez intense pour actionner le signal.

Dans les expériences qui précèdent, on voit avec quelle constance se produit le retard de la décharge sur le moment de l'excitation des centres. Ce retard qui, dans le cas représenté ci-dessus, n'était guère que de 3/200 de seconde, peut être lu directement, puisque le signal de Deprès agit d'une manière sensiblement instantanée ; j'ai représenté dans la figure 10 le retard d'un mouvement de la Torpille sur des excitations électriques qui avaient lieu à l'instant *e* (1). Ce retard est très-sensiblement le même.

Il ne faudrait pas croire cependant que le retard de la décharge sur le moment de l'excitation soit toujours le même. Cette égalité suppose que les excitations électriques sont d'intensités pareilles. Mais si l'on emploie tour à tour des excitations fortes et faibles, au lieu d'avoir les débuts de toutes les décharges sur une ligne droite comme dans les figures 8 et 9, on voit la période latente s'allonger après les excitations faibles, diminuer après les excitations fortes. La durée de la période d'excitation latente de l'appareil de la Torpille peut varier ainsi dans le rapport de 1 à 2.

2° *Comparaison des signaux électro-magnétiques avec ceux du muscle de Grenouille au point de vue de la dissociation de courants électriques multiples.*

Comme une secousse musculaire offre une certaine durée, elle ne peut s'inscrire distinctement qu'un certain nombre de fois par seconde. On sait que le tétanos et probablement aussi la contraction volontaire des muscles résultent de la fusion de secousses trop rapprochées pour être distinctes. Or, la fréquence des flux d'une décharge de Torpille est trop grande pour provoquer dans un muscle de Grenouille des secousses non fusionnées. Peut-être, en s'adressant aux muscles d'autres animaux, pourrait-on obtenir des signaux plus nombreux. Ainsi les muscles des oiseaux traduisent distinctement jusqu'à 75 excitations électriques par seconde ; les muscles d'insectes obéiraient sans doute à des excitations plus fréquentes

---

(1) Le lecteur ne doit pas se préoccuper des secousses multiples qui se produisaient à chaque tour de cylindre, ce qui tenait à la multiplicité des excitations électriques. On ne doit considérer que la première secousse, et mesurer son retard sur le moment de l'excitation *e*.

encore et fourniraient peut-être un réactif précieux des courants faibles et fréquents. Mais si l'emploi de la Grenouille-signal ne permet pas d'estimer le nombre de courants qui ont agi sur son nerf à courts intervalles, on peut cependant soupçonner que les excitations ont été multiples quand la durée du mouvement inscrit par la patte de Grenouille excède celle d'une secousse simple. Ainsi, en faisant agir sur une patte de Grenouille des décharges de Torpille, dont l'une était réduite à un seul flux électrique tandis que les autres en présentaient 2, 3, 4, etc., on obtenait, comme signaux, des secousses de plus en plus longues, ou plutôt de petits tétanos dont la durée croissait avec le nombre des courants successifs qui composaient la décharge.

Pour rendre le phénomène bien sensible, il faut *dériver* dans le nerf de la Grenouille une faible partie du flux qui agit sur le signal électro-magnétique. De cette façon ces deux ordres de signaux s'inscrivent à la fois. La figure 11 montre

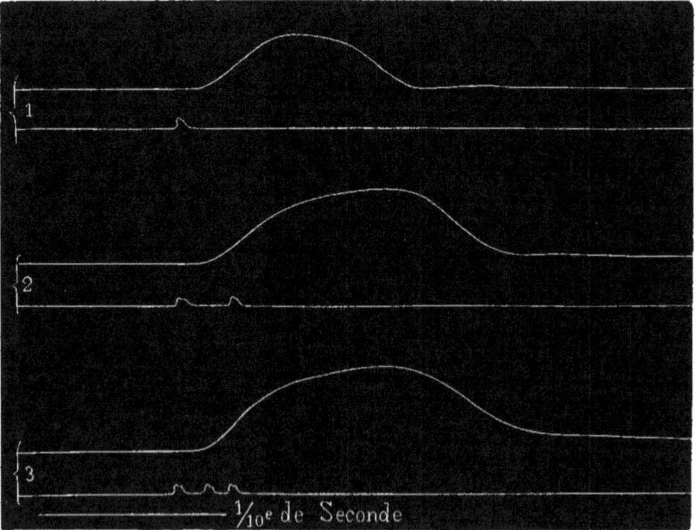

Fig. 11. — Signaux obtenus simultanément avec le signal électro-magnétique et avec la Grenouille-signal.

Ligne 1. Un seul flux. — *Lignes 2 et 3.* Petites décharges formées de deux et de trois flux seulement.

dans des conditions de comparaison facile les signaux des deux
sortes. On y remarque un accroissement continuel de la durée
de l'acte musculaire, à mesure
qu'il est provoqué par des flux
plus nombreux envoyés par la Torpille. Mais, la durée d'une secousse n'étant pas constante et
variant avec l'état du muscle qui
la produit, on ne saurait, d'après
le tracé, estimer le nombre d'excitations électriques successives que
la Grenouille a dû recevoir, tandis
que le signal électro-magnétique
dissocie avec netteté les flux électriques qui le traversent.

3° *Comparaison du signal électro-
magnétique avec le muscle de Grenouille, au point de vue de la
sensibilité avec laquelle ils traduisent les courants très-faibles.*

Ici, tout l'avantage appartient à
la patte de Grenouille, car celle-ci
constitue le réactif par excellence
pour l'électricité. En opérant
comme ci-dessus, c'est-à-dire en
dérivant dans le nerf de la Grenouille une faible partie de la décharge de la Torpille qui traversait
le signal, on obtient, dans un cas,
le double tracé (fig. 12). D'une
part, ligne 1, se voit une longue
série de signaux fournis par l'appareil électro-magnétique; d'autre
part, ligne 2, un tétanos prolongé
fourni par la patte de Grenouille

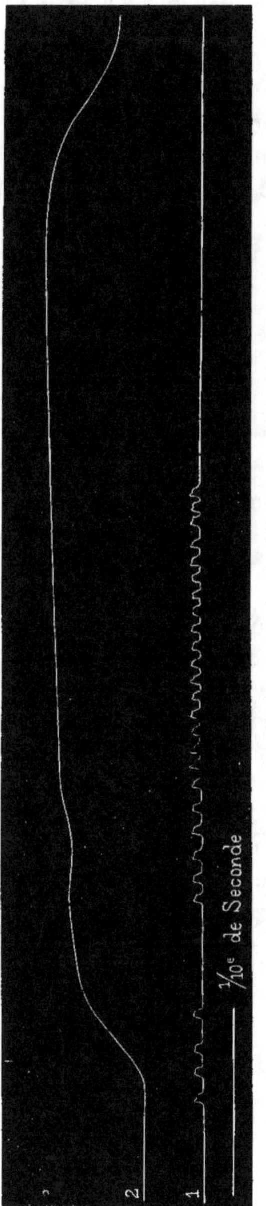

Fig. 12. — Manières différentes dont le muscle de Grenouille (ligne 2) et le signal électro-magnétique (ligne 1) traduisent une décharge de Torpille.

qui fusionne les effets d'excitations successives. Le tracé du signal nous montre qu'après quatre flux assez rapprochés les uns des autres, il y a eu une interruption de la décharge; or c'est à peine si le muscle de Grenouille traduit par une inflexion de la courbe de son tétanos l'interruption qui s'est produite dans l'excitation de son nerf.

D'autre part, le tracé fourni par le muscle de Grenouille nous montre que ce muscle réagit à des excitations incapables d'actionner le signal électro-magnétique. On voit, ligne 2, par la durée du tétanos, que la décharge s'est prolongée beaucoup plus qu'on ne l'eût pu supposer d'après le tracé de la ligne 1.

D'autres fois, en inscrivant par ces deux méthodes en même temps, on constate des secousses isolées de la patte de Grenouille, tandis que le signal électro-magnétique est resté immobile, n'ayant pas trouvé un flux électrique assez intense pour le faire agir.

Ainsi, chacun de ces deux signaux présente ses avantages et ses inconvénients, et l'on peut dire qu'ils se complètent l'un par l'autre, chacun d'eux ayant des qualités particulières.

La patte de Grenouille, le plus sensible des réactifs à l'électricité, inscrit des courants qui échappent au signal électromagnétique, mais elle est incapable de traduire une série de flux qui se suivent à de courts intervalles. Le signal de Deprez comble cette lacune, toutes les fois que les courants qui le traversent ont assez d'intensité pour le faire agir.

Indépendamment de la complexité des décharges de la Torpille, peut-on saisir dans les tracés du signal quelque caractère des courants qui le mettent en mouvement? C'est là un nouveau point que nous allons examiner.

III

DE LA MANIÈRE DONT LE SIGNAL ÉLECTRO-MAGNÉTIQUE TRADUIT LES PHASES DES COURANTS QUI LE TRAVERSENT. — ÉLECTRO-DYNAMOGRAPHE.

Un inscripteur parfait des phénomènes électriques devrait les traduire avec tous leurs caractères d'*intensité* et de *durée*. J'ajoute qu'il devrait indiquer les phases de ces courants, c'est-à-dire montrer si l'intensité électrique est arrivée d'une manière brusque ou graduelle, si elle a disparu soudainement ou peu à peu. Ces indications correspondraient à celle que le myographe fournit sur l'intensité de l'effort déployé à chaque instant par le muscle qui agit sur lui. Or on va voir que, par sa construction même, le signal de Deprez est incapable de traduire, directement du moins, ces caractères des courants électriques.

L'armature de fer qui porte le style inscripteur oscille entre deux points fixes qu'elle ne saurait dépasser : au moment de l'attraction magnétique produite par le passage d'un courant, l'armature vient se coller contre les électro-aimants et leur reste appliquée tant que le courant passe ; d'autre part, quand l'aimantation cesse, l'armature est entrainée par la traction d'un ressort antagoniste et vient butter contre la pointe d'une vis de réglage. Limitée par ces deux obstacles, la course du style est donc toujours la même, quelle que soit l'intensité du courant qui actionne l'appareil ; aussi voit-on, dans les tracés des décharges de la Torpille, que chacun des flux produit un mouvement du style dont l'amplitude comptée, suivant les ordonnées verticales de la courbe, ne dépend que de la course donnée au style par un réglage préalable de l'instrument au moyen de la vis. Mais cette égalité de l'amplitude des différents signaux n'implique ni l'égalité des flux de deux décharges différentes, ni même celle des flux d'une même décharge.

D'une manière générale, ou bien le signal reste muet si le courant qui agit sur lui est trop faible, ou bien il donne son excursion complète du moment où le courant a une intensité suffisante pour vaincre la résistance du ressort antagoniste. Il arrive cependant quelquefois que le style n'exécute qu'un mouvement partiel ; ce mouvement est alors très-bref. Cela s'observe quand on lance à travers le signal des flux électriques de forte tension, mais de très-courte durée, des courants induits par exemple, ou les extra-courants d'une bobine.

Dans ces circonstances, la quantité d'électricité qui passe ne suffit pas à accomplir le travail nécessaire pour attirer l'armature, malgré la résistance du ressort pendant tout le parcours qui sépare les deux points extrêmes de son excursion.

La figure 13 montre des signaux obtenus par des courants de pile et des extra-courants.

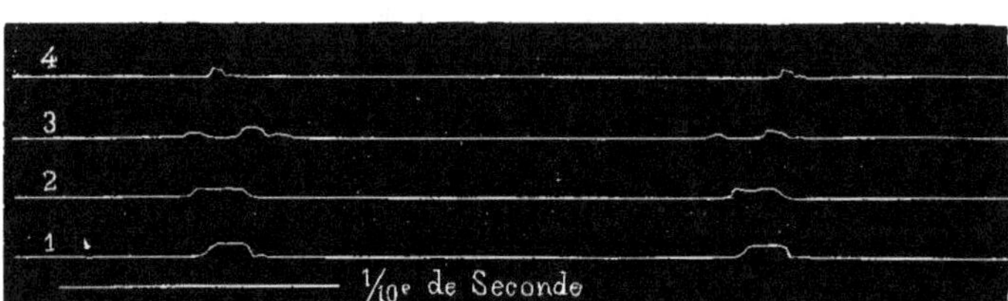

Fig. 13. — Manière dont le signal électro-magnétique traduit des courants électriques de diverses natures.

Ligne 1. Un courant de pile (5 éléments Grenet, modèle moyen) est fermé pendant environ 1/60 de seconde ; cette clôture se produit deux fois sur la longueur du tracé. On voit que le style s'élève d'un mouvement accéléré à une hauteur d'environ 1^{mm}1/2 ; il reste à cette hauteur pendant la durée du passage du courant et retombe, par la traction du ressort, au moment où le courant cesse ; à cet instant, l'armature et le style rebondissent légèrement contre la tête de la vis.

Ligne 2. Courant de la même pile avec un peu plus de durée; l'excursion du style est moindre parce que l'appareil a été réglé pour une moindre course. Dans ce cas, comme dans le précédent, nous avons affaire à des courants relativement assez longs, les lignes suivantes vont nous en montrer de plus brefs.

Ligne 3. On lance dans le signal les extra-courants de rupture et de clôture d'une bobine que traverse le courant inscrit ligne 2. Au moment de la clôture du courant de pile, la *ligne* 3 fournit une petite ondulation constituée par une attraction incomplète de l'armature ; c'est l'*extra-courant de clôture* qui l'a produite. A la rupture du courant de pile, s'observe un autre signal ; celui de l'*extra-courant de rupture*, constitué cette fois par une attraction beaucoup plus complète ; l'horizontalité du sommet de cette seconde courbe montre que l'armature a, pendant un instant, rencontré l'électro-aimant. Or cette durée du signal qui atteint environ 1/150 de seconde, doit excéder de beaucoup la durée réelle de l'extra-courant de rupture. Le signal présente moins de durée dans l'expérience suivante.

Ligne 4. On a placé sur le trajet de l'extra-courant une résistance liquide : 3 millimètres d'eau acidulée. L'extra-courant de rupture seul traverse cette résistance et actionne l'appareil. Cette fois, la durée du signal est beaucoup plus brève.

On vient de voir, par les expériences qui précèdent, que deux conditions sont nécessaires pour actionner le signal : il ne suffit pas que l'intensité du courant soit grande, il faut encore que la durée de ce courant soit assez longue. Tel courant intense, mais très-bref, n'imprime au style qu'une déviation incomplète, tandis qu'un courant moins intense mais plus prolongé attire l'armature, et pendant un certain temps, la tient accolée contre l'électro-aimant.

L'intensité d'un courant électrique, dont la durée est suffisante pour attirer l'armature, peut se juger approximativement d'après la brusquerie du mouvement que reçoit le style inscripteur. Imaginons, par exemple, un courant de pile infiniment intense ; il imprimera au style un soulèvement infi-

niment rapide, en sorte que la ligne *a*, figure 14, expression
de l'attraction magnétique, se traduira par une ascension
tout à fait verticale ; admettons, d'autre part, qu'au moment
où le courant cesse, l'action du ressort soit infiniment grande,
elle abaissera la courbe par une autre ligne verticale, expression de l'instantanéité. Or, dans la réalité, les choses ne
se passent point ainsi. L'attraction magnétique étant limitée
dans son intensité, imprime au style un mouvement d'une
certaine durée *b* (fig. 14) qui exprime que l'armature est
animée d'un mouvement accéléré.

Fig. 14. — *a* tracé imaginaire d'un courant infiniment intense. — *b* tracé réel du courant d'un
élément Bunsen.

Quand le courant cesse, la chute met un certain temps à
s'accomplir, ce qui tient à ce que la force du ressort est bornée, et parfois à ce qu'elle est neutralisée en partie par un
certain degré de magnétisme rémanent. En augmentant l'intensité du courant qui traverse l'appareil, on augmentera
aussi la brusquerie du soulèvement du style ; d'autre part,
en tendant de plus en plus le ressort antagoniste, on accé-
lèrera le mouvement d'abaissement du tracé. De cette façon
on se rapprochera sans l'atteindre de la forme idéale représentée en *a* dans la figure 14.

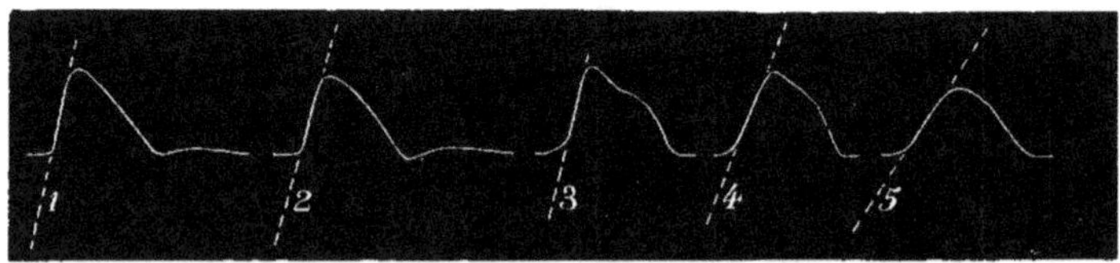

Fig. 15. — Flux de Torpille de moins en moins intenses de 1 à 4 ; inclinaison de moins en
moins brusque de leur phase d'ascension.

Si, d'un moment à l'autre d'une décharge de Torpille, on
voit varier la brusquerie des signaux des flux, on sera en
droit de conclure à un accroissement de leur intensité.

La figure 15 montre des flux électriques recueillis aux différents instants d'une décharge. Chacun de ces signaux a été grandi cinq fois par la photographie afin de le rendre plus facilement lisible. Une ligne ponctuée tangente à la partie ascendante du signal exprime par sa pente croissante de 1 à 5 la brusquerie de moins en moins grande de l'attraction magnétique, c'est-à-dire la diminution d'intensité des flux. Mais nous insistons sur ce point, qu'on ne doit comparer entre eux que les flux d'une même décharge, car, d'une expérience à l'autre, on peut faire varier l'intensité des frottements sur le papier, ce qui, en créant au mouvement de l'appareil des résistances nouvelles, suffirait pour modifier la brusquerie des signaux.

C'est cette raison qui m'a empêché de mesurer l'intensité des flux électriques de la Torpille, en comparant la brusquerie des attractions qu'ils produisent à celle que l'on observe en employant des courants électriques connus, par exemple des courants de pile, ou des décharges de batteries.

On se tromperait également si l'on prétendait pouvoir toujours estimer la durée d'un courant électrique d'après celle du signal fourni par l'instrument.

Cette mesure s'obtient, il est vrai, dans des conditions de fidélité parfaite si l'on fait agir sur l'instrument des courants d'une pile énergique, dont la clôture et la rupture se font d'une manière franche et soudaine. Dans ces conditions, dès le moment de sa clôture, le courant atteint son état constant et produit l'attraction magnétique, tandis que, dès l'instant de la rupture, le ressort antagoniste exerce son action. Il n'en est pas de même quand on fait naître et finir les courants électriques d'une manière lente et graduelle. Pendant leur période d'augmentation, ces courants sont d'abord incapables d'actionner l'appareil ; ils n'acquièrent que peu à peu l'intensité nécessaire ; d'où, retard du signal sur le début du flux électrique. Pendant leur période de déclin, ces courants à flux variables deviennent bientôt incapables de lutter contre la traction du ressort, de sorte qu'on voit la chute du tracé se produire, bien que le courant persiste encore ; il y a anticipation du signal de la fin du courant sur le moment où ce courant finit réellement. On conçoit donc que, suivant les phases d'accroissement et de déclin d'un courant variable, le retard du début et l'anticipation de la fin du signal se produisent à des degrés variés, de telle sorte que la durée du signal ne soit que 1/2, 1/4 ou même 1/10 de celle du courant variable qui a traversé l'appareil.

On peut même concevoir qu'un courant continu présentant des renforcements périodiques fournisse des tracés qui feraient croire à une série de courants interrompus, si l'on n'était prévenu de cette cause d'erreur inhérente à la construction de l'appareil. Inversement les renforcements périodiques d'un courant disparaissent si les *minima* d'intensité restent suffisants pour maintenir l'armature attirée en surmontant la force élastique du ressort.

Quand nous passerons en revue les différents types que présentent les signaux de la décharge de la Torpille, nous verrons que ces formes diverses ne peuvent s'expliquer qu'en admettant que les flux successifs de la décharge sont éminemment variables dans leurs phases de début et de fin, et que dans certains cas la décharge est constituée par un courant continu à renforcements intermittents.

Modification du signal électro-magnétique : ÉLECTRO-DYNAMOGRAPHE.

En présence des causes d'erreur inhérentes à l'emploi du signal de Deprès, j'ai pensé qu'on pourrait construire un appareil plus approprié aux besoins particuliers des expériences sur l'électricité de la Torpille. Au lieu de limiter l'excursion du style entre deux obstacles absolus, il faut chercher à lui donner une excursion variable et proportionnelle à l'intensité des courants qui agissent sur l'appareil.

En attendant que je puisse faire construire cet instrument d'une manière convenable, j'ai essayé d'une disposition qui, malgré son imperfection, réalise une partie des conditions voulues.

Il s'agit d'interposer entre l'armature et le fer doux un corps compressible, à résistance rapidement croissante.

Un fil de caoutchouc réfléchi sur deux chevalets latéraux s'étend horizontalement entre les fers doux et l'armature.

Les fers doux ont été limés de manière à présenter à leur sommet une gouttière dans laquelle s'engagent deux demi-cylindres de métal, soudés à la partie inférieure de l'armature.

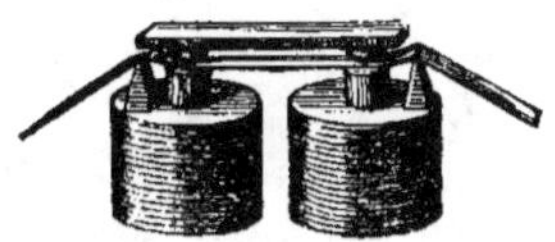

Fig. 16. — Électro-dynamographe destiné à indiquer les différences d'intensité des courants qui le traversent.

De cette façon, le rapprochement des pièces soumises à l'attraction magnétique éprouvera des obstacles de plus en plus grands à mesure que les surfaces s'approcheront davantage l'une de l'autre. Suivons en effet l'armature aux différents degrés de son abaissement. Elle rencontrera d'abord le fil élastique par la convexité des deux demi-cylindres qu'elle porte à sa partie inférieure. Dans ces conditions, l'extensibilité du fil sera très-grande; mais, à mesure que le fil s'abaissera davantage, il reposera sur des points de moins en moins écartés l'un de l'autre, il deviendra donc de moins en moins extensible. Plus bas, le fil de caoutchouc, tendu au-dessus de l'encoche faite dans les fers doux, sera moins extensible encore; plus tard enfin, quand le fil,

Fig. 17. — Tracé dynamographique d'une décharge de Torpille. — Affaiblissement graduel des flux. — Irrégularités périodiques. (La décharge débute sur la ligne 1 et, se continuant sur les lignes 2 et 3, s'éteint sur cette dernière.

toujours repoussé par l'armature, aura pris la courbure des pièces qui l'étreignent, il opposera à une nouvelle descente de l'armature la résistance qu'un fil de caoutchouc tendu présente à l'écrasement: résistance qui croît elle-même en raison de la déformation déjà obtenue.

La figure 17 est tracée au moyen de l'instrument ainsi modifié ; une décharge prolongée de Torpille a été provoquée par la piqûre du lobe électrique du cerveau. D'un bout à l'autre de cette décharge, la décroissance d'amplitude est considérable: environ de 1 à 10.

L'électro-dynamographe avec sa disposition actuelle ne doit pas fournir un tracé bien fidèle des phases de chacun des flux, de leur durée et de leur forme (1); il promet toutefois, dans certains cas, de constater de frappantes analogies entre la *forme* d'un flux électrique et celle d'une secousse musculaire.

(1) Dans la disposition actuelle, c'est-à-dire avec l'armature comprise entre deux ressorts élastiques, il y a grand danger de vibrations quand les flux sont brefs et intenses. On diminuera ce danger en rendant les masses animées de mouvements aussi petites que possible et surtout en réduisant à une très-faible amplitude le mouvement de ces masses. Les tracés obtenus pourront, avec avantage, être amplifiés ensuite par les procédés optiques.

ACTION DE LA DÉCHARGE DE LA TORPILLE SUR L'ÉLECTROMÈTRE DE LIPPMANN.

L'emploi du myographe aussi bien que celui du signal de Deprez ne permettent pas d'apprécier le sens suivant lequel se fait la décharge de la Torpille; en effet, quel que soit le sens du courant, le muscle donne une secousse, le signal électro-magnétique inscrit la courbe de la même façon. Jusqu'ici on considérait les décharges de la Torpille comme des courants plus ou moins analogues à ceux de la pile, et pour en déterminer le sens on employait le galvanomètre. C'est ainsi qu'a procédé Matteucci.

D'après cet auteur, la direction ordinaire de la décharge serait du dos au ventre de l'animal, à travers le fil du galvanomètre. Mais, ajoute-t-il, quand la Torpille épuisée ne donne plus de décharges volontaires, on en obtient encore en frappant sur les appareils électriques. Toutefois ce sont des décharges qui n'ont plus de sens déterminé; elles peuvent aller soit du dos au ventre, soit du ventre au dos de l'animal à travers le circuit du galvanomètre.

Peut-on avoir une entière confiance dans l'emploi du galvanomètre quand il s'agit de déterminer le sens de flux si rapides, surtout s'il est vrai que ces flux puissent se faire dans deux directions contraires et à intervalles très-rapprochés? Le doute est au moins permis quand on considère que le galvanomètre est essentiellement un appareil à indications lentes, destiné à mesurer l'action du courant continu, et que, dans le cas présent, on l'applique à la connaissance de phénomènes rapides et discontinus. On n'a pas oublié la singulière illusion qui fit donner le nom de *variation négative* du courant muscu-

laire à un phénomène qui en réalité consiste en une série de
suppressions et de retours de ce courant. Le galvanomètre traduit cette intermittence du courant musculaire par une position immobile de son aiguille. Celle-ci se fixe en un point qui
exprimerait l'existence d'un courant continu dont l'intensité
serait moyenne entre les intensités extrèmes qui ont existé
réellement.

Qu'on place un galvanomètre sur le trajet du fil d'une bobine induite, tandis qu'on provoque des clôtures et des ruptures du courant inducteur ; si ces clôtures sont très-lentes,
le galvanomètre sera énergiquement dévié dans deux directions opposées indiquant, par ses oscillations alternatives,
l'existence de courants induits alternatifs de sens opposés.
Mais qu'on accélère la rhythme des clôtures et ruptures du
courant inducteur, on verra l'aiguille se tenir immobile à zéro
comme si aucun courant ne traversait l'appareil.

Cette illusion produite par l'inertie de l'aiguille aimantée
peut avoir encore une autre forme : que deux courants opposés l'un à l'autre, mais d'intensités inégales, soient lancés à
court intervalle dans le galvanomètre, l'instrument n'obéira
qu'au plus fort et se déviera dans le sens de ce courant comme
si celui-ci avait pour intensité la différence entre les deux
flux de sens inverse.

Puisque les flux de la Torpille sont multiples et se suivent
à très-courts intervalles, on ne saurait donc avoir de certitude
absolue, mais seulement des présomptions relativement au
sens dans lequel ils cheminent tant qu'on n'aura employé que
le galvanomètre pour étudier ces courants.

L'électromètre de Lippmann jouit d'une très-grande mobilité ;
de sorte que, soumis à des courants qui changent rapidement
de sens, il permet, d'après les mouvements de la colonne de
mercure, de constater le sens et l'intensité relative de ces
courants alternatifs.

Soit, figure 18, l'aspect que présente dans le champ du mi-
croscope la colonne de l'électromètre quand cet instrument est
à zéro, c'est-à-dire lorsqu'il n'est soumis à aucune influence
électrique et que l'extrémité de sa colonne est en face du fil
du réticule.

Si l'on met le pôle positif d'une pile en rapport avec la co-

lonne de mercure et le pôle négatif en rapport avec l'autre
extrémité de l'instrument, on verra, à chaque clôture du circuit, la colonne s'allonger, c'est-à-dire se porter vers la droite
de la figure ; à chaque rupture, la colonne rétrograder pour
revenir en face du fil du réticule.

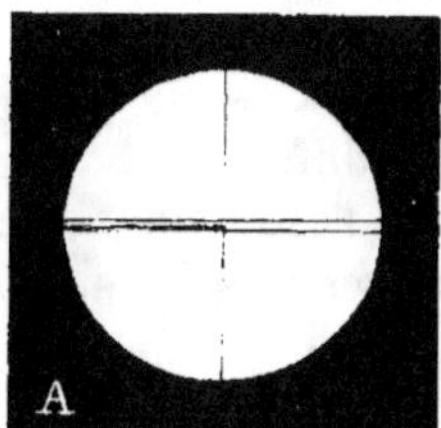

Fig. 18. Colonne de l'électromètre de Lippmann, ramenée à zéro, en l'absence de tout courant

Si on renversait le sens des polarités électriques, la colonne de mercure exécuterait des mouvements de sens inverse. Ainsi, on détermine aisement le sens d'un courant au
moyen de l'électromètre, puisqu'au moment de la clôture du
circuit, la colonne se porte dans le sens où le courant tend à
se produire.

J'ai réussi a inscrire par la photographie le sens des variations électriques de certains muscles pendant leurs alternatives d'action et de repos ; la même chose peut être faite pour
des courants induits.

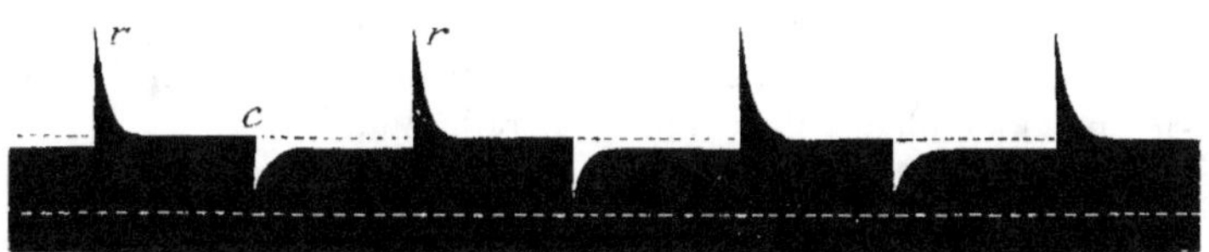

Fig. 19. Tracés de courants induits signalés par l'électromètre capillaire,
d'après une photographie grandie deux fois.

Dans la figure 19, les ordonnées positives ou ascendantes
correspondent aux courants induits *directs* ou de rupture ; les
ordonnées négatives aux courants *inverses* ou de clôture. Ces
courants alternatifs se produisaient à une seconde environ
d'intervalle. Or, on constate non-seulement la différence de

sens de ces deux sortes de courants induits, mais aussi, d'une manière approximative, leurs differences d'intensité et de durée (1). Si les courants induits se succédaient plus rapidement, ils se traduiraient d'une manière moins nette : car, si faible qu'elle soit, l'inertie de la colonne de mercure suffirait à rendre les oscillations lentes ; en outre, la photographie ne serait peut-être plus assez instantanée pour dissocier ces mouvements, qui exigeraient une translation plus rapide de la plaque sensibilisée.

Mais, à défaut d'épreuves photographiques, on peut, à la seule inspection de la colonne de mercure de l'instrument, recueillir de précieux renseignements sur la variation, même très-rapide, d'un phénomène électrique. Ainsi, la variation négative d'un muscle en tétanos se traduit par un aspect particulier de la colonne capillaire : l'extrémité en est moins brillante et offre cet aspect vague de la branche d'un diapason qui vibre. C'est en effet la vibration rapide de la colonne capillaire qui lui donne son aspect vague et la voile d'une sorte de pénombre.

Si l'on envoie dans l'électromètre, non pas le flux tout entier d'une Torpille, ce qui le briserait à coup sûr, mais une faible dérivation de ce flux, on voit se produire, à chaque excitation du bout périphérique d'un nerf électrique coupé, une oscillation de la colonne. Cette oscillation est unique et le sens de sa marche est, ainsi que Matteucci l'avait indiqué, du dos au ventre de l'animal. Mais j'ai cherché vainement jusqu'ici les décharges renversées dont le galvanomètre a montré l'existence au savant italien, et qui se produiraient quand on frappe sur les lobes électriques d'une Torpille épuisée.

Si l'on prend une Torpille intacte, et si, à l'aide de pincements, ou bien par des chocs sur les yeux ou les évents, on provoque une décharge volontaire, la colonne subit une série d'impulsions successives dont les effets s'ajoutent, de sorte que bientôt elle sort du champ de l'instrument. Cette progression par saccades successives annonce un accroissement saccadé de l'intensité de la décharge, accroissement dans lequel

---

(1) L'électromètre ne traduit pas fidèlement la phase de décroissance des courants induits, qu'il prolonge au delà de sa durée réelle.

chaque nouveau flux s'ajoute à
l'effet restant de ceux qui l'ont précédé.

Quand on n'a dérivé de la décharge qu'une partie assez faible,
la colonne ne sort pas du champ de
l'instrument, et l'on voit la progression saccadée s'arrêter pour faire
place à une vibration sur place.

Ainsi l'emploi de l'électromètre
de Lippmann nous montre que les
flux électriques de la Torpille s'ajoutent partiellement les uns aux autres, de même que les secousses
musculaires d'un muscle tétanisé.
Ce nouvel instrument vient ajouter
des connaissances nouvelles à celles
que nous avaient données les autres
moyens appliqués à l'étude des
décharges de la Torpille. En montrant l'addition des flux, l'électromètre rectifie les indications du
signal électro-magnétique et prouve
que la durée de chacun des flux
est plus grande que celle qu'indique
le tracé du signal.

On se souvient de la contradiction
apparente qui existait entre les indications du muscle de Grenouille
et celles de l'appareil Deprez, au
point de vue de la durée des flux
de la Torpille. La méthode de
Guillemin, appliquée à l'aide du
muscle-signal, donnait pour durée
moyenne 1/14 de seconde : 0,07 ; le
signal électro-magnétique ne leur
attribuait guère que 0,01 de seconde. Or, on a vu que si nous
supposons que les flux de la Torpille

Fig. 20. — Une décharge de Torpille inscrite au moyen de l'électro-dynamographe. — 1, début de la décharge, flux énergiques, grandes amplitudes des tracés; 2 et 3, diminution et extinction graduelles des flux.

commencent et finissent d'une manière graduelle, ces courants n'auront la force d'actionner le signal que pendant
une faible partie de leur durée; en conséquence, le signal
leur assignera une durée trop courte. C'est précisément ce
qui arrive; on va voir, par des preuves d'un autre ordre, que
la forme d'un flux électrique ressemble à celle d'une secousse
musculaire, en ce sens qu'elle se compose d'une période d'ac-

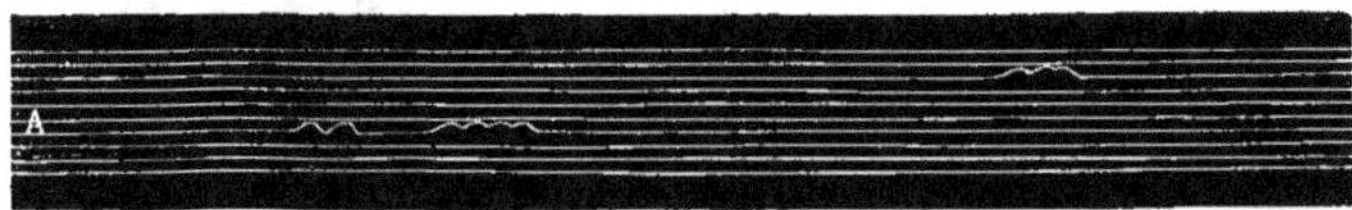

Fig. 21. — Décharge d'une Torpille strychnisée inscrite avec l'électro-dynamographe.

croissement assez rapide suivie d'une décroissance lente et
graduelle, et que la durée réelle d'un flux de Torpille est nécessairement beaucoup plus longue que celle du signal qui
la traduit.

L'électro-dynamographe, bien qu'imparfait encore, donne
pourtant une idée plus juste de la forme d'un flux de Torpille
que le signal ordinaire de M. Deprez.

Dans les cas où la Torpille, un peu fatiguée, donne des flux
plus faibles et plus prolongés, on obtient souvent des tracés
dont la forme représente celle des secousses musculaires
s'ajoutant partiellement les unes aux autres. La figure 21 est
un type de ce genre recueilli sur une Torpille strychnisée qui
avait déjà fourni un grand nombre de décharges.

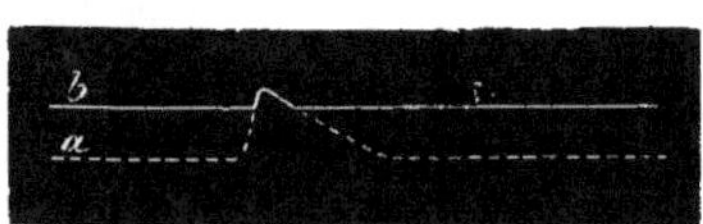

Fig. 22. — Courbe probable des phases d'intensité d'un flux électrique de Torpille.

On voit dans la figure 21 cette addition des secousses entre
lesquelles le style ne retombe pas au zéro, preuve évidente
qu'un flux n'est pas terminé quand le suivant arrive. Une
chute plus profonde s'observe au milieu du tracé sous l'in-

fluence d'une intermittence dans le rhythme des flux. Mais alors même que la courbe est retombée à zéro, le raisonnement indique que le flux n'est peut-être pas encore terminé, car l'appareil, trop peu sensible pour obéir pendant toute la durée du phénomène, commence son mouvement trop tard et le finit trop tôt. Ainsi le signal nous donne seulement le sommet de la courbe réelle du phénomène.

Cette courbe partielle peut être complétée avec assez de vraisemblance au moyen d'une construction très-facile. Soit, figure 22, ligne *b*, la courbe pleine que trace le dynamographe électrique : on voit au premier coup d'œil qu'elle présente les deux phases, d'ascension brusque et de descente lente, dont les durées relatives sont à peu près les mêmes que pour la secousse musculaire. Or, nous savons que l'instrument n'a inscrit que le sommet de la courbe, et que par conséquent, dans un tracé complet, les deux branches de cette courbe devraient être prolongées en dessous de l'abscisse, suivant la direction qu'elles ont dans le tracé. Mais jusqu'où devrons-nous prolonger ces deux branches? à quel niveau devra se trouver la nouvelle ligne des abscisses? La réponse nous est donnée par les expériences qui ont mesuré la durée de chacun des flux de la Torpille. En effet, s'il est vrai que ces flux durent environ 1/14 de seconde, il faut prolonger les deux branches de la courbe *b* jusqu'à ce qu'elles interceptent entre elles une longueur de papier qui corresponde à 1/14 de seconde.

C'est ce qui a été fait dans la figure 22, où la ligne ponctuée *a* représente la position réelle de l'axe des abscisses et la partie du tracé que l'instrument n'a pu traduire à cause de sa sensibilité insuffisante.

Assurément cette courbe n'est que probable, mais il y a de très-grandes présomptions en faveur de sa réalité. Les points d'origine et de terminaison de cette courbe peuvent se déterminer expérimentalement : ce sont ceux qu'on obtient par la méthode de Guillemin avec le muscle-signal. On a vu que cette méthode doit inspirer toute confiance, car le moindre courant électrique suffit pour produire un mouvement du muscle dont il excite le nerf moteur.

A côté de ces expériences qui montrent que chaque flux électrique de la Torpille a une durée appréciable et des phases analogues à celles de la secousse d'un muscle, nous allons apporter des preuves d'un autre ordre : elles seront tirées des caractères singuliers que présentent les courants induits dans une bobine métallique sous l'influence d'une décharge de Torpille ; ces caractères ne peuvent s'expliquer que si l'on admet que chaque flux présente une phase d'accroissement brusque et une phase de décroissance très-lente.

V.

LA DÉCHARGE DE LA TORPILLE, LANCÉE DANS UNE BOBINE INDUCTRICE, DONNE NAISSANCE A DES COURANTS INDUITS CAPABLES D'ACTIONNER LE SIGNAL ÉLECTRO-MAGNÉTIQUE.

C'est encore un caractère important de la décharge de la Torpille que de produire dans une bobine secondaire des courants induits assez intenses pour mettre en mouvement le signal inscripteur. Mais ce phénomène ne se produit que pendant quelques instants. Au bout d'une dizaine d'excitations, l'animal donne des décharges qui n'induisent plus que des courants trop faibles pour faire agir le signal; bientôt ces courants induits ne sont plus sensibles au toucher, la langue les ressent encore, puis le galvanomètre ou l'électromètre peuvent seuls les traduire.

Comment ces courants induits se produisent-ils relativement aux courants de la Torpille? Quels sont les rapports de nombre et d'intensité de ces deux courants? Pour répondre à ces questions, il faudrait pouvoir inscrire à la fois les courants inducteurs et les courants induits; or, placer sur le trajet de l'inducteur une résistance pareille à celle du signal, c'est en diminuer l'intensité au point de rendre les courants induits incapables d'actionner leur signal.

Un caractère particulier des décharges de la Torpille permet de tourner la difficulté. Quand les décharges sont volontaires, elles sont toujours symétriques, c'est-à-dire que les deux appareils fonctionnent à la fois. Leurs décharges, envoyées à deux signaux inscripteurs, donnent le même nombre de

mouvements et fournissent deux tracés absolument identiques.

On peut donc juger de ce que fait un des appareils de la
Torpille d'après ce que fait l'autre, et, si l'on inscrit avec un
signal la décharge de l'un des appareils, tandis que le second
signal inscrira les courants induits par la décharge de l'autre,
on pourra comparer dans les tracés les flux inducteurs aux
induits, au point de vue du nombre, de la forme et des rapports de succession. Or, on constate tout d'abord que *le nombre
des signaux induits est égal à celui des signaux inducteurs*. La
figure 23 montre un de ces doubles tracés.

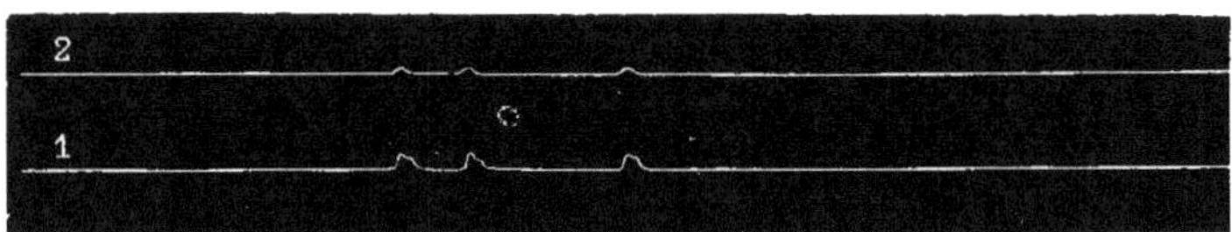

Fig. 23. — Ligne 1, signaux de trois flux constituant une petite décharge de Torpille ; ligne 2,
signaux de trois courants induits par ces flux.

Si nous envoyons dans le signal les extra-courants d'une
décharge de Torpille, nous aurons la figure 24. Dans ces deux
figures, on remarquera que les courants induits, aussi bien
que les extra-courants, sont de même nombre que les flux
de la décharge. Ainsi, au lieu des deux induits que le courant

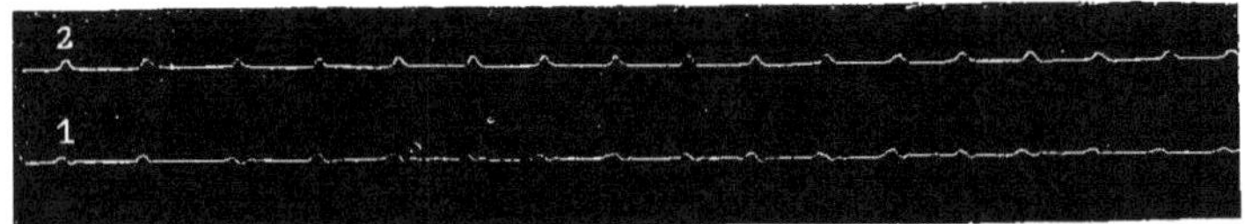

Fig. 24. — Ligne 2, série des flux d'une décharge de Torpille ; ligne 1, extra-courants.

d'une pile engendre, l'un au moment où il commence, l'autre
au moment où il finit, chaque flux de la Torpille n'a produit
qu'un courant induit.

Mais dans le cas où l'on prend pour inducteur le courant
d'une pile, on sait que l'induit de clôture a peu d'intensité, il
en est de même pour l'extra-courant de clôture ; il serait donc
possible que deux courants induits se produisissent, et que

l'un d'eux seulement fut capable d'actionner le signal. Or, dans les figures 23 et 24, on voit, à la superposition des signaux, que c'est au début du flux de la Torpille que se produit le courant induit ; l'extra-courant arrive dans les mêmes conditions.

Ainsi, les courants induits et les extra-courants se produisent *au début* de chacun des flux de la Torpille (nous ne disons pas à la clôture, puisque le circuit que la décharge traverse est toujours fermé sur lui-même).

La prédominance des courants initiaux sur les courants terminaux, si tant est que ces derniers s'observent sous l'influence de la décharge de Torpille, doit-elle s'expliquer par une forme particulière de ce flux qui naîtrait d'une manière brusque et finirait d'une manière lente ? Cette supposition est d'autant plus probable, qu'on peut produire des courants induits de rupture avec la décharge de la Torpille, en coupant le circuit à chacun des flux qui composent sa décharge. Ainsi, quand l'animal fatigué ne donne plus que de faibles décharges que le signal traduit par un mouvement peu brusque, quand les doigts appliqués aux extrémités de la bobine induite n'éprouvent plus aucune sensation, si l'on met sur le trajet des courants de la Torpille un interrupteur électro-magnétique assez mobile pour rompre le circuit inducteur à chacun des courants lancés par l'animal, on reçoit dans les doigts une commotion très-violente, manifestement produite par des courants induits de rupture (1).

Analyse des courants induits par la Torpille au moyen de l'électromètre et du galvanomètre.

S'il est vrai que les courants induits par la décharge d'une Torpille soient tous produits par le début du flux électrique de l'animal, ces courants, analogues en cela aux induits de clôture que produit une pile, seront de sens inverse de la décharge elle-même.

---

(1) Le temps m'a manqué pour inscrire ces courants au moyen du signal électro-magnétique, aussi bien que pour déterminer le sens dans lequel ils se dirigent.

Deux moyens se présentent pour vérifier cette hypothèse : l'emploi du galvanomètre et celui de l'électromètre.

Le galvanomètre qui, à cause de son inertie, ne se dévierait pas sous l'action instantanée d'un circuit voltaïque, cède à l'action d'une série de ces courants. Il en est de même pour ceux qu'induit la Torpille. Si l'on provoque une longue décharge, en piquant les centres nerveux de l'animal au niveau du quatrième ventricule, et si l'on envoie dans un galvanomètre les courants induits par cette décharge, on voit l'aiguille se dévier dans le sens qui correspond à des courants *inverses*. Ces courants étaient donc analogues à ceux qu'on obtient au début d'un flux inducteur, à moins que la déviation du galvanomètre n'ait été la résultante d'une série de flux alternatifs avec prédominance de l'intensité des courants induits inverses.

Pour lever ce dernier doute j'ai recouru à l'emploi de l'électromètre, dont les indications sont seules valables quand on a affaire à des courants de sens différents, se succédant à de trop courts intervalles pour que l'aiguille du galvanomètre puisse obéir à chacun d'eux.

Afin de bien montrer la supériorité des indications de l'électromètre en pareil cas, soumettons-le, ainsi qu'un galvanomètre, à des courants induits de sens alternatifs, se succédant avec rapidité. L'aiguille du galvanomètre restera parfaitement fixée sur le zéro comme si aucun courant ne traversait l'appareil. La colonne de l'électromètre exécutera

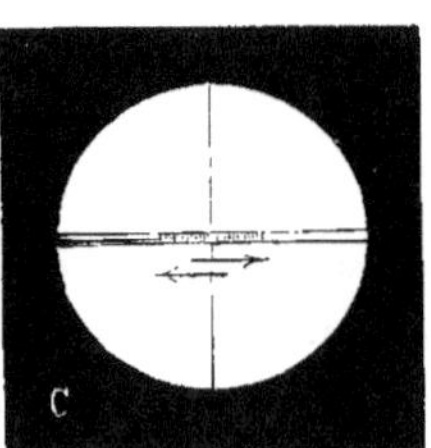

Fig. 25. — Aspect de la colonne de mercure d'un électromètre capillaire soumis à l'action de courants induits alternatifs, se succédant à courts intervalles.

au contraire des oscillations alternatives de chaque côté du zéro, figure 25. Ces oscillations, dont l'amplitude se mesure

à la longueur de la partie teintée de hachures, se traduisent,
quand on regarde dans l'instrument, par la longueur de cette
région d'apparence plus vague dont nous avons parlé tout à
l'heure et qui représente la partie vibrante de la colonne de
mercure. Or, on voit, dans la figure 25, que le fil du réticule
coupe dans son milieu la partie oscillante et que, par conséquent, les oscillations se faisaient alternativement à droite et
à gauche du zéro, autrement dit, dans le sens positif et dans
le sens négatif.

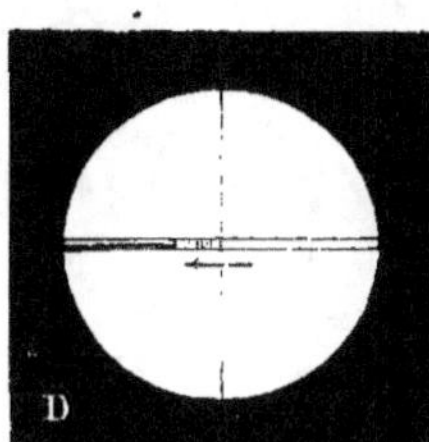

Fig. 26. — Aspect de la colonne de l'électromètre capillaire soumis aux courants induits par
une décharge.

Cette expérience montre que l'emploi de l'électromètre est
le plus avantageux pour connaitre le sens véritable de courants
discontinus et de grande fréquence. Soumettant donc à l'électromètre les courants induits par une décharge de Torpille,
nous obtiendrons l'apparence représentée figure 26. Lançons
dans le même appareil une dérivation de la décharge et les
vibrations de la colonne se feront à droite du champ de l'appareil, ainsi qu'on le voit figure 27.

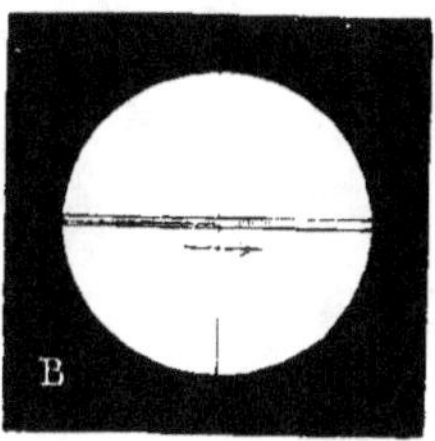

Fig 27. — Aspect de la colonne de l'électromètre soumis à une dérivation de la décharge
de Torpille.

La comparaison de ces deux figures, montrant que le courant

induit est de sens inverse du courant inducteur, rapproche les induits de la Torpille des courants qu'on obtient en fermant un circuit voltaïque. Pour être plus correct, comme le circuit dans lequel la Torpille est comprise reste toujours fermé, nous dirons que les induits se produisent au début de chacun des flux de l'animal. Ainsi la Torpille provoque à chacun de ses flux un courant induit initial et ne donne pas de courant induit terminal (1). Ce nouveau résultat vient confirmer ce que nous disions plus haut de la forme des flux électriques lorsque nous les assimilions aux secousses musculaires qui, elles aussi, commencent avec brusquerie et finissent parfois avec une lenteur extrême. Aux preuves tirées de la méthode graphique et de l'emploi de l'électromètre s'ajoute, à titre de surcroît, celles qui résultent de la nature des courants induits par la Torpille. Nous sommes désormais en mesure de comprendre l'addition et la fusion des flux d'une décharge et de poursuivre la comparaison des phénomènes électriques et musculaires.

(1) Dans les premiers essais que j'ai faits sur l'emploi de l'électromètre de Lippmann, j'ai obtenu des résultats très-incohérents ; tantôt la décharge de Torpille donnait lieu à une variation négative, et tantôt elle produisait une variation positive. Je m'aperçus bientôt que la variation positive était due à des courants trop forts, qu'elle s'accompagnait toujours de rupture de la colonne de mercure, avec interposition de bulles gazeuses. En somme, l'allongement de la colonne de mercure qui semblait indiquer un courant induit direct était permanent et tenait à la segmentation qui augmentait la longueur de cette colonne. Mais toutes les fois que le courant induit était rendu plus faible, par l'éloignement de la bobine induite par rapport à l'inductrice, l'électromètre n'éprouvait que les variations négatives.

VI.

DE LA MANIÈRE DONT S'AJOUTENT LES FLUX ÉLECTRIQUES POUR FORMER LA DÉCHARGE DE LA TORPILLE.

Puisque, d'une part, la méthode de Guillemin prouve que les flux électriques de la Torpille durent environ 0,07 de seconde et que, d'autre part, le signal électro-magnétique montre que ces flux se succèdent à intervalles très-courts, 1/100 et parfois 1/200 de seconde, il faut de toute nécessité que ces flux s'ajoutent les uns aux autres. Comme le circuit métallique sur le trajet duquel se trouve l'animal n'est jamais interrompu, on comprend la coexistence de flux successifs, phénomène qu'on n'observe point sur un arc voltaïque, dans lequel le passage d'une série de courants suppose essentiellement la discontinuité (1).

Quand une Torpille donne 100 flux par seconde dans sa décharge, si la durée de chaque flux est de 0,07 de seconde, c'est au moment où le 7e flux paraît que l'effet du premier a complétement fini ; de sorte que, pendant les 6 premiers centièmes de seconde, le circuit aura été traversé par un courant formé de l'addition partielle des 6 premiers flux. Au moment du début du 8e flux de la décharge, cessera l'effet du second flux ; l'apparition du 9e coïncidera avec la disparition du 8e et ainsi de suite pendant toute la durée de la décharge ; de sorte

---

(1) Dans les câbles transatlantiques où la longueur extrême des fils, jointe à l'action condensante qui tient à leur immersion dans la mer, rend très-lente la décharge des fils, il se produit une addition des courants envoyés d'une manière successive ; ce phénomène aurait donc certaines analogies avec celui que présente la décharge de Torpille.

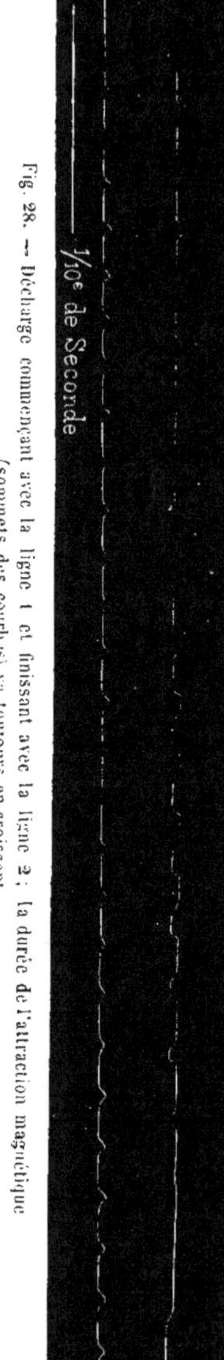

Fig. 28. — Décharge commençant avec la ligne 1 et finissant avec la ligne 2 ; la durée de l'attraction magnétique (sommets des courbes) va toujours en croissant

qu'il circulera toujours dans le fil un courant qui contiendra une partie de 6 flux successifs.

Si la fréquence des flux était double, il y aurait coïncidence d'un nombre de flux deux fois plus grand, c'est-à-dire de 12. Enfin, si la durée des flux est variable, ce que je n'ai pas pu constater, plus les flux seront longs, plus grand sera le nombre de ceux qui s'ajouteront les uns aux autres, à fréquence égale de leur succession.

Cette théorie est précisément celle qui s'applique à l'addition des secousses musculaires dans le tétanos. Si nous disposions d'un appareil qui inscrivît fidèlement les phases variables de l'intensité de la décharge électrique d'une Torpille, nul doute que nous n'obtinssions des tracés sur lesquels on pourrait suivre, d'après l'ascension saccadée de la courbe sinueuse, la formation de la décharge et l'addition graduelle des flux. En attendant, nous pouvons nous contenter des tracés du signal ordinaire ; en les examinant avec attention, nous verrons que l'addition des flux successifs s'y montre évidente.

On a vu que, d'après la construction de l'appareil, les courants à phases variables ne produisent l'attraction que pendant le temps où leur intensité est suffisante pour vaincre l'élasticité du ressort. Plus ces courants prendront d'intensité, plus longue sera la période pendant laquelle se produira l'attraction magnétique ; de sorte que l'addition de flux successifs, donnant au courant résultant une intensité plus grande, il se

produira un accroissement de la durée des attractions magné-
tiques (sommets des sinuosités), du commencement à la fin
de la décharge.

La figure 28, obtenue avec un signal Deprès dont le ressort est très-peu tendu, nous fait assister, du commencement
de la ligne 1 à la fin de la ligne 2, à toutes les phases d'une
décharge de Torpille. Bien que le rhythme des flux reste sensiblement le même, on voit, surtout à partir de la ligne 2,
que la durée des phases d'attraction magnétique va toujours
en croissant.

Fallait-il conclure à l'inégalité des flux successifs ? Nullement, car il est bien plus logique d'admettre que cette inégalité de durée apparente n'exprime qu'un accroissement graduel de l'intensité du courant formé de flux qui s'ajoutent
entre eux.

Et d'abord, revenons sur la preuve de ce fait que le signal
électro-magnétique ne révèle l'existence du courant à phases
variables que pendant le temps où celui-ci a une durée suffisante ; d'où cette conclusion, qu'à durées égales des deux
flux, le plus intense se traduira par un signal plus long.

Prenons deux signaux électro-magnétiques semblables
pour inscrire les flux d'une même Torpille, mettons l'un de ces
signaux en rapport avec l'appareil électrique du côté droit,
l'autre avec l'appareil du côté gauche, en ayant soin que les
lames collectrices appliquées sur l'un des côtés aient beaucoup plus d'étendue que celles de l'autre côté. Nous recueil-
lerons la figure 29, dans laquelle la ligne 1 donne des signaux
plus longs que ceux de la ligne 2 : or, la ligne 1 est tracée
par l'appareil qui recueille l'électricité de la Torpille avec de
larges plaques collectrices, d'où résultait une plus grande
intensité des courants lancés dans l'appareil signal, mais non
une augmentation de durée de ces courants. En veut-on
acquérir la preuve ? il suffit d'intervertir la position des plaques larges et des plaques étroites, et l'on verra l'augmentation apparente de la durée des flux changer également de côté :
toujours les plaques les plus larges donneront des signaux
plus longs.

On obtiendrait des effets identiques en opérant sur les
deux appareils électriques de la Torpille avec des signaux

d'inégale sensibilité, c'est-à-dire dont l'un aurait un ressort
très-tendu, l'autre un ressort très-lâche. Le plus sensible des
deux appareils, celui dont le ressort serait le moins tendu, donnerait les signaux les plus longs.

C'est ce qui se passe dans la figure 28 où l'accroissement
de durée des signaux n'exprime qu'un accroissement d'intensité des flux.

Fig. 29. — Influence de l'étendue des plaques collectrices sur l'intensité du flux et la durée
apparente des signaux.

Cette conclusion est encore appuyée par l'observation suivante. A mesure que, dans la courbe tracée, les maxima augmentent de durée, on observe une diminution correspondante
des minima. Or, comme la succession des flux conserve sensiblement son rhythme, il est clair que, l'intensité du courant
augmentant, la durée des periodes d'aimantation ne pourra
croitre qu'aux depens de celle de désaimantation. Il arrive
un moment (à la fin de la figure 28) où, l'intensite du courant
étant suffisante, même à ses minima, pour produire l'attraction
magnétique, cette attraction reste permanente.

Ainsi le raisonnement complète les données insuffisantes
fournies par le signal électro-magnétique et permet de comprendre ce qui se passe en dehors du champ borné de ses indications.

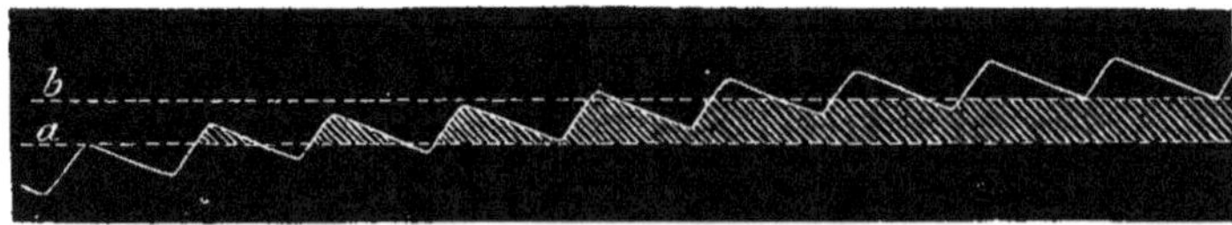

Fig. 30. — Courbe idéale exprimant, par ses inflexions, les phases d'intensité croissante des
flux additionnés d'une décharge. L'excursion du style étant limitée entre deux obstacles,
il n'y aura d'inscrit que ce qui correspond à l'intervalle des lignes *a* et *b*. Cette partie,
teintée par des hachures, rappelle l'aspect général de la figure 28.

La figure 30 fera comprendre plus clairement la manière

dont il faut suppléer à l'insuffisance des signaux électro-magnétiques. Traçons une courbe idéale qui représente par ses sinuosités les flux électriques s'ajoutant partiellement les uns aux autres à la façon des secousses dans le tétanos musculaire. Si l'appareil électro-magnétique exprimait, par l'excursion plus ou moins étendue de son style, les différences d'intensité des flux à tout instant, il donnerait pour tracé cette ligne idéale. Mais nous savons qu'au-dessous d'une certaine intensité, les courants n'agissent pas sur l'appareil ; nous avons vu d'autre part qu'une fois l'armature arrivée au contact des fers doux, l'intensité du courant peut croître sans que le style puisse s'élever plus haut. L'excursion du style étant ainsi limitée, traçons les lignes horizontales *a* et *b* qui représentent la position de ces limites entre lesquelles seulement le tracé pourra se mouvoir. Si *a* correspond au minimum d'intensité que doive présenter un courant pour actionner le signal, tout courant dont la force n'atteint pas la hauteur de *a* est inaperçu dans le tracé. Ainsi, la première courbe serait entièrement invisible ; de la deuxième on ne verrait que le sommet ; la troisième apparaîtrait d'une manière plus complète ; la quatrième enfin atteindrait la ligne *b*, c'est-à-dire la limite supérieure des indications de l'instrument. Et même la courbe tracée atteindrait cette limite avant d'avoir accompli toute sa phase ascendante, de sorte que le sommet se trouverait tronqué. Pour la cinquième courbe, la suppression porterait sur une portion encore plus importante de la partie supérieure ; la sixième ne laisserait plus voir qu'un peu de ses minima ; les suivantes enfin disparaissent tout à fait : l'attraction magnétique est continue et les variations d'intensité qu'elle peut présenter encore ne se manifesteront plus.

Tout instrument inscripteur dont l'échelle est ainsi tronquée à ses deux extrémités, de sorte qu'il ne parle qu'à un certain degré d'intensité minimum et cesse de parler à un autre degré maximum, fournira des tracés analogues à ceux dont nous venons d'interpréter la signification. Un exemple emprunté à la myographie achèvera la démonstration.

Supposons qu'un myographe traduise l'addition de secousses musculaires équidistantes et la formation d'un tétanos incomplètement fusionné, il donnera la courbe repré-

sentée figure 31, avec ses sinuosités graduellement ascendantes jusqu'à ce que survienne le régime régulier du phénomène. Or, imaginons qu'au lieu d'être libre dans son
excursion, le myographe ne puisse se mouvoir qu'entre deux
obstacles de façon à n'inscrire ses tracés qu'entre les lignes
parallèles *a* et *b*.

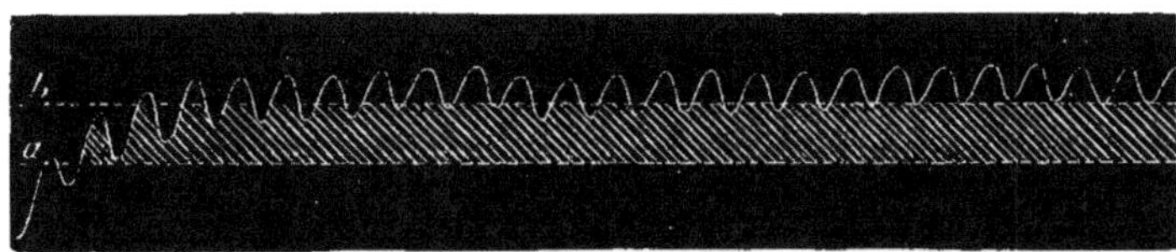

Fig. 31. — Addition des secousses musculaires inscrites au moyen d'un myographe dont les
excursions seraient limitées entre les lignes *a* et *b*.

Au lieu de la courbe complète, l'instrument ne tracera plus
que la partie teintée de hachures comprise entre les limites
extrêmes de ses excursions. On y verra, en apparence, un
accroissement de la durée des périodes de raccourcissement
du muscle par rapport à celles de relâchement, mais ce ne
sera qu'une apparence, et l'intensité des raccourcissements
musculaires aura seule varié en réalité.

Une fois qu'on est familiarisé avec cette manière d'interpréter les courbes du signal électro-magnétique, on voit
presque toujours que le phénomène d'addition des flux se

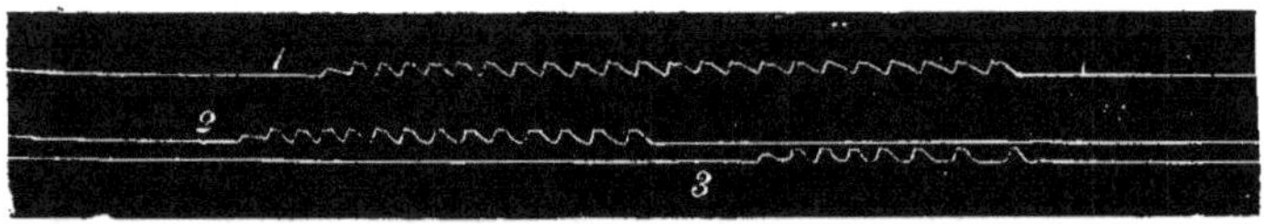

Fig. 32. — Trois décharges de Torpille au début desquelles s'observe l'addition des flux.

produit quoiqu'à des degrés divers. Ainsi, dans la figure 32,
trois décharges ont été inscrites ; sur chacune d'elles on
remarque une moindre hauteur du premier signal, ce qui
tient à ce que le flux électrique du début n'avait pas à lui seul
l'intensité suffisante pour imprimer au style toute son excursion. Mais les flux suivants gagnent de l'intensité : l'excursion
du style est complète pendant tout le reste de la décharge.

On conçoit que le premier flux puisse même passer inaperçu quand il est trop faible ou quand l'appareil est trop peu sensible.

Une proposition que nous émettions au commencement de ce chapitre est que, plus la fréquence des flux est grande, plus grand est le nombre des flux qui coexistent et, par conséquent, l'intensité du courant résultant de cette fusion. C'est ce qu'on observe en effet dans les décharges de la Torpille, quand l'animal accélère le rhythme des flux.

Ainsi, dans la figure 33, les flux sont d'abord fortement espacés, la période d'attraction magnétique est suivie d'un relâchement complet; mais à mesure que la fréquence des flux s'accroît, le style descend de moins en moins bas et finit par osciller au voisinage du maximum de son excursion; on sent qu'à un degré de fréquence un peu plus grand, l'armature resterait collée au fer doux d'une manière permanente.

Il y a dans ces phénomènes un nouveau trait de ressemblance entre les actes électriques et musculaires. On sait que, plus est grande la fréquence des secousses d'un muscle, plus est énergique l'effort résultant de l'addition de ces secousses.

Ainsi, en rassemblant toutes les notions acquises par des moyens divers sur la décharge de la Torpille, nous voyons de plus en plus clairement sa ressemblance avec les actes musculaires. De part et d'autre, on observe des actes successifs dont les phases sont très-analogues et qui s'additionnent entre eux. Une pareille addition se retrouve du reste dans tous les actes intermittents dont l'organisme est le siége. On la voit exister dans les variations de l'état électrique des nerfs

33. — Décharge composée de flux de fréquence croissante; on voit l'addition de ces flux se prononcer graduellement

sensitifs et moteurs ; on la retrouve dans les variations de la
tension artérielle dont les oscillations tendent à se fusionner
d'autant plus complètement que les ondées sanguines sont
plus fréquentes. Dans tous ces phénomènes discontinus, au
moment où la série commence, chacun des actes nouveaux
augmente l'intensité de l'effet total ; cet accroissement d'intensité s'arrête pour faire place à un régime régulier aussitôt
que l'addition cesse, c'est-à-dire aussitôt que l'effet du premier acte de la série est terminé.

VII

LA DÉCHARGE DE LA TORPILLE ET LA CONTRACTION MUSCULAIRE SONT MODIFIÉES DE LA MÊME FAÇON PAR CERTAINES CONDITIONS PHYSIOLOGIQUES.

En premier lieu doit être signalée cette influence commune qu'on appelle *la fatigue*, et qui, sur les muscles, se traduit par l'amplitude de moins en moins grande des secousses sur l'appareil électrique par l'intensité décroissante des flux. La figure 17, recueillie au moyen de l'électro-dynamographe, donne bien l'idée de cet épuisement graduel de l'appareil électrique dans les décharges de longue durée. Cette fatigue est d'autant plus grande que les flux ont été plus intenses et plus fréquents.

Dans l'appareil électrique, aussi bien que dans le muscle, le repos rétablit la fonction ; ce fait a été signalé par tous les auteurs.

Une Torpille qui vient d'être pêchée arrive plus ou moins épuisée au point de vue électrique ; en général, plus l'animal est de forte taille, plus il a éprouvé de fatigue, de chocs, de froissements contre lesquels il a réagi en donnant un plus ou moins grand nombre de décharges. Aussi, les petits animaux que les pêcheurs apportent arrivent-ils dans de meilleures conditions. Mais quand on a laissé une Torpille se reposer pendant plusieurs jours dans un vivier d'eau de mer, elle s'est rechargée et fournit des secousses électriques très-énergiques. Il est prudent de ne manier l'animal que d'une seule main, afin de n'être pas traversé par la décharge qui commotionne très-désagréablement. Pour prendre le poisson, le

transporter, le remettre dans l'eau, le mieux est de le tenir par
la queue. Après un certain nombre de décharges on peut manier la Torpille sans éprouver de secousses trop fortes ; celles-
ci deviennent bientôt très-peu sensibles, puis disparaissent
tout à fait ; il faut les recevoir sur la langue pour les sentir
encore ; puis, les galvanomètres très-sensibles, la patte galvanoscopique de Grenouille ou l'électromètre de Lippmann deviennent nécessaires pour en constater l'existence.

Pendant ce temps, l'animal conserve parfois une assez
grande énergie musculaire, et certains poissons qui semblent
très-vivaces sont épuisés électriquement. D'ordinaire, cependant, à mesure qu'on provoque des décharges électriques, la
Torpille s'affaiblit graduellement, ses appareils sont flasques,
et semblent devenus plus minces. Enfin, quand la Torpille fortement excitée ne donne plus de décharges capables d'actionner le signal électrique, si on la remet dans l'eau, elle n'essaie plus de nager, n'effectue plus que de rares mouvements
respiratoires et meurt en quelques instants.

*Action des poisons nerveux et musculaires sur la décharge de
la Torpille.* — Les poisons spéciaux constituent des réactifs précieux en physiologie. Le curare et la strychnine agissent sur
le système nerveux d'une manière caractéristique ; la vératrine
m'a donné des effets non moins curieux par le cachet qu'elle
imprime à la secousse musculaire. Il était donc bien intéressant de soumettre la Torpille à l'action de ces divers poisons,
afin de chercher de nouvelles bases à la comparaison des actes
électrique et musculaire. Matteucci avait déjà essayé la strychnine et le curare, et avait vu que la strychnine provoque des
décharges électriques réflexes, mais le curare lui semblait sans
action sur le système nerveux de la Torpille. A. Moreau reprit
ces expériences avec plus de succès, car il réussit à provoquer
sur les Torpilles l'empoisonnement curarique dans lequel tous
les nerfs moteurs perdent leur fonction ; mais alors, par une
singulière anomalie, les nerfs électriques conservent leur
pouvoir, de sorte qu'en excitant l'animal on voit se produire
des décharges électriques sans qu'aucun mouvement les accompagne. Moreau ne considère pas ce fait comme constituant
une raison suffisante pour détacher les nerfs électriques des

nerfs à action centrifuge ; pour ce physiologiste, il n'y a là qu'une moindre susceptibilité des nerfs électriques à l'action du curare qui les atteint plus tard que les autres nerfs, mais ils n'échappent pas aux effets du poison : Moreau a vu leur excitation produire des décharges extrêmement affaiblies, à un degré de l'empoisonnement où tous les nerfs moteurs volontaires étaient inexcitables, mais où les nerfs du cœur n'étaient pas encore touchés par le poison.

Le petit nombre de Torpilles dont j'ai pu disposer jusqu'ici ne m'a pas permis de répéter les expériences sur les effets du curare, mais j'ai soumis des Torpilles à l'empoisonnement par la strychnine, ce qui m'a donné des tracés intéressants à plusieurs égards.

Et d'abord, sans exciter la Torpille, on voit se produire des décharges, rares au commencement, mais très-prolongées, puis plus fréquentes et plus courtes, jusqu'à ce que l'animal ne donne plus, à chaque fois, qu'un flux isolé. L'intervalle qui sépare ces flux successifs est le plus souvent d'une régularité parfaite ; les retours périodiques des flux d'électricité rappellent alors ceux des mouvements du cœur ou de la respiration.

Peut-on réellement considérer comme spontanées ces décharges de la Torpille ? Ce qu'on sait des effets de la strychnine qui accroît l'excitabilité des animaux qu'elle empoisonne porte à supposer que c'est de la même façon que cette substance agit pour provoquer les phénomènes électriques. Une Torpille dont les appareils électriques sont saisis entre les mors de la pince collectrice subit en permanence des excitations sensitives. Elle y réagit par des décharges plus ou moins longues suivant le degré d'épuisement de son système nerveux. Les mêmes phénomènes s'observent dans le tétanos musculaire d'une Grenouille empoisonnée : à des tétanos prolongés séparés les uns des autres par de longs intervalles, succèdent des accès plus fréquents et plus courts qui finissent par se réduire parfois à des secousses isolées.

L'emploi de la méthode graphique permet de constater dans les décharges électriques provoquées par la strychnine un autre point de ressemblance avec les tétanos musculaires : il s'agit d'une diminution d'intensité qui se produit au milieu

de la décharge ou de l'accès tétanique, entre deux maxima
dont l'un se produit au début et l'autre à la fin. Les figures
34 et 35 rendent très-bien compte de cette analogie.

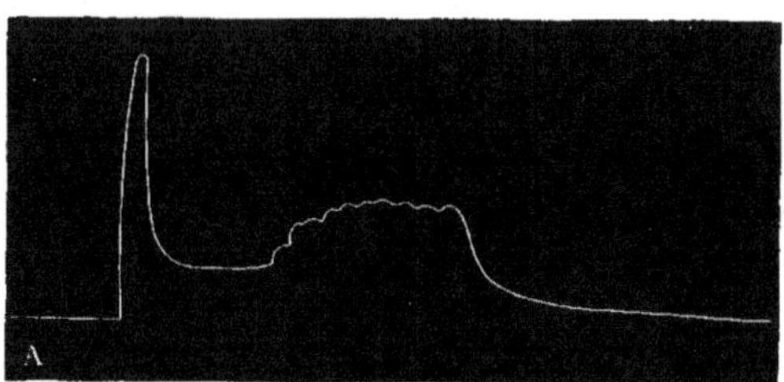

Fig. 34. — Tétanos strychnique de la Grenouille.

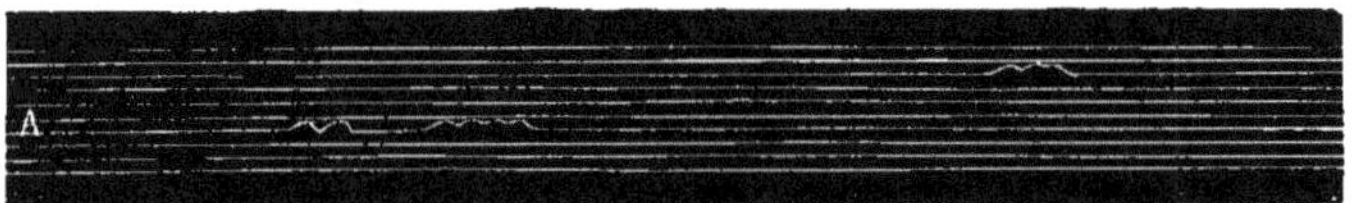

Fig. 35. — Décharge d'une Torpille strychnisée inscrite avec l'électro-dynamographe.

Dans la figure 34 se voit un tétanos strychnique des muscles
d'une Grenouille ; l'animal empoisonné fournit, au moindre
contact, une longue convulsion qui commence d'abord par des
secousses énergiques, puis le tracé s'abaisse, touche presque
à la ligne du zéro, puis remonte un instant pour retomber encore. Dans la figure 35 la décharge strychnique est coupée
par un temps d'arrêt tout à fait comparable à celui qui se
produit dans le tétanos musculaire. La théorie de cette suspension du tétanos et de la décharge est encore à trouver,
mais il y a lieu de penser qu'une même condition intervient
dans les deux cas.

L'action de la vératrine sur le muscle consiste en un redoublement de la courbe des secousses ; la nouvelle ascension
de la courbe qui s'observe alors est très-prolongée et ressemble parfois par sa durée à un tétanos, mais elle a sa cause
exclusivement dans le muscle, car elle persiste après qu'on a
coupé les nerfs. Un pareil redoublement du flux s'observe-t-il ?
Je serais porté à répondre par l'affirmative d'après certains
tracés que m'ont fournis des Torpilles empoisonnées par la

vératrine, mais le signal électro-magnétique est trop sujet à fournir spontanément des vibrations pour qu'on puisse avoir une confiance absolue dans ces tracés ; cette expérience devra être reprise.

Action de la température sur la décharge électrique de la Torpille. — On savait depuis les expériences Matteucci que le froid supprime la décharge de la Torpille. Moreau avait montré d'autre part que la chaleur poussée jusqu'à 45° centigrades éteint la fonction électrique et rend les nerfs inexcitables. J'ai pu vérifier l'exactitude de ces observations ; toutefois il m'a semblé qu'il fallait abaisser beaucoup la limite de température au-dessous de laquelle, suivant Matteucci, la décharge cesse de se produire. D'après cet auteur au-dessous de 12° cent. la Torpille ne donnerait plus d'électricité ; pour obtenir de très-fortes décharges d'une Torpille placée depuis plusieurs heures dans de l'eau à 12° cent. et pour éteindre la décharge dans l'un des appareils électriques, il a fallu couvrir celui-ci de fragments de glace pendant plus d'une minute. Il est vrai que dans ces circonstances le refroidissement peut avoir été très-superficiel, et la décharge enregistrée a pu provenir des parties profondes de l'appareil électrique qui avaient échappé au refroidissement. En somme, c'est à l'immersion prolongée du poisson dans des bains d'eau de mer à différentes températures qu'il faudra recourir pour déterminer le point où la décharge disparaît, si tant est qu'il existe un minimum bien défini.

L'analogie porterait à croire que pour éteindre tout phénomène électrique, il faudrait pousser le refroidissement à peu près jusqu'à 0°, comme cela arrive pour les muscles. Il serait bien précieux, pour des études de ce genre, de posséder un signal inscripteur d'une haute sensibilité, afin de savoir si la modification que le froid apporte dans les caractères du flux électrique ressemble à celle qu'on observe du côté de la secousse musculaire qui perd de l'intensité, mais prend de la durée sous l'influence d'un refroidissement graduel.

Un effet très-remarquable des changements de la température est celui qui s'exerce sur la fréquence des flux de la

Torpille. On constate dans les tracés de ces décharges un accroissement continu de la fréquence des flux à mesure que la température s'élève, jusqu'à ce qu'on atteigne le degré supérieur auquel toute électricité cesse de se produire. Pour procéder d'une manière méthodique, on plonge la Torpille dans l'eau de mer à une température de 12° C., et on inscrit une décharge provoquée, les flux se trouvant très-espacés les uns des autres, comme on le voit figure 36, ligne A. On réchauffe graduellement l'eau dans laquelle l'animal est plongé et, après avoir laissé agir quelque temps la température nouvelle, on provoque d'autres décharges. Or, sous l'influence de ces températures croissantes, les flux se rapprochent sans cesse de façon à devenir quatre à cinq fois plus fréquents.

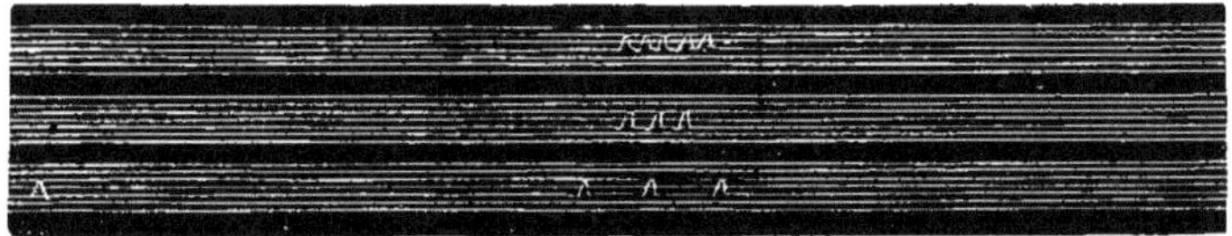

Fig. 36. — Changements de fréquence du flux d'une décharge sous l'influence des changements de la température.

Ce phénomène que j'observais sur la décharge de la Torpille avait-il son analogue dans l'ordre des phénomènes de mouvement ? Je m'empressai de le rechercher dès que j'eus à ma disposition des Grenouilles de taille suffisante pour inscrire sur elles le tétanos strychnique. Une Grenouille empoisonnée depuis la veille et soumise toutes les minutes à une excitation légère donne à chaque fois un petit accès tétanique composé d'une dizaine de secousses par exemple. Ces secousses se renouvellent avec une fréquence déterminée quand la température ambiante est basse. Echauffons l'animal, et nous verrons s'accélérer le rhythme des secousses; refroidissons-le de nouveau et le rhythme se ralentira.

Dans cette expérience, c'est la manière dont la Torpille réagit aux influences de la température qui a fait émettre des prévisions relatives aux effets de la chaleur et du froid sur l'appareil musculaire. Il devra en être ainsi désormais, et la connaissance de plus en plus parfaite de la physiologie des muscles et des phénomènes électriques devra éclairer de plus en plus celle des nerfs moteurs. Ne trouve-t-on pas déjà, dans ce fait, qu'une décharge volontaire de Torpille est un acte complexe, la preuve que la contraction volontaire des muscles est un acte complexe également? Assurément, la comparaison de la contraction volontaire des muscles avec les phénomènes tétaniques produits par l'électricité ou par la strychnine, l'existence d'un son musculaire pendant la contraction, le tremblement ou dissociation des secousses qui se produit sous l'influence du froid, tout cela venait plaider en faveur de la théorie qui considère la contraction musculaire comme le résultat de secousses très-fréquentes; mais la complexité de la décharge volontaire de la Torpille, la manière dont les flux qui la composent se succèdent et s'additionnent entre eux, ajoute aux présomptions nombreuses que l'on avait déjà un appoint fort important.

Dès maintenant, la décharge électrique se présente comme un des actes les plus importants à étudier, non-seulement pour elle-même, mais pour la clarté que son étude est destinée à répandre sur l'importante fonction de la motricité. Les expériences qu'on vient de lire ne sont qu'une tentative encore imparfaite; on doit espérer qu'avec des instruments plus sensibles encore, elles fourniront des résultats d'une haute valeur pour la physiologie philosophique.

CONCLUSIONS

En employant pour étudier l'électricité de la Torpille certains moyens nouveaux, on y découvre des caractères importants, et l'on est conduit à admettre l'hypothèse qui considère la décharge électrique comme l'homologue de l'acte mécanique par lequel un muscle se contracte.

La méthode graphique surtout a servi dans ces recherches : tantôt on a inscrit le mouvement que provoque dans un muscle de Grenouille l'électricité de la Torpille, tantôt le mouvement que donne le signal électro-magnétique de M. Deprez quand une décharge traverse cet appareil. D'autres fois, on s'est servi de l'électromètre de Lippmann dont la colonne de mercure indique par ses mouvements le sens, l'intensité, le nombre et les phases des variations électriques auxquelles il est soumis.

Les principaux résultats de ces études sont les suivants :

Une décharge de Torpille n'est pas un courant continu, mais elle est formée d'une série de flux successifs et de même sens qui, s'ajoutant les uns aux autres, constituent la décharge. C'est ainsi que dans les muscles une série de secousses ajoutées les unes aux autres et plus ou moins fusionnées constituent le tétanos.

Quand on excite les nerfs électriques d'une Torpille, chaque excitation du bout périphérique d'un nerf coupé donne lieu à un *flux* unique. Les choses se passent de la même façon pour les nerfs moteurs dont une excitation provoque une seule *secousse* dans le muscle correspondant. Un flux de Torpille, de même qu'une secousse musculaire retarde sur le moment de l'excitation du nerf qui l'a provoqué. Ce retard (période d'excitation latente) est de part et d'autre de 0,01 de seconde environ.

La durée d'un flux de Torpille, mesurée par la méthode de Guillemin, au moyen d'une grenouille-signal, est sensiblement la même que celle d'une secousse musculaire de Grenouille ; les phases sont semblables dans ces deux phénomènes, c'est-à-dire qu'il y a, de part et d'autre, une période d'accroissement d'intensité brusque et une période de décroissance lente.

De l'inégalité des deux phases du flux résulte ce phénomène singulier que chaque flux de la Torpille ne provoque dans une bobine secondaire qu'un seul courant induit, courant qui coïncide avec le début du flux, c'est-à-dire avec la phase de variation brusque ; la phase de décroissance lente n'a pas d'effet inducteur sensible.

L'addition des flux successifs d'une décharge de Torpille tient à ce que la durée de chacun des flux excède beaucoup celle des intervalles qui les séparent les uns des autres. Plus les flux seront fréquents, plus leur addition sera complète, et plus sera grande l'intensité de la décharge résultante. C'est encore ainsi que les choses se passent dans un tétanos musculaire dont l'intensité croît avec la fréquence des secousses dont il est formé.

L'électromètre de Lippmann montre que les flux de la décharge sont tous de même sens, et fait assister au phénomène de l'addition dont le signal électrique de M. Deprez avait déjà donné une preuve indirecte.

Les conditions physiologiques qui influent sur les phénomènes musculaires ont des effets analogues sur la décharge électrique. — La fatigue affaiblit l'intensité de la décharge et en diminue la durée ; le repos lui rend l'énergie. — Le froid affaiblit et éteint les propriétés de l'appareil électrique ; la chaleur réveille ces propriétés. — La strychnine donne naissance à une décharge qui souvent présente, au milieu de sa durée, une diminution d'intensité ou même une interruption ; ce même caractère s'observe dans les tracés d'un tétanos musculaire produit par ce poison. — L'application du froid diminue la fréquence des flux dans la décharge volontaire ou strychnique d'une Torpille ; sur une Grenouille strychnisée, le froid diminue pareillement la fréquence des secousses dans la décharge tétanique des muscles.

Toutes les analogies que l'on constate entre les phénomènes électriques et musculaires ont pour conséquence que ces deux fonctions sont homologues et peuvent s'éclairer l'une par l'autre : ainsi, du moment où l'on peut démontrer qu'une décharge volontaire de Torpille est composée de flux multiples, les présomptions deviennent très-fortes en faveur de la complexité de la contraction musculaire.

Je dois remercier M. Hugo Eisig, directeur-adjoint de la station zoologique de Naples, de l'obligeance avec laquelle il a mis à ma disposition les Torpilles de son aquarium lorsque la saison avancée m'empêchait de m'en procurer à la mer.

II

RECHERCHES SUR LES INTERMITTENCES DU POULS, ET SUR LES TROUBLES CARDIAQUES QUI LES DÉTERMINENT (1)

par le Dr FRANÇOIS-FRANCK

Dans un certain nombre de conditions pathologiques et expérimentales qui seront précisées au cours de ce travail, une pulsation artérielle vient à manquer sans que le cœur ait présenté d'intermittence au moment correspondant. Cette suspension du pouls artériel est désignée en clinique sous le nom de *fausse intermittence, d'intermittence du pouls ;* elle constitue un accident tout différent de l'*intermittence vraie*, de l'*intermittence du cœur*, dans laquelle un battement du cœur fait défaut dans une série, et dont je n'aurai pas à m'occuper ici.

Ayant eu l'occasion d'observer ces intermittences du pouls sur un certain nombre de malades des hôpitaux et sur les animaux, j'ai pu étudier quelques-uns des troubles cardiaques qui les déterminent. Les systoles du cœur inefficaces à produire le phénomène du pouls artériel m'ont paru pouvoir être

(1) Les principaux résultats de ce travail ont été communiqués à l'Académie des sciences, dans la séance du 16 avril 1877.

divisées en plusieurs groupes suivant les causes de leur inefficacité. Les unes manquent de l'énergie nécessaire pour surmonter la pression aortique et pour déterminer la variation positive de pression artérielle qui se manifeste extérieurement par la pulsation : ce sont les *systoles avortées par défaut d'énergie*. Dans un second groupe figurent les systoles ventriculaires s'accompagnant de reflux dans l'oreillette, à travers l'orifice auriculo-ventriculaire insuffisant : celles-ci sont désignées sous le nom de *systoles avortées par reflux mitral* ; enfin les systoles qui surviennent avant que le relâchement diastolique ait permis au sang d'affluer des oreillettes dans les ventricules, constituent des systoles *redoublées* ou, pour ne rien préjuger, des **systoles anticipées**. On comprend que ces systoles hâtives ne s'accompagnent pas de pulsations artérielles, la cavité ventriculaire n'ayant pas eu le temps de recevoir le sang des oreillettes.

J'étudierai successivement chacun de ces trois groupes de troubles cardiaques en rapprochant des faits cliniques les résultats des observations faites sur les animaux.

CHAPITRE I.

Systoles avortées par défaut d'énergie.

J'établirai d'abord par quelques exemples la réalité des systoles avortées par défaut d'énergie.

Expériences. — Sur une jument vieille, maigre, anémique, à artères molles, on inscrit simultanément les pressions ventriculaire gauche et aortique. Quelques instants après l'introduction des sondes manométriques, on constate que le cœur donne deux battements pour une pulsation artérielle.

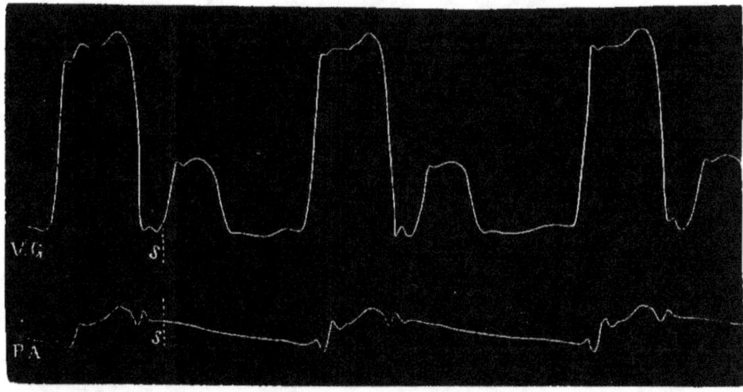

Fig. 37.— VG, Pression ventriculaire gauche. — PA, Pression aortique. — Deux systoles du cœur pour une pulsation artérielle ; s, systole avortée. (*Expériences inédites*, Chauveau et Marey ; Lyon, 19 novembre 1862.)

Si l'on considère que les courbes du tracé ventriculaire représentent les variations manométriques de la pression intra-cardiaque, on peut s'assurer à première vue que la pression intra-cardiaque résultant de l'effort du muscle sur le sang qu'il contient s'élève très-peu au moment des systoles inefficaces *s*. C'est précisément à cette faiblesse de la contrac-

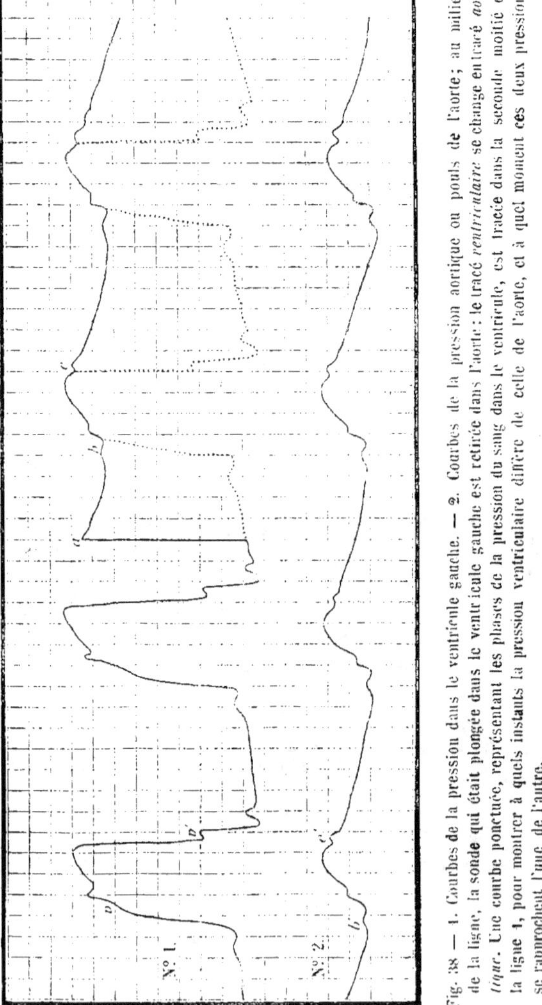

Fig. 38 — 1. Courbes de la pression dans le ventricule gauche. — 2. Courbes de la pression aortique ou pouls de l'aorte; au milieu de la ligne, la sonde qui était plongée dans le ventricule gauche est retirée dans l'aorte: le tracé *ventriculaire* se change en tracé *aortique*. Une courbe ponctuée, représentant les phases de la pression du sang dans le ventricule, est tracée dans la seconde moitié de la ligne 1, pour montrer à quels instants la pression ventriculaire diffère de celle de l'aorte, et à quel moment ces deux pressions se rapprochent l'une de l'autre.

tion ventriculaire qu'est dû le défaut de projection du sang dans l'aorte.

Pour que le soulèvement des valvules sigmoïdes de l'aorte puisse être produit par une pressssion de bas en haut, il faut que cette pression arrive à surmonter celle qui s'exerce de haut en bas sur la face supérieure des sigmoïdes ; tant que le sang contenu dans le ventricule n'atteint pas ce degré de pression, l'orifice aortique reste fermé. Or, on peut déterminer la hauteur à laquelle la courbe de la pression intra-ventriculaire doit arriver pour que la pression aortique (*charge des sigmoïdes*) soit surmontée, en retirant dans le sinus aortique la sonde manométrique préalablement engagée dans la cavité du ventricule gauche.

La figure ci-jointe (fig. 38) montre que cette prédominance nécessaire de la pression intra-ventriculaire sur la pression aortique ne survient que très-tardivement. C'est à la partie supérieure de la courbe manométrique intra-ventriculaire que s'opère le soulèvement des sigmoïdes (1).

Par conséquent toutes les systoles qui n'arriveront pas à fournir ce degré de pression seront nécessairement inefficaces à produire la pulsation artérielle : elles seront *avortées par défaut d'énergie*. C'est évidemment le cas des systoles dont il a été question plus haut (fig. 37, p. 65).

Mais si les minima de la pression aortique viennent à s'abaisser sous l'influence d'une saignée, par exemple, on comprend que telle systole, inefficace quand la pression était élevée dans l'aorte, devienne assez énergique pour soulever les sigmoïdes moins chargées ; qu'au contraire, si la pression artérielle s'élève à la suite d'un resserrement vasculaire périphérique, on verra devenir inefficaces les systoles dont l'énergie suffisait à surmonter une pression aortique moins élevée.

Ces transformations de systoles inefficaces en systoles efficaces et de systoles normales en systoles avortées s'observent assez souvent dans les expériences : j'en ai sous les yeux quelques exemples : un seul suffira pour préciser les conditions dans lesquelles peuvent survenir ces accidents.

Expérience. — On inscrit simultanément les variations de

1. Expérience empruntée aux recherches de Cardiographie de MM. Chauveau et Marey. (Marey. — *Phys. méd. de la Circulation*, p. 189).

la pression carotidienne et les pulsations du cœur sur un lapin
dont les pneumogastriques viennent d'être sectionnés. A un
instant indiqué sur le tracé par la ligne *e*, on excite les filets
nasaux du trijumeau : sous l'influence de cette excitation périphérique, survient un resserrement réflexe des vaisseaux
qui provoque une grande élévation de pression dans tout le
système artériel ; le cœur ne présente point ici ses accidents
ordinaires, la section des pneumogastriques l'ayant soustrait
à l'influence réflexe normale. On voit se produire une première
intermittence (*i*) du pouls carotidien correspondant à une petite systole (*i*) ; cette systole s'est montrée insuffisante à surmonter la pression aortique rapidement élevée. Pendant les quelques pulsations qui suivent, la pression artérielle abaissée du
fait de l'intermittence reprend un niveau élevé : nouvelle systole avortée (*i′*), nouvelle suspension du pouls (*i″*).

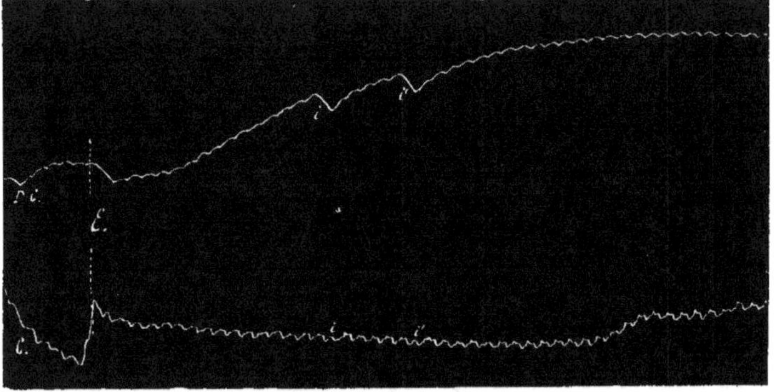

Fig. 39. — P C. Pression carotidienne du lapin recueillie avec le manomètre métallique
(transmission par l'air). — C. Pulsations du cœur. (*V*. Mémoire VI. Trav. du Laboratoire 1876.)

Nous retrouvons ces systoles avortées par défaut d'énergie
ventriculaire chez les animaux soumis aux injections intra-
veineuses de chloral. On connaît les effets cardiaques qui
suivent immédiatement la pénétration de l'hydrate de chloral
dans le cœur droit (1) ; ce sont des arrêts plus ou moins pro-

(1) Voy. le travail de M. Troquart sur l'action physiologique du chloral.
Mémoire VII.

longés des battements du cœur, qui s'observent dans ces conditions. Mais, plus tard, quand l'intoxication chloralique a été
poussée assez loin pour supprimer les actions réflexes et produire le sommeil, on voit survenir des troubles spontanés dans
la fonction cardiaque. Ainsi, on note fréquemment, en recueillant l'inscription simultanée des pulsations du cœur et des variations de la pression artérielle, une intermittence du pouls
carotidien ou fémoral, correspondant à une pulsation cardiaque avortée.

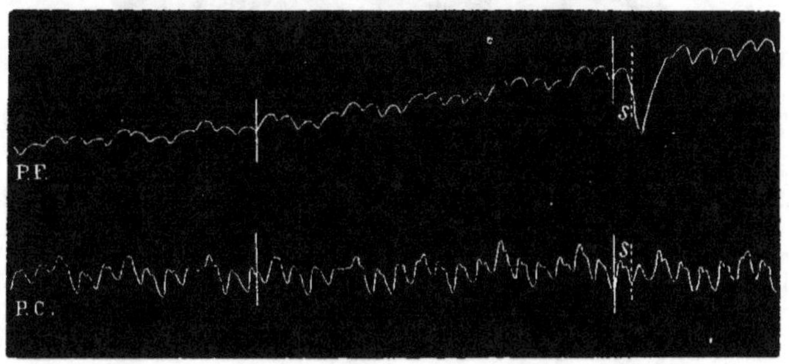

Fig. 40. — P C. Pulsations cardiaques. — P F. Variations de la pression fémorale. — En s
intermittence du pouls, correspondant à une systole avortée (s) (chien chloralisé).

On remarquera, ici encore, que la systole avortée s se produit quand la pression artérielle s'est élevée de 15 à 18 C.Hg.

J'ai retrouvé ces intermittences du pouls subordonnées à des
systoles inefficaces chez presque tous les animaux, chiens ou lapins, endormis par le chloral en injections intra-veineuses (1).

Quel que fût le point de départ de ces troubles cardiaques,
leur forme graphique s'est toujours montrée semblable : au
lieu de présenter le type connu des systoles efficaces (n° 1,
fig. 41), ces systoles avortées ont toujours affecté la forme
n° 2 (fig. 41).

(1) Souvent aussi les mêmes troubles cardiaques se sont produits à la suite
de la pénétration d'une certaine quantité de carbonate de soude dans le bout
central de la carotide. Un manomètre, sous trop forte pression, étant mis en
rapport avec l'artère, le liquide alcalin pénétrait dans l'extrémité cardiaque de
la carotide, et, soit qu'il fût lancé ensuite avec le sang dans le cerveau par
la carotide opposée, soit qu'il s'introduisît dans les coronaires, le carbonate
de soude déterminait de nombreux désordres circulatoires au nombre desquels nous notions les systoles avortées.

On retrouve dans la systole n° 2 la forme d'une simple
secousse musculaire, sans accidents dûs aux clôtures des
valvules ou à l'évacuation du sang contenu dans le ventri-

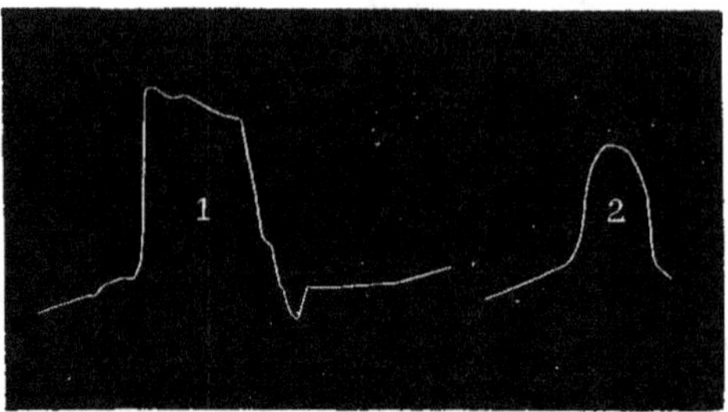

Fig. 41. — 1. Forme de la pulsation cardiaque normale.— 2. Forme de la pulsation cardiaque
avortée (*Schema*)

cule. Cette secousse inefficace du muscle cardiaque a en outre
beaucoup moins d'amplitude que les systoles efficaces, et cette
différence d'amplitude, dans ces deux conditions opposées,
répond à une différence réelle d'énergie dans l'un et l'autre
cas.

La forme graphique, sans être à elle seule suffisante pour
caractériser les systoles avortées, peut donc permettre de les
distinguer dans une série de systoles normales ; il est facile
de s'en assurer en se reportant aux figures 39 et 40, dans
lesquelles les systoles inefficaces i, i', S présentent nettement
les caractères indiqués (1).

L'observation qui précède m'a, du reste, fait revenir sur
l'interprétation d'un phénomène que j'avais observé l'année
dernière sur des animaux endormis par le chloral et qui ne
m'avait point frappé alors. J'avais noté que pendant le sommeil chloralique profond, il survenait des phases d'accélération considérable des battements du cœur ; je considérais
ces troubles cardiaques comme de simples palpitations. La
figure 42 fournit un exemple emprunté à une expérience du
15 décembre 1876.

En examinant ces tracés, depuis que la forme spéciale des
pulsations avortées me fut connue, j'y ai vu autre chose que

(1) Dans sa thèse de doctorat (Paris, 1875), M. Tridon a décrit sous le nom
de *Nouveau signe de l'insuffisance mitrale*, une forme de pulsation à sommet
arrondi : nous aurons à y revenir dans le chapitre suivant.

des séries de palpitations. Par exemple, dans les deux
séries A, A, presque toutes les systoles sont avortées, à en juger
seulement par comparaison avec les systoles des périodes R, R,
qui affectent le type normal.

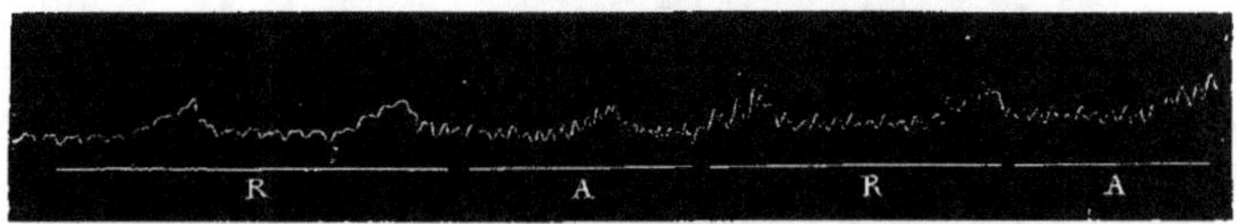

F g. 42. — Pulsations du cœur d'un lapin profondement chlorali-é. — Phases d'accéleration AA.
— Ralentissement des pulsations pendant les phases RR.

Il était facile d'obtenir la démonstration directe de l'inefficacité de ces systoles en recueillant simultanément les traces
des variations de la pression artérielle et ceux des pulsations
du cœur.

Expérience. — Un lapin, dont la carotide est mise en
rapport avec un manomètre inscripteur et dont les pulsations
du cœur, sont inscrites au-dessous du tracé de la pression,
est soumis à des injections successives de chloral dans les
veines. Quand 2 gr. 50 centigr. ont été injectés en 8 fois
dans la jugulaire, avec toutes les précautions voulues, l'animal est en resolution complète ; sa respiration est lente et
régulière ; la pression de 9 C.Hg. est tombée à 6 1/2 C.Hg.
On voit de temps en temps se produire les phases d'accélération des battements du cœur dont nous venons de parler, mais à chacune de ces périodes correspond une grande
chutede pression que la figure suivante peut permettre de
constater.

Pendant la phase, *SS*, (fig. 43) les pulsations du cœur, tou
en devenant plus fréquentes, perdent leur caractère normal ;
elles affectent la forme indiquée plus haut comme propre aux
systoles avortées. Le grand abaissement de la pression qui
répond à cette période montre bien que le cœur n'envoie plus
de sang dans le système artériel.

L'examen direct du cœur, dans ces conditions, devait nous
fournir quelques utiles renseignements sur son etat de contraction ou de relàchement, sur les conditions présentées par
les oreillettes, etc.

Expérience. — Sur le même animal, endormi par le chloral, le thorax a été ouvert avec le thermo-cautère, et, la respiration artificielle étant pratiquée avec une certaine lenteur, on pouvait suivre de l'œil les troubles survenus dans le rhythme du cœur. Pendant les phases d'accélération, la masse ventriculaire revenait sur elle-même, et c'est dans cet état de demi-resserrement qu'elle donnait ces secousses rapides.

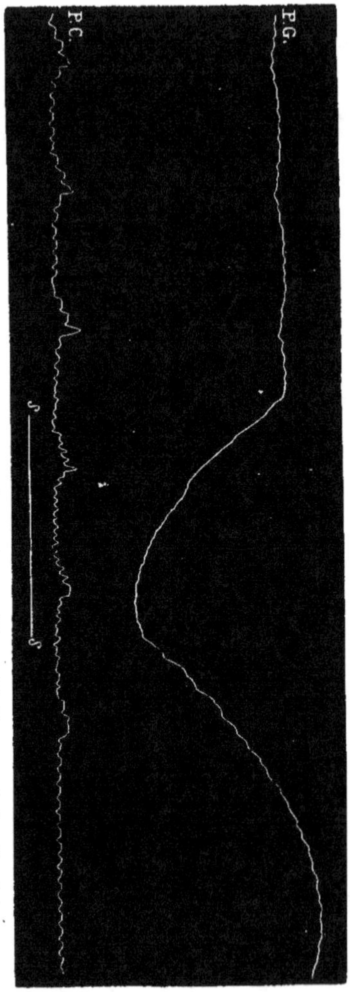

On eut dit un muscle raccourci sous l'influence de l'excitation initiale d'une série de courants tétanisateurs, restant raccourci pendant l'application des courants, mais répondant par des secousses dissociées aux excitations multiples, assez espacées pour qu'il ne les fusionnât pas en un tétanos parfait. Les ventricules présentaient donc pendant ces phases de suspension des ondées artérielles, l'apparence d'un muscle en état de demi-tétanos.

Il n'est point étonnant dès lors que cette série de secousses musculaires des ventricules constitue une série de systoles avortées, le cœur

Fig. 43. — Pulsations du cœur (P C.) et variations de la pression carotidienne (P C) sur un lapin chloralisé; abaissement de pression et disparition des pulsations artérielles pendant une phase de systoles avortées sé.

oscillant pendant cette période autour d'une systole permanente (1).

L'analyse de l'état du muscle cardiaque pendant les phases de systoles inefficaces dont nous nous occupons, vient apporter un argument nouveau à l'interprétation que nous avons proposée plus haut pour les systoles avortées se produisant isolément et de temps en temps. Nous avons dit qu'elles constituaient de faibles secousses musculaires, sans effet utile, et c'est en effet par ces systoles avortées isolées que commencent les séries de systoles avortées.

Quel est au juste le mécanisme des unes et des autres? C'est une question qui ne saurait être actuellement élucidée, et les hypothèses qu'il serait facile de présenter ici ne doivent point être mises à la place d'une explication rigoureuse. Ces troubles surviennent sous l'influence de l'intoxication chloralique avancée ; ils se succèdent et vont s'aggravant ; ils aboutissent souvent à la suspension définitive des battements du cœur. A ces observations se borne ce que nous savons de positif. La participation à ces désordres du système nerveux cardiaque extrinsèque et intrinsèque n'est pas douteuse ; mais nous croyons prudent de ne point aller au delà des faits observés.

Arrêtons-nous un instant sur le mode de production du battement cardiaque dans le cas où le cœur se contracte sans évacuer son contenu. Ce qui a été dit plus haut de la nature de ces systoles, qui sont de simples secousses musculaires, nous permettra de comprendre comment se produit le choc systolique perceptible au doigt, et capable de soulever le bouton d'un appareil explorateur.

Dans le fonctionnement normal, nous savons que les ventricules au moment de leur systole présentent le double phénomène du *durcissement* et de *la diminution de volume*.

---

(1) Ici s'est présentée une question fort intéressante, mais dont la discussion nous entraînerait trop loin : le cœur à demi-tétanisé sous l'influence de l'intoxication chloralique détermine-t-il dans les muscles de la patte galvanoscopique un tétanos complet, ou des secousses dissociées, ou bien seulement une secousse au début et une autre secousse à la fin de sa période de contracture? Des expériences spéciales ont été commencées sur ce sujet.

La diminution de volume (que nous étudions avec détails dans le mémoire n° VIII) n'existe que quand la systole ventriculaire évacue son contenu. Nous n'avons donc point à compter avec elle dans le cas présent.

C'est le passage du muscle cardiaque de l'état de flacidité diastolique à l'état de durcissement systolique qui s'observe seul dans les systoles inefficaces sans évacuation ; la masse ventriculaire se contractant devient globuleuse, et le doigt ou le bouton saillant d'un explorateur appliqué à la surface du cœur est repoussé au moment où l'organe change de forme en devenant globuleux. Il en est absolument de même quand on étudie les mouvements musculaires en explorant le gonflement de la masse charnue (1).

Nous avons vu plus haut que dans les systoles avortées dont il s'agit ici, le cœur fournit de simples tracés de secousses musculaires. Dans ces conditions, en effet, il fonctionne comme muscle et non plus comme organe de projection.

Une objection se présente naturellement ici, et nous devons la discuter.

Dans tout ce qui précède, il a été question uniquement du ventricule gauche, et c'est lui que nous avons supposé donner sur le tracé aussi bien les systoles normales, avec évacuation dans l'aorte que les systoles avortées sans évacuation.

Il faut maintenant justifier cette élimination du ventricule droit, constamment adoptée dans notre travail, et démontrer que les systoles avortées dont il est question sont bien fournies par le ventricule gauche.

On pourrait en effet supposer simplement que de temps en temps le ventricule gauche s'arrête, le ventricule droit continuant à fonctionner, et que ces systoles considérées ici comme appartenant au premier sont en réalité fournies par le second.

Dès lors rien ne serait plus simple que de comprendre l'absence de pulsation à la carotide, le ventricule droit con-

____

(1) Voy. *Travaux du laboratoire*, 1876, p. 144, et art. MYOGRAPHES du *Dictionn. encyclopéd. des Sciences médicales.*

tinuant à se contracter pendant que le gauche reste au repos.

Je n'insisterai pas sur cette condition de l'expérience que l'exploration porte sur le ventricule gauche exclusivement. Il y a là matière à contestation, et rien ne démontre que, malgré toutes les précautions, on ne recueille pas tout aussi bien la courbe du ventricule droit que celle du ventricule gauche.

Il faut s'arrêter sur un argument plus décisif qui est le suivant : la systole avortée pour le ventricule gauche est également avortée pour le ventricule droit. La preuve en est facile à donner en recueillant, en même temps que le tracé de la pression carotidienne, le tracé de la pression d'une branche de l'artère pulmonaire.

Cette expérience est facilement réalisable sur le chien, un peu moins aisément sur le lapin. On coupe la moelle entre la seconde et la troisième vertèbres cervicales; la respiration artificielle est établie à ce moment, et on pratique l'ouverture de la poitrine soit avec le bistouri en liant avec de forts fils doubles les cartilages costaux et les parties molles qui les unissent, soit, et mieux encore, avec le thermo-cautère de M. Paquelin.

L'introduction des canules se fait comme d'habitude : dans le bout inférieur d'une carotide et dans le bout inférieur d'une branche de l'artère pulmonaire, sont placées les canules de deux manomètres dont l'inscription se fait simultanément ; on explore de plus la surface de chaque ventricule avec le bouton d'un tambour à air, dont la membrane est maintenue assez tendue par un ressort à boudin placé dans l'intérieur. Ce double tracé est recueilli à côté des tracés manométriques, et il est bon de disposer les courbes de façon que les variations de pression de l'artère pulmonaire correspondent aux battements du ventricule droit, et les variations de pression de la carotide aux battements du ventricule gauche.

Cette exploration directe montre bien que les troubles du rhythme survenant sous telle ou telle influence sont communs aux deux ventricules.

Nous voyons dans les tracés d'expériences faites sur le cheval (*Injections intra-veineuses de Digitaline. — Laboratoire du professeur Chauveau*) un fait de tous points confirmatif (*Voy.*

fig. 44). On recueille les courbes de la pression dans le ventricule droit, et celles de la pression et de la vitesse dans la carotide.

Après la première injection de digitaline, le cœur présente une série de troubles dont l'analyse détaillée ne pourrait être faite que dans un travail spécial sur l'action de la digitale, mais dont nous rappellerons seulement quelques-uns.

Vingt minutes après l'injection, le tracé de la pression dans le ventricule *droit* indique deux systoles pour une pulsation dans la carotide (Période A, fig. 44). Au premier abord on pourrait supposer que le ventricule gauche ne donne qu'une seule systole pendant que le ventricule droit en donne deux; mais en réalité il en est tout autrement : le ventricule gauche donne le même nombre de systoles que le ventricule droit, mais, toutes les deux systoles, il y en a une qui avorte.

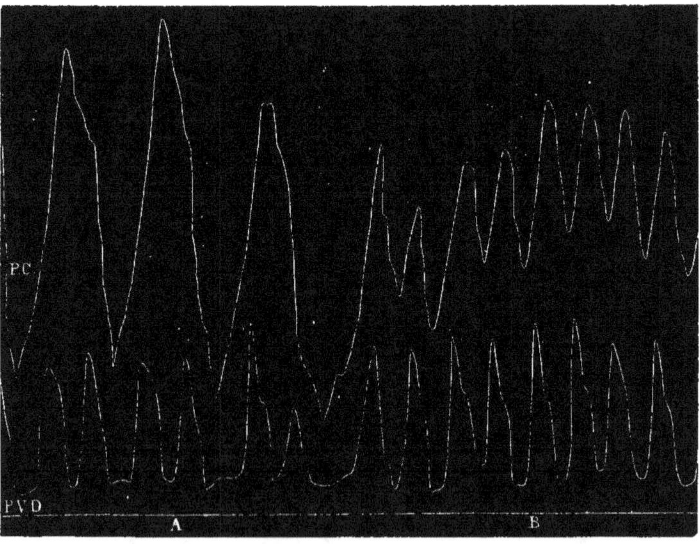

Fig. 44. — Pression carotidienne (P C) et pression intra ventriculaire droite (P V D) sur un cheval empoisonné par la digitaline. — A. Phase de systoles alternativement efficaces et avortées. — B. Phase de systoles efficaces.

Dans l'instant suivant, le cœur semble reprendre une certaine énergie, et pendant quelques secondes toutes les systoles du ventricule gauche sont accusées à l'artère par autant de variations de pression ; puis la disparition d'une pulsation sur deux reparaît : les ventricules donnent de nouveau une systole avortée sur deux.

Du reste, dans les plus grands troubles du rythme cardiaque, ce synchronisme des deux ventricules se retrouve. Il est même très-curieux de voir qu'une cause perturbatrice agissant isolément sur l'un des deux ventricules provoque aussitôt des désordres qui les atteignent tous les deux. Ainsi une sonde engagée un peu trop profondément dans le ventricule droit et donnant à chaque systole une excitation traumatique à ce ventricule, déterminera aussi bien dans le ventricule gauche complètement respecté, que dans le ventricule droit excité, une systole surajoutée sans effet sur la pression artérielle.

De même, une lésion de l'orifice auriculo-ventriculaire gauche provoque des troubles de rhythme communs aux deux ventricules, et cependant seul le ventricule gauche est en cause. Tout démontre donc le synchronisme des deux cœurs : il n'est plus possible aujourd'hui d'admettre que chez les malades dont le pouls donne 30 battements alors que le cœur en donne 60, les trente battements supplémentaires du cœur sont dus au ventricule droit, le ventricule gauche étant supposé inerte une fois sur deux. Il faut admettre que le ventricule gauche donne 60 systoles comme le cœur droit, seulement que sur ces 60 systoles, il y en a 30 qui sont inefficaces à vaincre la pression aortique et à produire une variation de pression à l'artère explorée.

Nous ne connaissons du reste aucun cas de dissociation des deux ventricules. Dans un travail récent de M. Hofmolk de Vienne (1), il est dit qu'un chien curarisé, dont les nerfs vago-sympathiques avaient été coupés, donnait deux systoles du ventricule droit pour une systole du ventricule gauche ; que le ventricule gauche restait en systole pendant le battement supplémentaire du ventricule droit.

L'auteur avait placé une canule de manomètre en rapport avec une carotide, une autre canule avec une branche de l'artère pulmonaire, la poitrine de l'animal étant largement ouverte. J'ai repris cette expérience en me plaçant dans les

1 *Anal. in Rev. sc. méd.* Hayem, 1876, t. II, p. 30.

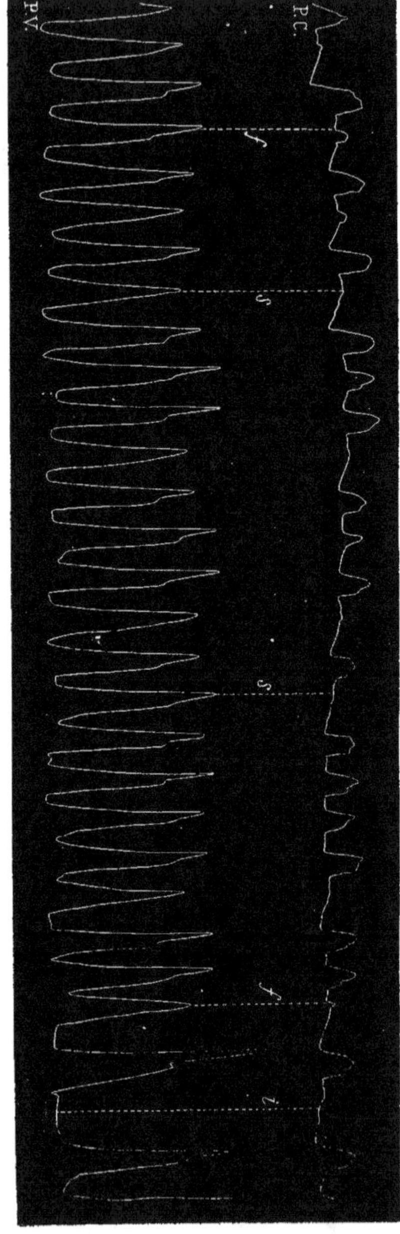

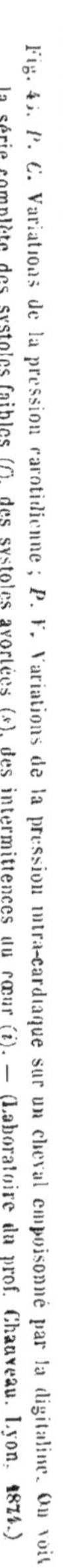

Fig. 45. P. C. Variations de la pression carotidienne ; P. V. Variations de la pression intra-cardiaque sur un cheval empoisonné par la digitaline. On voit ici la série complète des systoles faibles (f), des systoles avortées (s), des intermittences du cœur (i). — (Laboratoire du prof. Chauveau. Lyon. 1874.)

conditions indiquées plus haut. J'ai pu constater encore la communauté des troubles de rhythme dans les deux ventricules, et c'est seulement sur l'animal mourant, c'est-à-dire dans des conditions qui avaient cessé d'être physiologiques, qu'il m'a été donné de voir se contracter la moitié droite du cœur, alors que la moitié gauche restait inerte.

En résumé, les systoles avortées pour le ventricule gauche sont également avortées pour le ventricule droit, ces deux parties symétriques fonctionnant d'une façon synchrone. — Quand on perçoit un battement du cœur sans pulsation artérielle, ce battement n'est pas fourni par le ventricule droit, le ventricule gauche restant au repos :

les deux ventricules se contractent en même temps, mais la systole est inefficace de part et d'autre.

Nous avons admis comme formant un groupe distinct les systoles avortées par défaut d'énergie : elles devaient être en effet séparées dans cette étude des systoles avortées par reflux mitral et des systoles anticipées, qui produisent le phénomène de l'intermittence du pouls par un tout autre procédé. Mais ces systoles qui se montrent inefficaces par faiblesse de la contraction se relient évidemment à celles dont l'inefficacité n'est point aussi complète et auxquelles répond une petite pulsation artérielle. Elles semblent en outre constituer un trait d'union naturel entre la systole faible et l'absence de systole ou intermittence du cœur.

En effet, on rencontre quelquefois, dans une période de vingt battements de cœur, par exemple, ces différents termes d'une série qui commence à la systole faible pour aboutir à l'intermittence complète du cœur, en passant comme intermédiaire par la systole avortée.

Le tracé de la figure n° 45 en fournit un exemple complet.

Dans le cas qui nous fournit cette série, le cheval avait reçu dans les veines une injection de 10 centigrammes de digitaline. Après avoir présenté les troubles successifs ordinaires de la circulation, il était arrivé à la période d'irrégularités spontanées : tantôt le cœur donnait deux battements inégaux en énergie, l'un envoyant dans les artères une forte ondée sanguine, l'autre, plus faible, ne fournissant qu'un débit insignifiant traduit au manomètre par une légère élévation de pression (*ff*) ; à un autre moment, ce battement faible devenait nul au point de vue de l'effet mécanique (*s s*), et la carotide ne présentait plus la moindre élévation de pression : c'était l'intermittence du pouls correspondant à la systole avortée par défaut d'énergie ; enfin on voyait, à la suite des systoles faibles et des systoles avortées, survenir de véritables intermittences du cœur (*i*). Ces dernières paraissent donc n'être que l'expression la plus accusée des troubles précédemment indiqués : *les systoles faibles, avortées et absentes semblent se rattacher logiquement les unes aux autres et constituer les degrés successifs d'une même série.*

CHAPITRE II.

Systoles avortées par reflux mitral.

Dans l'insuffisance mitrale, le ventricule gauche partage habituellement son ondée entre l'aorte et l'oreillette ; mais, de temps en temps, il cède devant la pression aortique et envoie son contenu dans l'oreillette.

C'est sur le fait du reflux exagéré dans l'oreillette et sur ses conséquences au point de vue des pulsations artérielles que je dois insister dans ce chapitre.

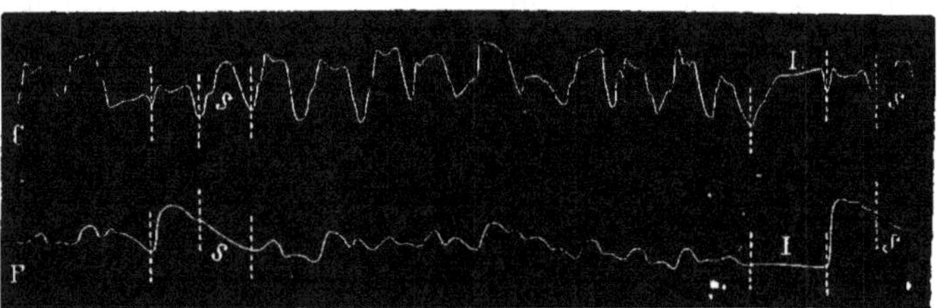

Fig. 46. — P. Pouls radial. — C. Pulsations du cœur. — On voit en *ss* deux systoles sans pulsation artérielle correspondante ; en I, une intermittence vraie du cœur. (Hop. Necker, service du Prof. Potain, 16 juillet 1876). — (Insuffisance mitrale.)

Dans l'exemple que je présente ici (fig. 46) on voit en *ss* (ligne C) deux systoles du cœur qui ne s'accompagnent point de pulsations à la radiale (ligne P). Ces deux systoles sont avortées ; mais en raison de l'insuffisance mitrale constatée sur la malade qui a fourni ces tracés, leur inefficacité reconnaît une autre cause que celle qui a été signalée dans le chapitre précédent.

Pour bien saisir le mécanisme des systoles avortées survenant de temps en temps chez les malades atteints d'insuffisance mitrale, il faut remarquer que presque toujours elles se produisent quand la pression artérielle s'est élevée sous l'influence d'une forte ondée aortique ou de plusieurs ondées successives.

Nous allons démontrer par l'expérience directe qu'à ce moment le ventricule gauche ne pouvant surmonter la pression aortique, et trouvant d'autre part une issue facile du côté de l'oreillette, évacue son contenu dans celle-ci. sans rien envoyer dans l'aorte.

M. le professeur Marey, faisant l'année dernière l'essai d'un nouveau Schéma de la circulation, s'aperçut que de

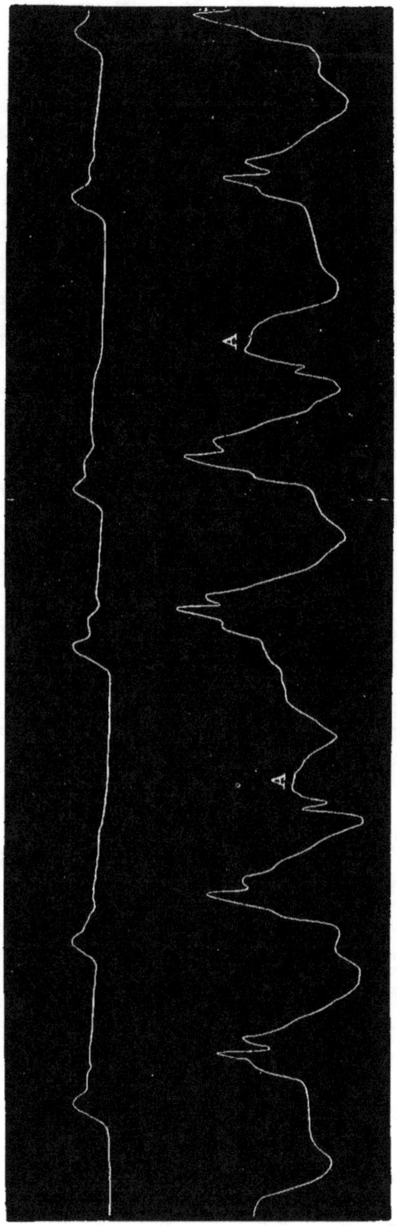

Fig. 47. — Pouls bigéminé et cœur sur le Schéma. — Tracés simultanés de la carotide et de 'a pulsation cardiaque. — Le pouls carotidien (ligne supérieure) présente des avortements périodiques. — Le tracé de la pulsation ventriculaire présente, en correspondance avec les pulsations carotidiennes avortées, des courbes plus basses que de coutume et caractéristiques de l'insuffisance mitrale.

temps en temps une pulsation manquait dans l'aorte, quoique le ventricule eût donné une systole à ce moment. Examinant alors la soupape qui représente la valvule mitrale, il constata que cette soupape n'était pas assez tendue et devenait insuffisante quand la pression aortique était un peu élevée ; cette élévation de pression dans l'aorte nécessitant pour se reproduire le même nombre de systoles du cœur artificiel, on voyait périodiquement revenir l'intermittence du pouls et le reflux dans l'oreillette.

L'insuffisance accidentelle était visible à travers le tube de verre contenant la valvule ; au moment du reflux, l'oreillette se tendait, et un souffle rude prenait naissance par le fait du passage rapide du liquide sur les rebords de la valvule.

Il fut facile du reste de vérifier la cause de cette insuffisance périodique : en diminuant par un écoulement plus large à la périphérie la pression dans tout le système aortique, il fallait envoyer dans l'aorte un plus grand nombre d'ondées pour y élever la pression au degré nécessaire à produire l'insuffisance accidentelle.

Plus récemment, j'ai obtenu la reproduction très-nette des intermittences du pouls avec systoles avortées par reflux dans l'oreillette, en utilisant un dispositif employé par M. Marey pour créer sur le schéma des lésions valvulaires. La valvule mitrale étant déprimée en permanence, et le ventricule projetant son contenu en partie dans l'oreillette, en partie dans l'aorte, il suffisait de comprimer l'aorte à une certaine distance du cœur pour faire disparaître aussitôt les pulsations de l'artère entre le cœur et le point comprimé : la forte élévation de pression créée par l'aplatissement de l'aorte produisait sur les sigmoïdes une charge telle que le ventricule se vidait tout entier dans l'oreillette.

De ces résultats fournis par l'observation directe nous pouvons conclure que *dans l'insuffisance mitrale, le ventricule peut donner des systoles inefficaces à projeter du sang dans l'aorte quand la pression augmente dans cette artère ; l'avortement de ces systoles correspond alors à un reflux exagéré dans l'oreillette à travers l'orifice insuffisant.*

Les expériences sur les animaux ont complété la démonstration fournie par l'appareil schématique. J'ai pu repro-

duire facilement sur le chien ces systoles avortées avec reflux
total du ventricule dans l'oreillette gauche en opérant dans
les conditions suivantes :

L'animal ayant la moelle coupée et étant soumis à la respiration artificielle, on enlevait une partie de la paroi antérieure
du thorax avec le thermo-cautère. Par la veine pulmonaire
inférieure gauche, j'introduisais dans l'oreillette et à travers
l'orifice auriculo-ventriculaire, une tige métallique recourbée
qui déprimait l'une des valves sans s'opposer au passage du
sang.

L'insuffisance auriculo-ventriculaire étant ainsi constituée,
l'aorte était comprimée le long de la colonne vertébrale, et le
manomètre adapté à l'une des carotides fournissait un tracé
de pressions graduellement accrues par suite de l'obstacle apporté à l'écoulement du sang vers les régions inférieures.
De temps en temps une intermittence du pouls carotidien survenait, l'appareil explorateur des battements du cœur n'indiquant pas l'absence d'une systole au moment correspondant.

D'après ce que nous avons vu sur le Schéma, nous savons
ce qui se produisait alors : l'augmentation de la pression aortique déterminée par la compression de l'artère s'opposait au
soulèvement des valvules sigmoïdes et le ventricule se vidait
dans l'oreillette.

Nous sommes donc autorisé à admettre que chez les malades
atteints d'insuffisance mitrale, les mêmes phénomènes se produisent quand les mêmes conditions se retrouvent. Du reste
l'auscultation permet de constater un renforcement du souffle
systolique au moment de la systole avortée, c'est-à-dire au
moment où une plus grande quantité de sang franchit avec
rapidité l'orifice auriculo-ventriculaire, en refluant dans l'o-
reillette.

Ces mêmes systoles avortées par reflux mitral peuvent-
elles se montrer accidentellement, en vertu d'une insuffisance produite sous l'influence d'une élévation rapide et
considérable de la pression aortique ? En d'autres termes la
valvule auriculo-ventriculaire, saine du reste, peut-elle cé-
der à l'effort du ventricule quand une charge aortique exagérée vient à lutter contre le soulèvement des valvules sig-

moïdes ? Cette question devait être posée, mais elle me paraît facilement tranchée par l'expérience suivante.

Expérience. — On adapte la canule d'un appareil à injection au tronc de l'aorte, au-dessous de l'origine du tronc brachio-céphalique et on exerce sur la face supérieure des valvules sigmoïdes une pression permanente de 0,25 c. Hg. D'autre part, on introduit dans le ventricule gauche une forte canule sur laquelle on lie la pointe du cœur : par cette canule on exerce dans l'intérieur du ventricule gauche une contre-pression égale à celle qui pèse sur les sigmoïdes de l'aorte. Ces sigmoïdes ne sont point soulevées, mais la valvule auriculo-ventriculaire ne cède pas à la pression qu'elle supporte de bas en haut. Or, dans les conditions physiologiques, chez les animaux comme le chien, il est très-rare que la pression artérielle atteigne le chiffre de 0,25 c. Hg. ; ce n'est guère qu'après la section des pneumogastriques que cette valeur est dépassée ; à plus forte raison en est-il de même sur le lapin. Nous croyons donc qu'on ne peut admettre l'insuffisance auriculo-ventriculaire accidentellement produite par un excès de pression s'exerçant sur la face inférieure des valvules, surtout pour le cœur gauche beaucoup moins dilatable que le ventricule droit. Par conséquent, les systoles avortées, sans insuffisance mitrale préalable, ne nous semblent pas pouvoir être mises sur le compte d'un reflux dans l'oreillette : elles rentreraient soit dans la catégorie de celles que nous avons étudiées dans le précédent chapitre (systoles avortées par contraction insuffisante), soit dans la catégorie de celles qui seront passées en revue dans le chapitre III (systoles redoublées, anticipées).

Quoique nous nous attachions surtout aux troubles fonctionnels du cœur gauche, il n'est peut-être pas hors de propos de nous demander si la conclusion à laquelle nous arrivons pour le ventricule gauche est également applicable au ventricule droit. L'insuffisance auriculo-ventriculaire accidentelle que nous n'admettons pas pour le ventricule gauche, a été considérée comme possible pour le ventricule droit, et cela dans les conditions suivantes :

Quand on fait pénétrer dans les veines afférentes à l'oreillette droite une certaine quantité d'air, le cœur continue à battre quelque temps sans envoyer de sang dans les artères, aussi bien dans le système pulmonaire que dans le système aortique. On a pensé, et M. Couty l'a admis ainsi dans un travail très-important sur la question (Th. Paris, 1875), que le ventricule droit, dilaté par l'air, envoyait à chaque systole des ondées de reflux dans l'oreillette, la valvule auriculo-ventriculaire droite étant devenue insuffisante à la suite de la dilatation de l'orifice.

Dans les expériences que j'ai faites sur ce point, je n'ai pas constaté l'insuffisance indiquée ; j'ai vu persister long-temps les systoles du cœur, mais ces systoles s'exécutaient sur un contenu à moitié gazeux : l'air introduit dans le cœur droit se comprimait à chaque systole sans être refoulé dans l'oreillette. Un tube introduit dans la jugulaire gauche jusque dans la cavité auriculaire permettait de constater le va et vient d'une colonne de sang mélangée d'air, mais ceci ne prouve point qu'il y ait reflux du ventricule dans l'oreillette : les bulles d'air qu'on voit en mouvement dans le tube viennent de l'oreillette elle-même dans laquelle elles ont été directement introduites, et leur ascension en deux temps correspond : 1° à la systole de l'oreillette ; 2° à la systole ventriculaire, la valvule se soulevant pendant ce dernier mouvement, mais sans permettre le reflux. Qu'arriverait-il en effet, si ce reflux existait réellement ? Le ventricule se viderait dans l'oreillette, celle-ci dans le tube, et l'on verrait le sang mêlé d'air s'écouler à l'extérieur. Or, c'est toujours entre deux limites à peu près fixes que se fait l'excursion ascendante et descendante du liquide dans le tube. Du reste, j'ai introduit dans le ventricule lui-même d'assez grandes quantités d'air, sans en laisser pénétrer plus de quelques bulles dans l'oreillette, et je n'ai point vu de reflux liquide et gazeux.

Si le ventricule droit distendu par l'air ne se vide pas dans l'oreillette, il ne se vide pas davantage dans l'artère pulmonaire dont il ne peut soulever les sigmoïdes. Il existe en effet dans les branches de cette artère des embolies aériennes qui s'opposent au passage du sang à travers les poumons : les expériences du professeur Jamin ont bien mis en évidence le degré de résistance que ces embolies produisent dans les tubes de petit calibre.

Le ventricule droit ne peut se vider dans l'artère pulmonaire à cause de l'obstacle qui existe de ce côté, il ne peut
évacuer le sang mélangé d'air qu'il contient dans l'oreillette ;
ses systoles s'opèrent comme celles dont nous avons traité
précédemment, par changement de forme, par le passage du
muscle à l'état globuleux ; mais, de plus, elles s'accompagnent
d'une certaine diminution de volume à cause de la compres-
sibilité partielle du contenu.

Je ne voudrais cependant point nier la possibilité d'une insuffisance tricuspidienne par dilatation de l'anneau d'insertion ;
mais je crois qu'il faudrait, pour produire cette dilatation, une
distension excessive du ventricule droit. Pour arriver à ce degré
extrême, de grandes quantités d'air devraient être comprimées dans le ventricule, et nous savons par les observations
chirurgicales qu'il a suffi bien souvent de l'introduction de
petites quantités d'air atmosphérique pour amener la mort.
Tel n'est donc point, selon toutes probabilités, le mécanisme
des accidents qu'on a observés sur l'homme, et il ne me
paraît point nécessaire de faire intervenir, pour expliquer la
mort, le reflux de l'air du ventricule dans l'oreillette et, par
suite, dans tout le système veineux vertébral et crânien. Le
défaut d'hématose d'une part, le défaut d'ondées aortiques
d'autre part, permettent de se rendre compte des accidents
mortels sans qu'on doive recourir à l'interprétation rappelée
plus haut.

Quant aux insuffisances auriculo-ventriculaires droites qui
se produisent graduellement chez l'homme atteint de lésion
chronique du poumon, ou de lésion valvulaire du cœur gauche, elles ne peuvent être mises en doute, mais on comprend
qu'elles surviennent à la longue, par suite d'une distension
prolongée des parois ventriculaires facilitée du reste par les
troubles de nutrition du muscle cardiaque. Ces insuffisances par dilatation graduelle sont d'un autre ordre, et si
nous n'admettons qu'avec toutes réserves les insuffisances
rapidement produites par la dilatation presque brusque d'un
cœur sain jusque-là, nous ne rejetons pas pour cela la dilatation progressive comme cause d'insuffisance tricuspide.

Je n'insisterai pas, en terminant ce chapitre, sur les caractères graphiques des systoles avortées par reflux mitral. Il

suffira de rappeler que ces systoles affectent ici la même
forme, présentent le même aspect de courbes musculaires à
sommet arrondi, que nous avons mentionné à propos des systoles avortées par défaut d'énergie. Elles correspondent sans
doute à celles que M. Tridon a indiquées, sans discuter leurs
conditions de production, dans sa thèse de doctorat (Paris,
1875). Il y aura sous peu un grand intérêt à rapprocher les
unes des autres toutes ces formes anormales des pulsations
du cœur dans des cas pathologiques bien déterminés : c'est
seulement dans ces conditions que l'examen détaillé des
différents types graphiques pourra présenter de l'importance.

CHAPITRE III.

Systoles avortées par défaut de réplétion ventriculaire.
(Systoles redoublées, systoles anticipées).

Quand une systole succède *immédiatement* à celle qui la précède, elle doit être nécessairement inefficace à produire le phénomène du pouls, puisqu'il n'y a pas eu de repos diastolique, par suite, pas d'écoulement dans le ventricule du sang de l'oreillette. C'est alors un véritable redoublement de la pulsation du cœur qui se produit : le ventricule s'est à peine décontracté qu'il fournit une nouvelle secousse : le cœur se contracte à vide, comme on dit très-justement.

Ce qu'il importe d'établir ici, tout d'abord, c'est que les systoles anticipées dont il s'agit surviennent avant que l'évacuation des oreillettes ait eu le temps de s'opérer.

Une expérience ancienne de MM. Chauveau et Marey, dont les tracés ont été conservés, nous permet de bien montrer ce défaut d'évacuation des oreillettes.

Expérience. — Cheval robuste ; section de la moelle ; respiration artificielle ; ouverture du thorax ; sondes dans les quatre cavités.

Une série de systoles anticipées *SS* (ligne des tracés du ventricule gauche *V. G.*) (fig. 48.) correspond à une série d'augmentations de pression dans l'oreillette gauche (ligne des tracés de l'oreillette *O. G.*) : l'oreillette se distend de plus en plus et tout d'un coup, quand un repos diastolique réel se produit, elle évacue son contenu dans le ventricule.

Je n'ai reproduit ici que les courbes du ventricule et de l'oreillette gauche : les mêmes phénomènes existaient dans le cœur droit ; ceci vient à l'appui de ce que nous avons dit plus haut du synchronisme normal et pathologique des deux ventricules.

Si maintenant nous cherchons à nous rendre compte des effets produits dans le cours du sang artériel par ces systoles

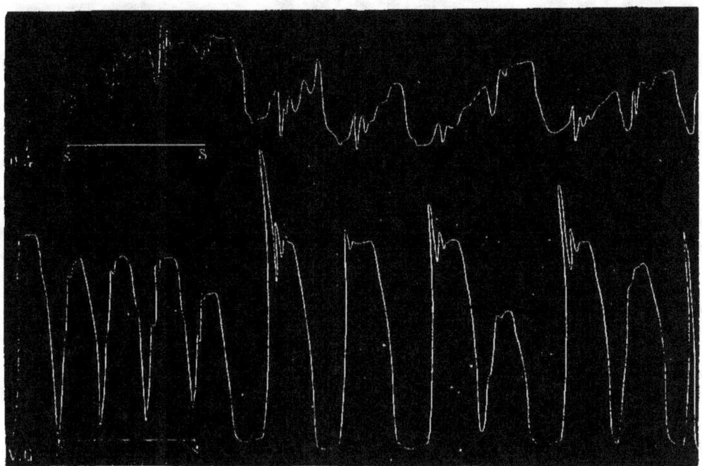

Fig. 48.— Courbes des pressions dans l'oreillette gauche (*O. G.*) et dans le ventricule gauche (*V. G.*) — Pendant la période de systoles anticipées *SS*, on voit l'oreillette se distendre faute d'évacuation dans le ventricule. (Lyon, octobre 1861.)

qui surviennent trop tôt, avant que l'oreillette n'ait eu le temps de déverser son contenu dans le ventricule, nous nous trouvons en présence d'une série que la théorie pouvait faire prévoir et que l'expérimentation vient démontrer.

Si la systole anticipée se surajoute immédiatement à celle qui vient de vider le ventricule dans l'aorte, il est clair que l'effet de la systole surajoutée sera nul, et que nous observerons une intermittence du pouls répondant à la systole sans effet utile et à la pause qui la suivra. C'est ce qui s'observe dans les deux tracés que nous présentons ici (fig. 49 et 50), et qui nous ont été fournis par un malade que nous avons examiné avec le D*r* Magnan (*Asile Sainte-Anne*, mars 1876. — *Insuffisance mitrale*).

Dans le premier exemple (fig. 49), on voit survenir de temps en temps une systole redoublée (lignes pointillées) correspondant à une intermittence du pouls carotidien.

Le même malade présentait aussi des systoles redoublées inefficaces, alternant avec des systoles normales suivies de pulsations artérielles.

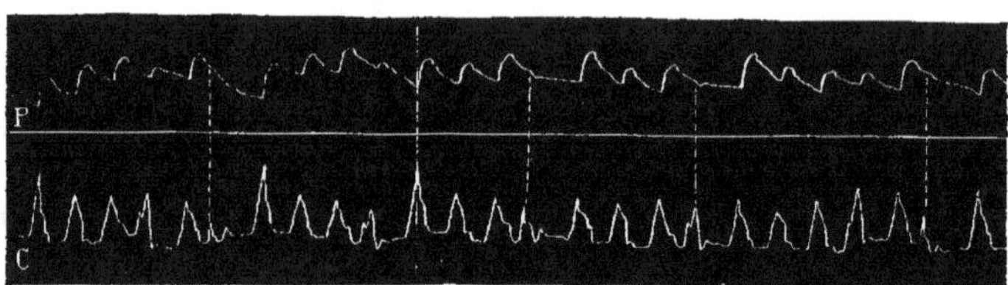

Fig. 49. — Pulsations du cœur (ligne C) et pouls carotidien (ligne P) d'un malade atteint d'insuffisance mitrale (lignes pointillées) : systoles anticipées avec intermittences du pouls. (*Photo-gravure.— Procédé Gillot.*)

Ces systoles alternantes se présentaient souvent en séries, omme on le voit dans la figure ci-jointe (fig. 50)

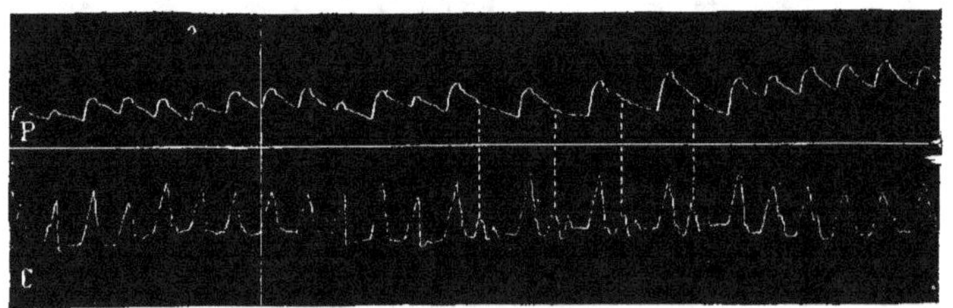

Fig. 50. — Pulsations du cœur (ligne C) et pouls carotidien (ligne P) du malade qui a fourni la figure précédente. — On voit des systoles anticipées inefficaces (lignes pointillées) alterner avec des systoles efficaces dans une série de huit pulsations. (*Photo-gravure. — Gillot.*)

Nous ne savons pas à quelle cause doivent être attribuées ces périodes; c'est un point que nous ne toucherons point ici : notre but est de montrer seulement l'existence des systoles anticipées et d'établir la cause de leur inefficacité.

Les systoles anticipées que nous avons observées chez ce malade peuvent être reproduites dans les expériences de circulation artificielle sur le cœur de tortue isolé.

Sans entrer ici dans le détail de la disposition des expériences qui sont exposées dans notre mémoire relatif aux *change-*

ments de volume du cœur (mémoire VIII), nous dirons que le cœur de tortue étant suspendu par les canules afférente et efférente dans un appareil à déplacement, fournissait une ondée à chaque systole. Si, au début de la phase de relàchement, on lançait dans le cœur un courant induit excitateur, on provoquait aussitôt une *systole redoublée*, et cette systole ne fournissait point d'ondée, par suite pas de pulsation artérielle. Le ventricule n'avait pas eu le temps de recevoir le sang de l'oreillette qui restait gorgée.

C'est là une démonstration directe de la cause pour laquelle ces systoles anticipées se montrent inefficaces à produire le phénomène du pouls.

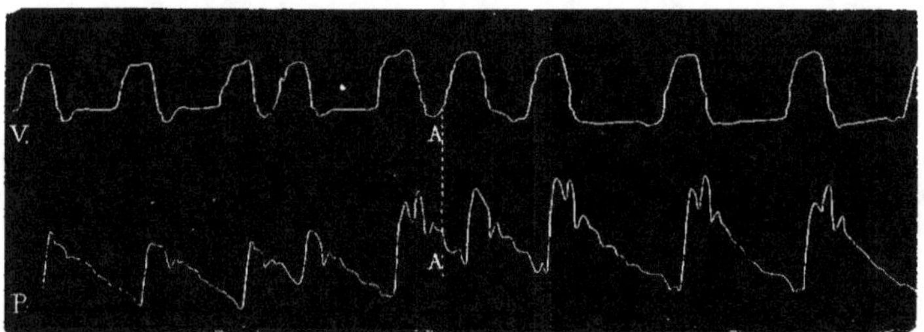

Fig. 51. — Tracés des pressions ventriculaires (V) et carotidiennes (P) sur le cheval (digitale). — En *AA*, systole anticipée produisant une pulsation artérielle. (Labor. du prof. Chauveau, 1874.)

Mais toutes les systoles anticipées ne sont pas forcément des systoles complétement avortées : qu'une systole arrive encore trop tôt, mais cependant en un instant suffisamment éloigné du début de la diastole pour que le ventricule ait eu le temps de recevoir une petite quantité de sang, cette petite ondée sera lancée dans l'aorte et y produira une faible élévation de pression. On voit par exemple dans la figure ci-jointe (fig. 51), recueillie sur le cheval, que la systole A, tout en restant anticipée, envoie cependant une ondée artérielle, la pause diastolique qui la précéde ayant permis à une certaine quantité de sang d'affluer dans le ventricule.

Nous retombons ici dans la catégorie des systoles à faible effet, qui comportent elles-mêmes des degrés, et que cette nouvelle remarque classe plus justement à côté des systoles avortées.

A mesure que les systoles deviennent moins hâtives, l'ondée qu'elles envoient dans les artères devient elle-même plus abondante. On peut concevoir ainsi tous les degrés entre la systole anticipée au point de ne produire aucune élévation de la pression artérielle, et la systole survenant après un repos diastolique tel que le ventricule ait eu le temps de se remplir suffisamment pour donner lieu à une pulsation normale.

RÉSUMÉ ET CONCLUSIONS.

On voit souvent une pulsation artérielle faire défaut sans que le cœur présente en même temps d'intermittence : la systole du cœur qui n'a pas déterminé d'élévation de pression dans le système aortique est une systole *avortée ;* mais la raison pour laquelle cette systole se montre inefficace n'est pas toujours la même. J'ai étudié trois catégories de systoles avortées qui peuvent être désignées, d'après la cause de leur inefficacité, par les dénominations suivantes : 1° systoles avortées *par reflux mitral ;* 2° systoles avortées *par défaut réplétion du ventricule* (systoles anticipées); 3° systoles avortées *par défaut d'énergie.* Ces différentes variétés correspondent aux *faux pas* du cœur sur lesquels M. le professeur Bouillaud a insisté, mais il y a lieu de les distinguer les unes des autres au point de vue physiologique.

1. *Systoles aortées par reflux mitral.* — Le pouls des malades atteints d'insuffisance mitrale présente, comme l'ont depuis longtemps établi les recherches de sphygmographie, des pulsations inégales, se succédant à intervalles réguliers, souvent séparées par de grandes intermittences. L'ondée sanguine envoyée par le ventricule gauche se partage entre l'aorte et l'oreillette, et la petitesse habituelle des pulsations artérielles résulte de ce reflux anormal à travers l'ori-

tice auriculo-ventriculaire gauche. Quand une intermittence du cœur survient, le ventricule se gorge de sang, et l'ondée volumineuse qu'il envoie ensuite dans le système artériel y produit brusquement une grande augmentation de pression. Dès lors la systole suivante, trouvant du côté de l'aorte une résistance beaucoup plus considérable que du côté de l'oreillette, évacue dans celle-ci la totalité du sang que contenait le ventricule, la pulsation artérielle manque à ce moment, et la systole ventriculaire, inefficace à surmonter la pression aortique, constitue la systole avortée *par reflux mitral*. M. le professeur Marey a même constaté l'année dernière des systoles inefficaces du même ordre sur un appareil schématique de la circulation dans lequel la valvule mitrale, incomplétement tendue, devenait périodiquement insuffisante chaque fois que la pression aortique était augmentée. Sur ce même appareil j'ai obtenu la suppression des pulsations artérielles en augmentant la pression dans l'aorte, la valvule mitrale étant insuffisante.

2. *Systoles avortées par défaut de réplétion du ventricule*. — Certaines systoles sont inefficaces, parce que le ventricule se contracte avant d'avoir eu le temps de recevoir le sang de l'oreillette. Ce sont là des systoles redoublées, *anticipées*, qui surviennent pendant la phase de relâchement brusque du ventricule, aussitôt ou presque aussitôt après la fin de la systole précédente. Mais il arrive fréquemment que, tout en restant anticipées, ces systoles se produisent à des instants assez éloignés de la systole précédente, pour qu'une certaine quantité de sang ait eu le temps de pénétrer dans le ventricule. Suivant son degré de réplétion, le ventricule envoie alors dans l'aorte une ondée plus ou moins forte, mais toujours inférieure à l'ondée normale. Sur un même malade il est souvent facile de suivre cette série de systoles de moins en moins anticipées, par conséquent de plus en plus efficaces.

Systoles avortées par défaut d'énergie. — En outre des systoles avortées par reflux mitral et par défaut de réplétion préalable du ventricule, signalons celles qui, survenant en leur temps ou peu avant le moment normal de leur apparition, ne déterminent cependant aucune évacuation du ventricule,

ni dans l'aorte ni dans l'oreillette ; elles s'accompagnent aussi
d'intermittences dans les artères, mais ce défaut d'évacuation
du ventricule tient à une énergie de contraction insuffisante.
En effet, il est facile de s'assurer que la pression intra-ventriculaire n'atteint pas alors la valeur manométrique de la
pression aortique et ne peut, par suite, surmonter cette dernière qui maintient fermées les valvules sigmoïdes. Comme,
d'autre part, la valvule mitrale résiste, le ventricule donne
un battement avorté, une simple secousse musculaire sans
effet utile, s'accusant sur le tracé par une courbe arrondie :
pendant cette systole, les diamètres du ventricule se sont répar-
tis autrement, l'organe est devenu globuleux, et de ce simple
changement de forme est résulté le choc perceptible au doigt
et agissant sur l'instrument explorateur. On voit ces systoles
avortées survenir très-souvent d'une façon rhythmée, alternant par exemple avec des systoles efficaces ; quelquefois elles
se succèdent par groupes, et l'on assiste alors à ce phénomène paradoxal d'un abaissement rapide et considérable de
la pression artérielle, sans la moindre oscillation d'origine
cardiaque, pendant que le cœur, non-seulement continue ses
battements, mais les précipite. Ce sont des phases de véritables palpitations pendant lesquelles le cœur oscille autour
d'une systole permanente et présente une sorte de tétanos à
secousses dissociées (*animaux chloralisés*).

Un fait très-remarquable et qui sera l'objet de recherches spéciales, c'est que toutes ces irrégularités du cœur
gauche se retrouvent simultanément dans le cœur droit : la
dissociation fonctionnelle de deux ventricules ne se rencontre pas ; une cause agissant exclusivement sur l'un provoque
des troubles identiques dans les deux. Dans aucun cas nous
n'avons pu retrouver ce défaut de synchronisme dont quelques auteurs ont parlé.

Les systoles avortées de la dernière catégorie sont elles-
mêmes intermédiaires entre les systoles faibles, produisant
une élévation de pression artérielle insignifiante et les intermittences complètes du cœur : on voit, en effet, ces différents
degrés d'irrégularités fonctionnelles se succéder, se substituer
les uns aux autres dans une même observation ou dans une
même expérience. Il y aurait donc à rapprocher, à ce point de

vue général, l'intermittence du cœur, ordinairement envisagée à part comme un phénomène spécial, d'un certain nombre d'autres troubles dont elle ne serait que l'expression la plus accusée.

Du reste, l'intermittence du cœur est, dans d'autres cas, un phénomène secondaire, subordonné à la production trop hâtive de la systole qui la précède. Nous avons vu bien souvent la pause prolongée du cœur ne survenir qu'à la suite d'une systole anticipée, de telle sorte que rien n'était changé au travail total du cœur, ce qui vient à l'appui de la loi sur l'uniformité de travail du cœur formulée par M. le professeur Marey.

III

DE L'ADDITION LATENTE DES EXCITATIONS ÉLECTRIQUES DANS LES NERFS ET DANS LES MUSCLES (1),

par le D^r Ch. RICHET.

Les expériences de M. Marey ont montré que la contraction musculaire se compose d'une série de secousses simples qui, s'ajoutant les unes aux autres, finissent par produire un tétanos complet, en sorte que la contraction musculaire finale est le résultat d'une série de secousses successives.

On peut démontrer qu'il en est ainsi, non-seulement quand les excitations sont assez fortes pour produire une secousse, mais encore quand les excitations isolées ne peuvent produire de mouvement.

Il y aurait donc deux sortes d'additions dans le muscle, l'addition apparente telle qu'elle est connue en général, et l'addition latente que je vais étudier brièvement.

(1) Les premières notions que nous trouvons dans la science sur ce sujet sont dues à Pflüger (*Effets des excitations électriques*, Berlin, 1865). Après lui, Gruenhagen a repris la question avec plus de détail. *Ueber die summation von nervenreizen*, Archives de *Henle* 1865, t. XXVI; *Versuche ueber die intermitterende nervenreizungen*, Archives de *Pflüger*, 1872, t. VI, p. 157) et a vu que la sommation ou l'addition ne se produisait vraisemblablement

Dans les deux cas, c'est un même phénomène, une série de forces successives qui s'ajoutent les unes aux autres pour produire un résultat final, la contraction musculaire. Seulement dans un cas ces forces sont apparentes et se traduisent par des secousses manifestes; dans l'autre cas elles sont latentes, et correspondent à une modification d'état intérieure, non apparente, du tissu musculaire.

Le muscle dont je me sers pour ces expériences est le muscle de la pince de l'écrevisse. On détache la patte de l'écrevisse, tout à fait à la base, entre le premier segment appendiculaire et le corps. La patte étant solidement fixée à une planchette, on attache la mandibule mobile à un tambour à levier qui en transmet les mouvements à distance. Dans ces conditions, si l'on envoie dans le muscle des excitations électriques d'induction très-espacées, on n'obtient pas de mouvement musculaire, pourvu que l'excitation soit suffisamment faible (fig. 52). Au contraire, si les excitations sont très-rapprochées, l'intensité restant invariable, il y a une contraction musculaire.

La conclusion qu'on peut tirer de ce fait est fort importante. *Des excitations égales entre elles, mais répétées fréquemment, produisent un effet qu'une seule excitation, égale aux premières,*

---

pas dans le nerf lui-même, puisqu'il y avait à chaque excitation électrique une variation négative isolée ne se confondant pas avec les précédentes. A d'autres points de vue, et spécialement pour ce qui concerne l'action réflexe dans la moelle épinière, l'addition latente a été étudiée par Setschenoff (*Effets des excitations électriques et chimiques*, Gratz, 1868); Tarchanoff (*Bull. de l'Acad. de Saint-Pétersbourg*, 1871, t. XVI, p. 67); Rosenthal (*Sitzungsberichte der phys. med. Soc. zu* Erlangen, 1873, p. 13, 1875, 1876 passim); Stirling (*Sitsber. der sachs. Acad.*, 1875, p. 372) et Spiro (*Studien ueber Reflexe, Centralblatt f. die med. Wiss.*, 1875, p. 435). L'addition latente dans les appareils terminaux du nerf pneumogastrique a été étudiée par Donders, Legros et Onimus, et, plus recemment, par Tarchanoff (*Comptes rendus des travaux du laboratoire de M. Marey*, 1876, p. 303. *Innervation de l'appareil modérateur du cœur*). Cependant, je crois que, sauf quelques remarques de Gruenhagen, les faits de sommation et d'addition latente n'avaient été avant moi, observés que pour l'action réflexe de la moelle, et l'appareil ganglionnaire du cœur. J'ai pu généraliser le fait et l'appliquer au système musculaire et au système cérébral sensitif (*Comptes rendus de l'Acad. des sciences*, 4 décembre 1876), *Thèse inaugurale : Recherches expérimentales et cliniques sur la sensibilité* (1877). J'avais étudié la plupart de ces faits l'année dernière, dans le laboratoire du prof. Marey, mais les expériences n'étant pas terminées lors de la publication des Comptes Rendus, j'ai dû en ajourner le résumé et le remettre à cette année.

mais isolée, est impuissante à produire.

Il suit encore de là que si une seule excitation est insuffisante, la deuxième s'ajoutant à la première pourra produire une contraction, et que la troisième et la quatrième faisant de même, le mouvement produit par la quatrième contraction, qui résume pour ainsi dire les trois premières, sera le plus énergique. C'est ce que démontre la figure 53.

On peut démontrer le même fait de différentes manières : ainsi quelquefois, si l'intensité de l'excitant est faible, il faut un certain nombre d'excitations pour agir sur le muscle. La contraction musculaire ne surviendra, je suppose, qu'à la sixième excitation qui résumera les autres et sera la somme des six premières. Par conséquent, cinq excitations ne produiront rien, tandis qu'un plus grand nombre produiront un effet moteur. C'est ce qu'indique la figure 54 ; les excitations sont faites par un métronome ; quand les courants d'induction persistent indéfiniment, il y a contraction ; mais si, au contraire, ils ne durent que peu de temps, aucun effet moteur n'est produit.

En augmentant la fréquen-

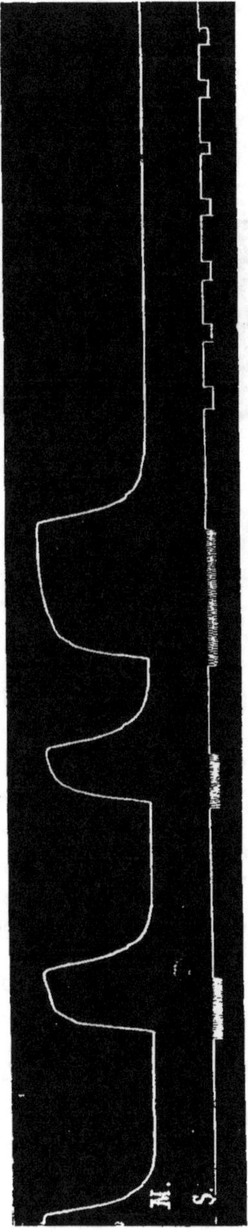

Fig. 54. La ligne S indique le nombre et la fréquence des excitations (signal Deprez). Quand elles sont très-espacées (droite du tracé) le muscle ne répond pas ; quand elles sont rapprochées (gauche du tracé), le muscle se contracte, ainsi que l'indiquent les courbes myographiques de la ligne M.

ce, sans changer l'intensité, on permet à l'addition latente
de se produire ; ainsi pour la figure 55, la fréquence des excitations va en augmentant suivant un mouvement uniformément accéléré. Au début, les interruptions sont espacées; le
mouvement ne se produit pas, mais à mesure qu'elles se
rapprochent, le muscle se contracte, et à la fin se tétanise.

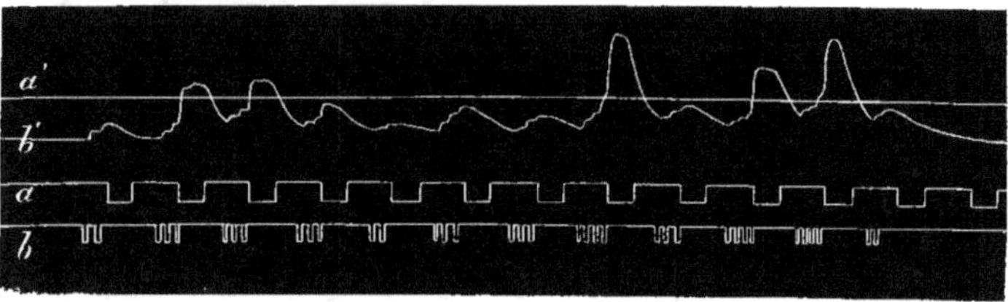

Fig 53. — La ligne *a* des excitations espacées répond à la courbe myographique *a'* qui est nulle.
La ligne des excitations *b* répond à la courbe myographique *b'*. Le courant en *a* et en *b*
est d'égale intensité. En *b*, les interruptions sont produites par les mouvements combinés
d'un métronome et d'un interrupteur très-lent.

On peut résumer ces faits en disant que pour des excitations électriques, de fréquence et d'intensité variables, la contraction musculaire dépend non-seulement de l'intensité, mais
encore de la fréquence (1).

Il semble que cette loi puisse s'appliquer au système nerveux sensitif, aussi bien qu'au système musculaire, et la méthode graphique permet d'en donner la démonstration rigoureuse.

(1) Un organe excitable est sollicité à agir quand la force excitatrice est
supérieure à sa force de tension ou d'équilibre (Helmholtz). Soit F cette force
d'excitation et F' la force de tension, pour qu'il y ait mouvement, il faut $F > F'$.
Seulement F peut être, non une force unique, mais une somme d'un nombre m
de forces F, agissant pendant un temps t, de sorte qu'il suffit, pour qu'il y
ait mouvement, que $\frac{m}{t}F$ soit plus grand que F'. Par conséquent, si $\frac{m}{t}$ est
plus grand que 1, F peut être plus petit que F'. Cette explication mathématique
de l'addition latente est extrêmement simple, mais on la comprendrait peut-
être mieux avec des chiffres. Supposons qu'une force de 1 gramme soit la
force de tension, il faudra, pour mettre le muscle en contraction, une force
de 1,1, je suppose. Or, si on prend des excitations se répétant 11 fois par
seconde, l'addition s'établissant pendant une seconde entière, il y aura mouvement, même quand la force excitatrice ne sera que de 0,1, parce qu'en
réalité la force excitatrice ne sera pas 0,1, mais $0,1 \times 11$, soit $\times F \times \frac{m}{t}$.

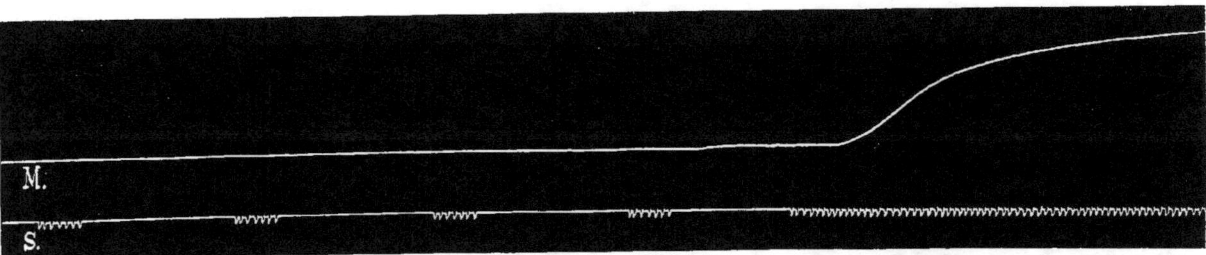

Fig. 54.— Les groupes isolés de signaux (gauche du tracé), sont insuffisants pour produire un mouvement, tandis qu'à droite, étant plus nombreux, ils déterminent la contraction du muscle.

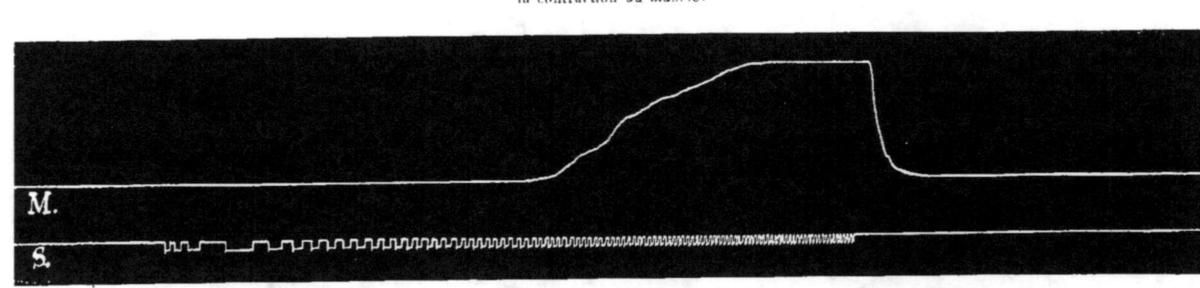

Fig. 55. — L'intensité de l'excitation reste invariable, mais la fréquence des excitations va en augmentant suivant un mouvement uniformément accéléré. M, courbe myographique; S, ligne des signaux électriques.

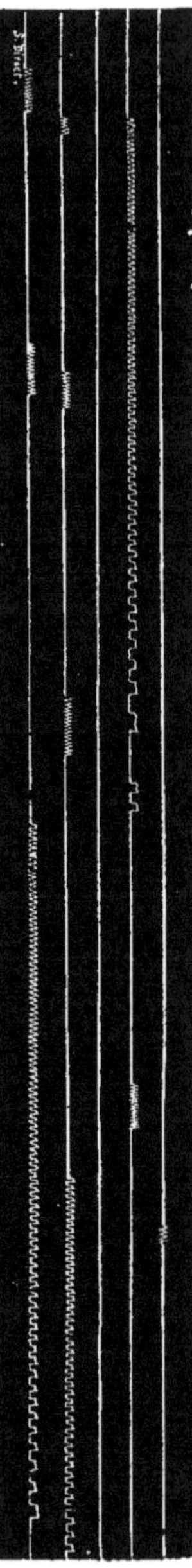

Fig. 56. — L'intensité du courant est invariable et la fréquence des excitations va croissant. Comparez cette figure à la précédente.

Dans les expériences destinées à juger de la sensibilité, j'avais recours à un aide qui recevait sur un point du corps des excitations électriques; il pouvait arrêter lui-même les signaux des excitations au moment où il percevait l'impression, de sorte que le point où s'arrêtent les excitations électriques répond au moment de la perception. Ainsi, pour lire le tracé de la figure 56, il suffit de comprendre que la durée nécessaire à la perception est égale à la longueur de la ligne des signaux électriques : tant que les interruptions sont espacées, le sujet ne perçoit rien, mais si elles arrivent à atteindre une certaine fréquence, immédiatement il y a perception, comme l'indique la cessation des signaux; si la fréquence est tout de suite très-grande, comme à droite des deux lignes supérieures 1 et 2, la perception est instantanée. Que si l'on rapproche ce tracé du tracé de la figure 55, on reconnaîtra que c'est identiquement le même phénomène et l'on pourra saisir tout de suite l'analogie entre les phénomènes d'excitation motrice et sensitive.

De même la figure 57 répond exactement à la figure 54 ; les interruptions, par groupes de cinq de la ligne supérieure, ne sont pas senties par le sujet en expérience. Cependant, pour peu qu'on les laisse s'établir en nombre illimité, comme dans les lignes inférieures, le patient *finit* par les sentir et arrête le signal. Le nombre d'excitations électriques nécessaire pour une perception est donc assez variable, suivant l'intensité de l'excitation, et la figure 58 le démontre.

Les lignes A A répondent aux courants d'intensité forte ; les lignes F F, aux courants d'intensité faible, en sorte qu'un courant fort est suivi et précédé d'un courant faible, et réciproquement. Dès que le sujet en expérience percevait une sensation, il arrêtait lui-même le passage du courant de pile, et par conséquent le moment d'arrêt du signal répond exactement au moment où la sensation a été perçue.

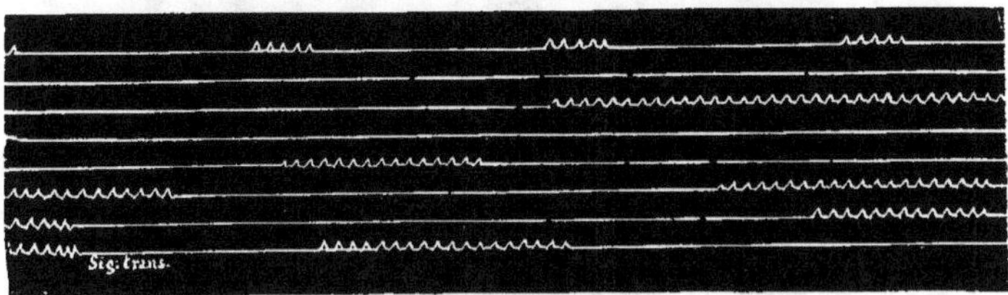

Fig. 57. — L'intensité des courants est invariable. Comparer cette figure à la figure 54.

Ainsi la sensation est retardée pour les courants faibles, et ce retard est la conséquence naturelle de l'addition latente. Supposons en effet que la première excitation ne produise rien, ni la deuxième, ni la troisième, mais que, par suite de l'addition de ces excitations successives, la douzième seule

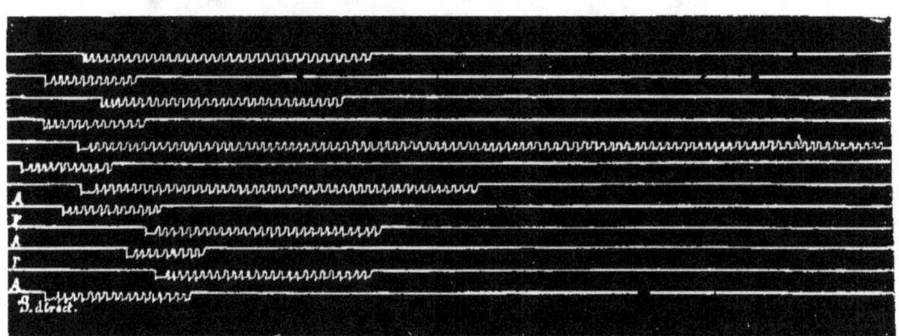

Fig. 58. — La comparer à la figure 59. — A. Courants forts : F. Courants faibles. — Le sujet arrête lui-même le courant et la cessation des signaux répond au moment de la perception.

soit perçue, il est clair que le retard sera manifeste, puisque le moment de la perception n'arrivera qu'à la douzième excitation.

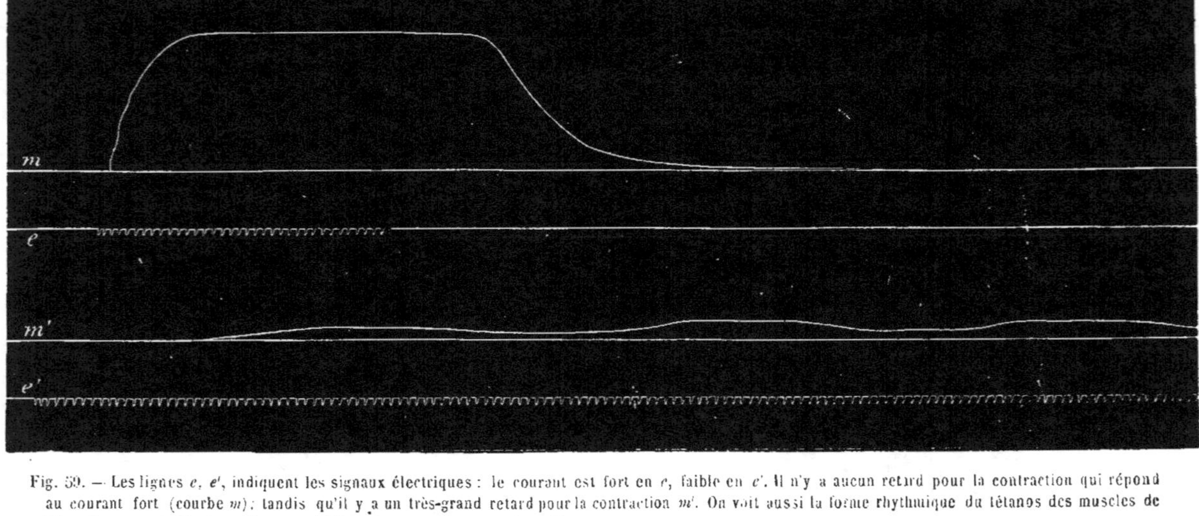

Fig. 59. — Les lignes e, e', indiquent les signaux électriques : le courant est fort en e, faible en e'. Il n'y a aucun retard pour la contraction qui répond au courant fort (courbe m); tandis qu'il y a un très-grand retard pour la contraction m'. On voit aussi la forme rhythmique du tétanos des muscles de l'écrevisse en m'. C'est une forme spéciale qu'on ne retrouve guère ailleurs.

Il en est de même pour la contraction musculaire, ainsi que le démontre la figure 59.

Au contraire, ainsi que je m'en suis assuré à plusieurs reprises, si l'excitation est unique, il n'y a pas de différence appréciable dans le temps perdu : que l'excitation soit faible ou forte, le temps perdu est sensiblement le même, aussi bien pour des perceptions sensitives que pour des contractions musculaires. Par conséquent le retard signalé par certains auteurs (Donders, Exner), à la suite d'excitations faibles est uniquement un fait d'addition latente, et c'est ainsi seulement qu'on peut l'interpréter.

En résumé tous ces faits s'éclairent et se complètent l'un par l'autre, et on peut en tirer deux propositions assez générales.

1° Il y a, entre le système nerveux cérébro-médullaire placé à l'extrémité des nerfs sensitifs, et le système musculaire placé à l'extrémité des nerfs moteurs, une analogie remarquable dans la réaction soit sensitive, soit motrice, aux excitations électriques.

2° Le nombre des excitations nécessaires pour amener soit la perception, soit le mouvement, est inversement proportionnel à l'intensité et à la fréquence des excitations.

IV

COMPRESSION DU CŒUR A L'INTÉRIEUR DU PÉRICARDE. DÉDUCTIONS APPLICABLES A LA THÉORIE DES ACCIDENTS DES ÉPANCHEMENTS PÉRICARDIQUES CHEZ L'HOMME.

par le Dr FRANÇOIS-FRANCK.

Dans des expériences où j'essayais d'évaluer directement les débits des ventricules chez l'animal vivant, d'après la quantité de liquide que la diminution systolique du volume du cœur faisait rentrer dans le péricarde (1), il est survenu des accidents qui m'ont paru devoir être expliqués par la compression qu'une colonne de sérum de plusieurs centimètres faisait subir au cœur.

J'ai pensé alors à utiliser ces accidents pour étudier le mécanisme des troubles apportés à la circulation cardio-pulmonaire et artérielle par les épanchements abondants du péricarde.

Ce sont ces expériences dont je présenterai les résultats dans cette note. J'y ajouterai quelques remarques sur les effets que la décompression du cœur entraîne du côté de la pression artérielle et de la fonction cardiaque elle-même.

(1) Voy. le mémoire VIII sur les Changements de volume du cœur.

Procédé opératoire. — La compression du cœur à l'intérieur du péricarde a été faite d'abord avec différents liquides, tels que sérum normal, sérum artificiel, eau additionnée de chlorure de sodium ; mais j'ai dû renoncer à l'emploi des liquides comme agents de compression, surtout à cause de la difficulté de les maintenir à une température convenable, incapable de produire par elle-même des modifications de rhythme du cœur. C'est pourquoi j'ai eu recours dans toutes mes expériences à l'emploi de l'air comprimé au moyen d'un appareil à déplacement analogue à celui dont on se sert pour les injections anatomiques (1).

Sur le cylindre enregistreur où s'inscrivent les pressions graduellement croissantes auxquelles on soumet le cœur à l'intérieur du péricarde, on recueille en même temps les courbes des variations de la pression artérielle, explorée dans la fémorale de préférence, les pulsations du cœur et, dans quelques expériences, les tracés de la pression veineuse prise à la base du cou (2).

Le chien se prête mieux que les autres animaux dont nous pouvons disposer à ce genre d'expériences : son péricarde est résistant et présente à sa partie inférieure, un peu au-dessus de l'insertion diaphragmatique, un espace qui n'est presque jamais occupé par le cœur : c'est à ce niveau qu'on introduit l'extrémité légèrement évasée du tube à compression. Cette opération peut se faire avec une petite ouverture à la poitrine, le chien ayant la moelle coupée et étant soumis à la respiration artificielle. On peut encore, quoique la difficulté opératoire soit beaucoup plus grande, pénétrer dans l'extrémité

---

(1) Cet appareil se compose d'un grand flacon à deux tubulures, l'une inférieure par laquelle on fait arriver de l'eau fournie par un réservoir qui s'élève et s'abaisse à volonté, l'autre, supérieure, traversée par un tube qui laisse échapper l'air comprimé par l'élévation du niveau de l'eau dans le flacon. Sur le trajet du tube d'échappement est branché un manomètre à mercure, indiquant à tout instant la pression de l'air à l'intérieur du bocal, et qui aboutit au tube que l'on fixe à l'extrémité inférieure du péricarde. Ce tube péricardique est lui-même bifurqué, et la branche qui n'est pas fixée au péricarde porte un robinet que l'on peut ouvrir largement, pour produire tout d'un coup la décompression du cœur.

(2) Pour le manuel opératoire de l'introduction et de la fixation du tube péricardique, et la disposition des appareils (voir le mémoire n° VIII) sur les Changements de volume du cœur.

inférieure du péricarde sans ouvrir le thorax (ce qui constitue un avantage sérieux), en faisant une ouverture à la paroi abdominale et en perforant le diaphragme au niveau même de l'insertion du péricarde ; mais j'ai dû bien souvent abandonner ce dernier procédé et recourir, après un essai infructueux, à l'ouverture du thorax avec le thermo-cautère.

Expériences. — Quand on élève très-lentement la contre-pression exercée sur le cœur, en recueillant simultanément les variations de la pression fémorale et les pulsations du cœur, on assiste à un ensemble de phénomènes dont la fig. 60 donne une idée et que nous devons analyser avec quelques détails.

Étudions successivement les troubles produits par la compression croissante de 0 à + 2.

À mesure que cette contre-pression s'élève, on voit tomber la pression artérielle : de 16 cent. Hg., elle s'abaisse à 12 quand la compression du cœur est portée à + 1 cent. Hg ; elle tombe à 7 1 2 c. Hg. pour une contre-pression de 1 c. 1,2 ; elle descend enfin très-rapidement jusqu'à 2 cent. Hg. quand la contre-pression est elle-même à + 2 c. Hg (1).

Dans aucune expérience, il n'a été nécessaire d'élever la contre-pression intra-péricardique à plus de 2 centimètres de mercure pour obtenir une chute aussi complète de la pression artérielle.

En examinant en même temps les variations de la pression veineuse explorée à l'aide d'une sonde manométrique que j'engageais jusque dans un tronc brachio-céphalique, il était facile de constater qu'à mesure que s'abaissait la pression artérielle, la pression s'élevait dans le système veineux afférent du cœur droit. Le phénomène le plus frappant consistait en ce que l'élévation de cette pression veineuse suivait exactement les phases de la contre-pression graduellement augmentée autour du cœur.

<hr>

(1) Les rapports, que j'exprime ici par des chiffres, ne correspondent évidemment qu'à une expérience prise pour type : le sens général des phénomènes doit seul être pris en considération.

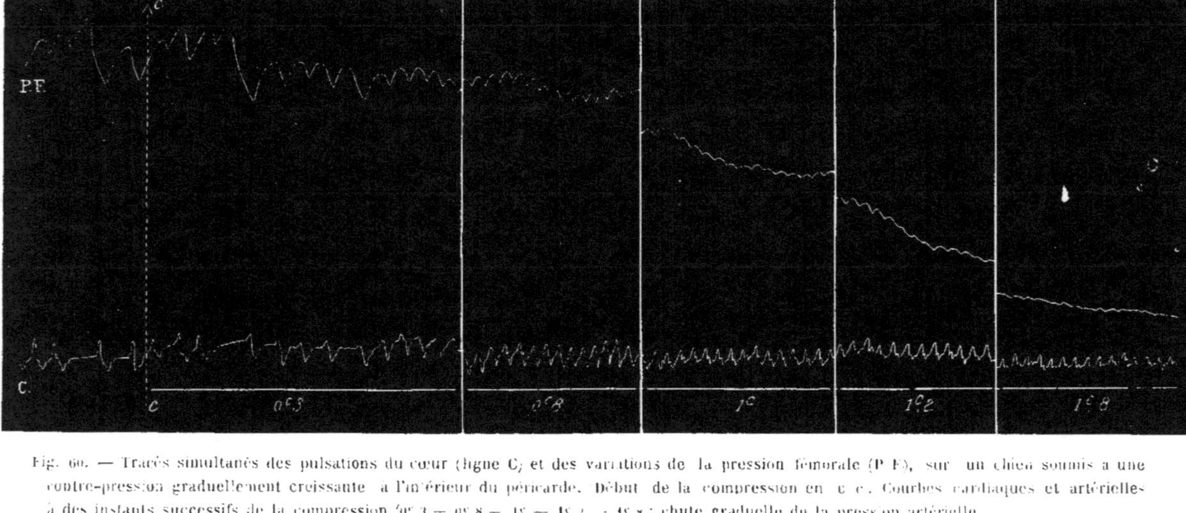

Fig. 60. — Tracés simultanés des pulsations du cœur (ligne C) et des variations de la pression fémorale (P F), sur un chien soumis a une contre-pression graduellement croissante à l'intérieur du péricarde. Début de la compression en c c. Courbes cardiaques et artérielles à des instants successifs de la compression (0s,3 — 0s,8 — 1s — 1s,2 — 1s,8; chute graduelle de la pression artérielle.

§ 1.

Il y avait donc un rapport à déterminer entre ces trois phénomènes simultanés : *compression croissante du cœur, — élévation croissante de la pression veineuse, — abaissement graduel de la pression artérielle.*

Une expérience faite dans des conditions demi-schématiques a permis d'établir nettement le rapport cherché.

Le cœur d'une tortue étant soumis à une circulation artificielle, et recevant par le tronc veineux commun du sang qu'il chassait dans l'un des troncs aortiques, fut placé dans une petite éprouvette au milieu de laquelle il se trouvait suspendu par les canules afférente et efférente.

Le bouchon de caoutchouc que traversaient ces deux canules était percé d'un troisième trou par lequel un tube de verre mettait la cavité de l'éprouvette en rapport avec l'extérieur. Par ce tube je soufflais dans l'éprouvette en même temps qu'un petit manomètre à mercure indiquait à quel degré de pression le cœur était soumis : voici ce qu'on pouvait observer alors et ce que j'ai montré à la Société de Biologie (mai 1877).

L'augmentation graduelle de la contre-pression exercée sur le cœur à l'intérieur de l'éprouvette, produisait la diminution graduelle et bientôt la suppression des ondées artérielles envoyées par le ventricule (fig. 61).

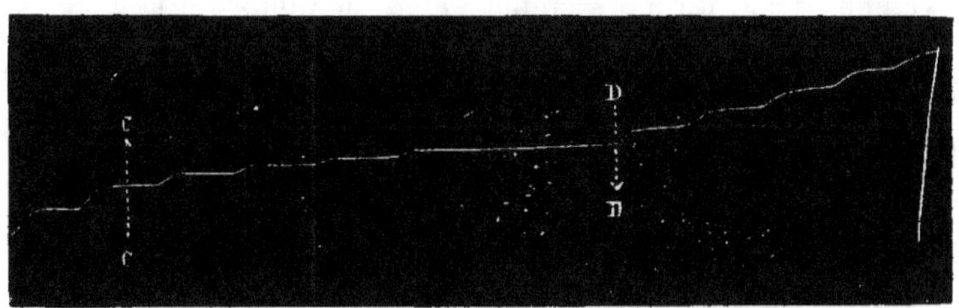

Fig. 61. — Ondées sanguines fournies par un cœur de tortue soumis à une circulation artificielle. Ces ondées diminuent à partir du début de la contre-pression exercée sur le cœur (en CC); elles se suppriment complétement à partir d'un certain degré de compression, et reparaissent quand on décomprime, en DD.

Ce premier résultat rend compte de l'abaissement graduel
de la pression artérielle sur le chien dont on comprime le
cœur à l'intérieur du péricarde : le cœur n'envoie dans les
artères que des ondées de plus en plus petites, d'où chute
graduelle de pression dans ces vaisseaux.

En considérant l'effet produit sur le cœur lui-même par la
compression à laquelle il était soumis, on voyait les oreillettes
s'affaisser à mesure que la contre-pression s'élevait, à mesure
aussi que le débit ventriculaire diminuait. Dès lors il devenait facile de saisir et la cause de la diminution des ondées
cardiaques et la cause de l'élévation de la pression veineuse :
les ondées ventriculaires diminuent de plus en plus parce que
le sang pénètre de moins en moins dans le ventricule, l'oreillette étant comprimée ; la pression veineuse s'élève par degrés précisément pour la même raison, parce que l'oreillette
affaissée admet des quantités de sang de moins en moins
grandes. Quand tout débit ventriculaire est supprimé (fig. 63),
c'est que tout afflux dans l'oreillette est interrompu.

Nécessairement enfin, la contre-pression exercée sur le cœur
doit arriver à dépasser un peu la pression veineuse pour s'opposer à tout afflux dans l'oreillette : c'est pourquoi nous
voyons, dans les expériences sur le chien, le chiffre de la
pression, dans les veines voisines du cœur, sensiblement égal
au chiffre de la contre-pression exercée sur le cœur quand les
artères cessent de recevoir du sang.

Comme contre-épreuve de l'expérience précédente , j'ai
élevé d'une hauteur double le vase qui constituait le réservoir
veineux : j'ai dû alors doubler aussi la valeur de la contre-
pression exercée dans l'éprouvette qui contenait le cœur, pour
arriver à la suppression des ondées ventriculaires et à l'affaissement de l'oreillette qui détermine cette suppression.

L'expérience, sur le cœur de tortue isolé et soumis à la circulation artificielle, nous permet donc déjà de nous bien rendre compte de quelques-uns des phénomènes observés dans
l'expérience de contre-pression graduelle, exercée sur le cœur
du chien à l'intérieur du péricarde : je résumerai ces faits
acquis avant d'aller plus loin :

La chute graduelle de la pression artérielle est due à la diminution
graduelle du volume des ondées aortiques.

La disparition des pulsations artérielles est liée à la suppression des ondées aortiques.

Cette diminution et cette suppression du débit des ventricules sont subordonnées à l'affaissement progressif des oreillettes sous une pression extérieure graduellement croissante.

L'élévation de la pression veineuse provient de l'obstacle apporté à l'écoulement du sang veineux dans les oreillettes par l'affaissement de celles-ci.

Enfin, quand tout afflux du sang dans les oreillettes est supprimé, c'est que la contre-pression fait équilibre à la pression veineuse, comme le montrent les deux manomètres, l'un en rapport avec les veines thoraciques, l'autre avec le péricarde.

Les phénomènes observés du côté de la pression artérielle varient un peu quand on procède à la compression du cœur *par degrés successifs et avec lenteur* : on voit, par exemple, que la chute de pression qui correspond à -|- 1 centimètre de mercure, se répare au bout de quelques secondes quand on maintient la contre-pression sur le cœur au même chiffre. Nous devons nous expliquer cette réparation en considérant ce qui se produit en même temps du côté de la pression veineuse : si l'on maintient la contre-pression sur le cœur au même chiffre pendant 30 secondes par exemple, on donne à la pression veineuse le temps de s'élever graduellement et d'arriver à dépasser la valeur de la pression qui affaissait l'oreillette. Dès lors, c'est l'obstacle à l'afflux du sang veineux dans le cœur qui se trouve surmonté à son tour, et la pression artérielle se répare assez vite à partir de ce moment, parce que les ondées aortiques reprennent un volume normal.

La contre-épreuve de l'interprétation qui précède, sur le mécanisme de la diminution de la pression artérielle pendant la contre-pression exercée sur le cœur, a été fournie par l'expérience suivante :

Sur un chien à moelle coupée et soumis à la respiration artificielle, j'ouvre le thorax avec le thermo-cautère et je passe une anse de fil au-dessous de chaque veine cave. En soulevant les fils, le cours du sang veineux est momentanément interrompu, et on observe les mêmes phénomènes que quand on met obstacle à l'afflux du sang veineux dans les oreillettes par une pression extérieure qui surmonte la pression veineuse : la pression artérielle (PP) (fig. 62) s'abaisse rapidement à partir de la ligne AA' (soulèvement des veines caves).

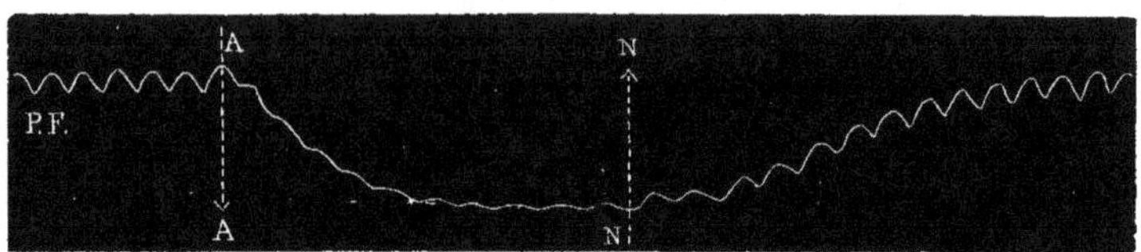

Fig. 62. — Comparaison des effets produits par la compression des veines caves en AA sur la pression fémorale (PF) et des résultats de la contre-pression exercée sur le cœur. En NN, on rétablit le cours du sang veineux.

Mais on comprend que, dans ces nouvelles conditions, la suppression des ondées aortiques soit beaucoup plus tardive, car il faut, pour l'obtenir, attendre que tout le sang contenu dans le système pulmonaire ait été expulsé par le ventricule gauche. Quand on comprime à la fois les deux oreillettes à l'intérieur du péricarde, les ondées aortiques sont beaucoup plus rapidement supprimées, vu le défaut total d'afflux dans le ventricule gauche.

Nous avons vu que toute pulsation artérielle disparaissait quand la contre-pression exercée sur le cœur atteignait un degré suffisant pour surmonter la pression du sang veineux dans l'oreillette et mettre obstacle à l'afflux du sang dans les cavités cardiaques.

Mais en se reportant à la figure 63 on peut constater que *les battements du cœur persistent quand les pulsations ont disparu dans les artères.*

Ces battements du cœur sont des actes musculaires sans effet utile, des systoles avortées qui rentrent dans la catégorie de celles que j'ai étudiees (Mémoire II) sous le nom de *systoles avortées par défaut de réplétion.* Ici, le défaut de réplétion tient à un *obstacle mécanique,* à l'entrée du sang dans les oreillettes.

Il est intéressant de rapprocher ces systoles avortées par défaut d'afflux sanguin dans les oreillettes, de celles qui résultent du défaut d'afflux dans les ventricules spasmodiquement resserrés sur eux-mêmes à certaines périodes de l'intoxication chloralique. J'ai présenté dans le mémoire sur les

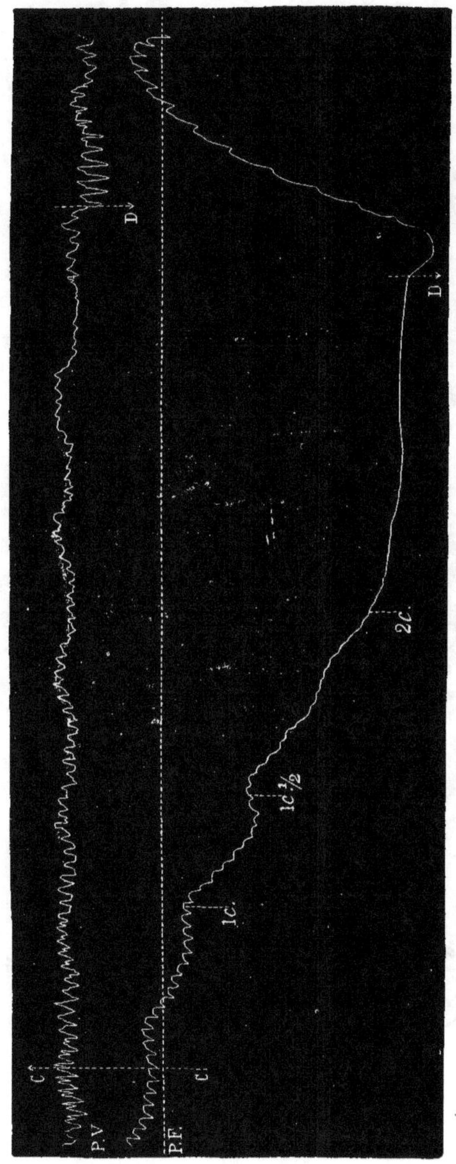

Fig. 63. Pulsations du cœur (PV) et variations de la pression fémorale (PF) pendant une contre-pression croissante exercée à l'intérieur du péricarde, à partir de CC. On voit persister les battemens du cœur quand toute pulsation artérielle est supprimée

Fausses Intermittences, une figure que je rappelle ici et qui montre la disparition des pulsations artérielles pendant une période de spasme ventriculaire. (fig. 64.)

Dans ce cas, les ventricules sont primitivement en cause : « Ils sont comme *tétanisés* par périodes ; resserrés sur eux-mêmes, ils semblent osciller autour d'une systole permanente. Le muscle cardiaque se présente dans ces conditions sous l'aspect d'un muscle strié qui se contracterait sans arriver à fusionner ses secousses (1). » De cet effacement des cavités ventriculaires, résulte la même conséquence que de l'affaissement par pression extérieure des parois des oreillettes, c'est-à-dire la suppression des ondées aortiques et la disparition des pulsations.

Je crois pouvoir encore rapprocher ces phénomènes de persistance des battements du cœur avec disparition des pulsations artérielles, observés, soit à la suite de l'empoisonnement par le chloral (fig. 64), soit pendant la contre-pression exercée

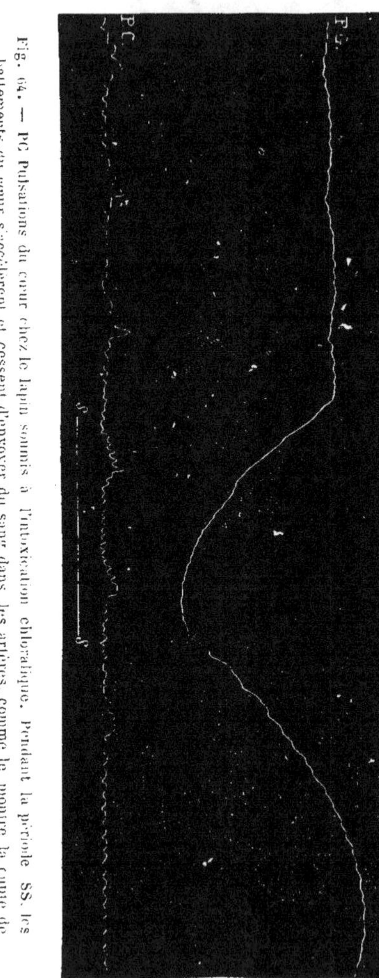

Fig. 64. — PC Pulsations du cœur chez le lapin soumis à l'intoxication chloralique. Pendant la période SS, les battements du cœur s'accélèrent et cessent d'envoyer du sang dans les artères, comme le montre la chute de la pression carotidienne (ligne PG).

(1) Voy. *Fausses Intermittences*, p. 73.

sur le cœur (fig. 63), de ceux que produit l'insufflation d'air dans le cœur.

Voici l'un des types que j'ai obtenus dans des expériences qui remontent à dix-huit mois, chez un chien dont j'explorais les pulsations du cœur et les mouvements respiratoires (ligne C) en même temps que les variations de la pression carotidienne (ligne PC, fig. 65).

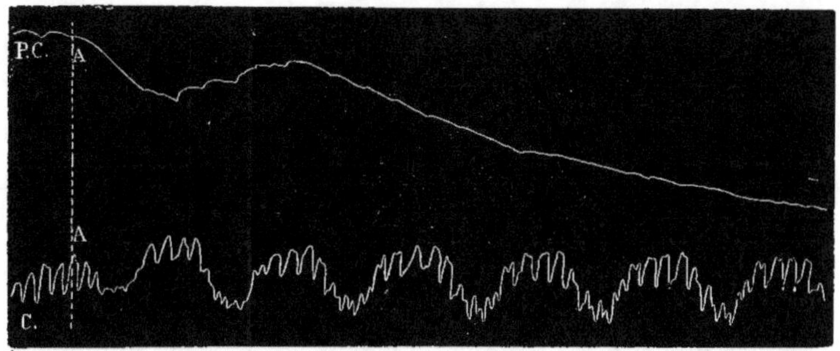

Fig 65. — Pulsations du cœur et courbes respiratoires (ligne C) et pression carotidienne (ligne PC), explorées simultanément chez un chien auquel on insuffle en AA plusieurs centimètres cubes d'air dans la jugulaire. Les battements du cœur persistent, la pression artérielle tombe et les pulsations carotidiennes disparaissent.

Si je range ce nouveau cas à côté des deux précédents, c'est que je considère ici encore la suppression des pulsations artérielles comme subordonnée au défaut d'afflux du sang dans le cœur gauche et les battements du cœur comme des « systoles avortées par défaut de réplétion. » Ce défaut d'afflux sanguin me paraît, d'après de récentes expériences et malgré l'interprétation toute différente donnée par M. Couty (Th. Paris, 1875), en rapport avec l'obstacle mécanique que créent dans le poumon les embolies d'air lancées avec le sang du ventricule droit.

D'après les indications fournies par les recherches qui précèdent, nous pouvons nous rendre compte des troubles de la circulation générale et pulmonaire présentés par les malades atteints d'épanchements abondants du péricarde. L'accumulation d'une notable quantité de liquide séreux dans le péricarde constitue une gêne à l'afflux du sang dans les oreillettes droite et gauche et détermine, par suite, comme dans les cas que j'ai cités, la diminution des ondées envoyées par chacun des ventricules. La faiblesse des ondées ventriculaires gauches entraîne la petitesse du pouls artériel, le ralentissement de la circulation périphérique et tous les troubles liés à ce défaut de renouvellement du sang des organes.

L'obstacle apporté au déversement du système veineux général dans l'oreillette droite amène, avec la cyanose, l'œdème des tissus et les hydropisies variées.

A un degré plus avancé de compression du cœur par un épanchement plus considérable surviennent des phénomènes plus accusés encore et cette fois incompatibles avec la vie.

Ces phénomènes, que nous avons indiqués plus haut, dans le cas de contre-pression exercée sur le cœur de tortue et sur le cœur de chien, sont caractérisés spécialement par la suppression des pulsations artérielles à la suite de la suppression des ondées envoyées par le ventricule gauche ; la même conséquence se produisant pour la circulation cardio-pulmonaire, il en résulte le défaut complet d'hématose et l'asphyxie, quand l'art n'intervient pas pour donner issue au liquide accumulé dans le péricarde, ou quand sa résorption ne se fait pas spontanément.

§ 2.

PHÉNOMÈNES QUI ACCOMPAGNENT LA DÉCOMPRESSION DU CŒUR.

Quand on est arrivé à supprimer toute pulsation dans les artères et qu'on suspend brusquement la contre-pression exercée sur le cœur, il se produit une chute subite de pression dans l'artère en rapport avec le manomètre.

C'est ce qu'on peut voir dans la figure 66 fournie par un chien curarisé, à pulsations cardiaques très-lentes.

Cette chute de pression qui coïncide avec l'instant de la décompression brusque du cœur ne peut être due qu'à un reflux du sang encore contenu dans la portion thoracique et abdominale de l'aorte vers le tronçon de la crosse aortique enfermé dans le péricarde : cette portion intra-péricardique de l'aorte étant soumise à la contre-pression se trouvait affaissée, et reprend tout d'un coup son calibre quand on supprime la cause de son affaissement. Il en résulte un rappel vers l'origine de l'aorte du sang contenu dans les portions extra-péricardiques : d'où la brusque chute de pression qui s'observe à ce moment dans la fémorale, dans la carotide, etc.

Après ce premier phénomène, on assiste à la réparation rapide de la pression artérielle. Cette réparation s'explique par la restitution des ondées aortiques résultant elles-mêmes de la pénétration abondante du sang veineux dans les oreillettes.

L'étude de la fonction cardiaque faite pendant cette période de réparation, montre bien l'abondance de l'afflux sanguin dans les cavités cardiaques. J'insiste dans mon mémoire sur les *Changements de volume du cœur* sur les caractères de la pulsation cardiaque qui permettent de juger de la manière dont le cœur se remplit. Sans entrer ici dans des détails qui sont exposés en leur lieu, je ferai simplement remarquer que, dans la figure de la page suivante (fig. 67), toutes les pulsations du cœur (ligne PV) correspondant à la période de réparation qui suit la décompression faite en D, présentent des réplétions idastoliques évidemment considérables.

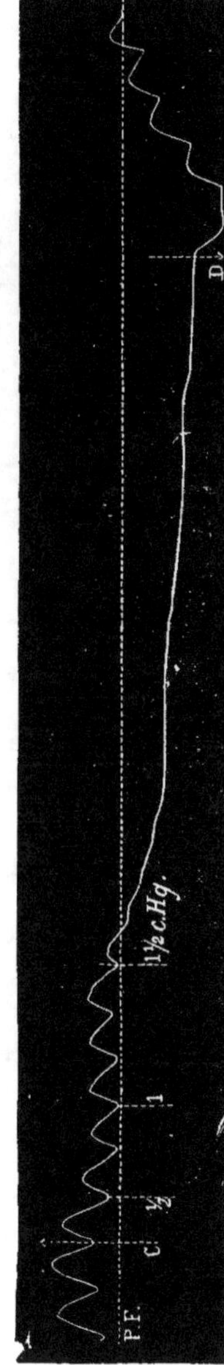

Fig. 66. — Disparition des pulsations artérielles (PF) sous l'influence de la compression du cœur à + 1 1/2 c. Hg. — La pression artérielle était tombée à + 2 c. Hg. au moment où on décomprime brusquement en D, elle subit une nouvelle chute qui la fait arriver presque à zéro.

Nous voyons, en effet, qu'aussitôt après la systole (PV),
l'afflux du sang se fait brusquement et produit un gonflement
des ventricules tel que chaque systole part d'un niveau très-
élevé et ne s'accuse, par conséquent, que par une courbe po-

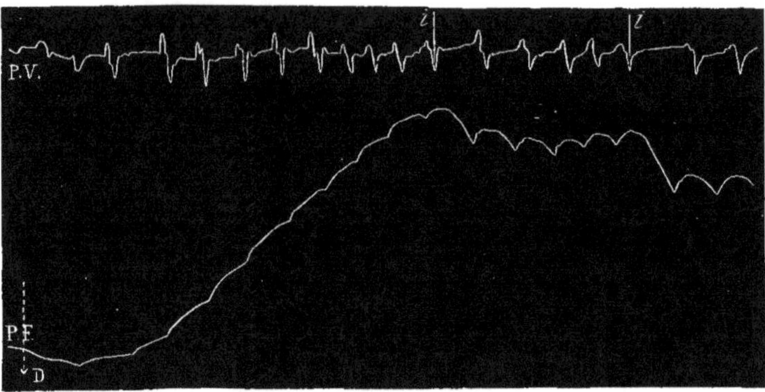

Fig. 17. — Phénomènes artériels et cardiaques qui suivent la décompression du cœur, faite
en D. On voit la pression fémorale (PF) se relever très-rapidement et les pulsations du cœur (PV) présenter les caractères des pulsations à forte réplétion diastolique. En *ii*, deux intermittences.

sitive très-courte. C'est ce qui s'observe après les systoles *i i*.
Quelquefois même, comme on le voit, après les systoles *i i*,
la réplétion diastolique correspondant à une intermittence est
assez considérable pour que la systole devienne entièrement
négative (V. *Pulsations négatives*, Mémoire VIII).

Le point de départ de ces réplétions exagérées des ventricules réside précisément dans l'augmentation préalable de la
pression veineuse pendant que durait la compression, et leur
conséquence est une augmentation dans le volume des ondées
aortiques, d'où la rapide réparation de la pression dans les
artères.

RÉSUMÉ ET CONCLUSIONS.

—La compression graduellement croissante (de 0 à +2 c. Hg.) exercée sur le cœur à l'intérieur du péricarde produit l'abaissement de la pression artérielle du chiffre normal (14, 16 c. Hg.) à 3, 2 c. Hg.

— Quand la contre-pression sur le cœur atteint 2 c. Hg., toute pulsation artérielle est supprimée.

— En même temps que s'abaisse la pression artérielle, la pression veineuse s'élève et suit dans son élévation les phases de la contre-pression graduelle subie par le cœur.

— Des expériences de circulation artificielle sur le cœur de tortue isolé, permettent d'expliquer l'abaissement de la pression artérielle chez l'animal vivant dont le cœur est comprimé, par la diminution progressive du volume des ondées aortiques ; la suppression des pulsations artérielles est due à la suppression des ondées ventriculaires.

— Cette diminution et cette suppression des ondées aortiques sont dues à l'obstacle de plus en plus grand apporté à l'afflux du sang veineux dans les oreillettes par la contre-pression qui s'exerce à leur surface. Mais, quand la compression du cœur est faite lentement et par degrés successifs, on voit se réparer la chute de la pression artérielle, parce qu'on donne à la pression veineuse le temps d'arriver à un degré suffisant pour surmonter la contre-pression.

— Tout afflux dans les cavités cardiaques est supprimé quand la contre-pression dans le péricarde fait équilibre à la pression veineuse.

— A la période de disparition des pulsations artérielles, on constate la persistance des battements du cœur. Mais ces battements constituent autant de « systoles avortées par défaut de réplétion. » (V. Mém. II.)

— Les résultats des expériences sur la compression du cœur, à l'intérieur du péricarde, rendent compte des effets que les épanchements péricardiques abondants produisent sur les circulations générale et pulmonaire.

— Au moment de la décompression brusque du cœur, il se produit un reflux du sang encore contenu dans l'aorte vers la portion intra-péricardique de cette artère subitement décomprimée.

— Dans les instants qui suivent la décompression, la pression artérielle se répare au moyen de volumineuses ondées envoyées par le cœur qui reçoit alors une grande quantité de sang sous forte pression veineuse.

— Ces deux dernières conclusions sont applicables aux phénomènes cardiaques et artériels qu'on observe chez l'homme au moment de la cessation de l'effort.

V.

CARACTÈRES DIFFÉRENTIELS DES SENSATIONS
ÉLECTRIQUES ET TACTILES

par le Dr A. BLOCH.

Les expériences que je vais exposer dans cette note ont
pour objet l'étude d'un des éléments de l'excitation électrique
de la peau : *la durée de persistance des sensations que cette exci-*
tation produit sur l'homme.

Mon intention, en commençant ce travail, était de reprendre
mes recherches sur la vitesse de l'agent nerveux sensitif. Je
voulais substituer aux chocs mécaniques, dont je m'étais
uniquement servi comme moyen d'excitation (1), les secousses
électriques, qu'il est plus facile de faire varier en intensité,
en fréquence, et surtout, qu'il est plus aisé d'appliquer aux
différentes régions du corps.

Le procédé général qui m'a servi en 1875, pour déterminer la vitesse de l'agent nerveux sensitif, chez l'homme,
reposant sur la persistance des sensations tactiles, il me fallait donc, tout d'abord, étudier les sensations électriques à ce
même point de vue : c'est-à-dire rechercher la durée de leur

(1) A. Bloch, *Archives de physiologie normale et pathologique*, 1875.

persistance en variant de plusieurs façons les conditions du phénomène initial ; soit en modifiant l'intensité de la secousse électrique, soit en recevant l'excitation sur divers points du corps.

J'ai été ainsi amené à constater des différences essentielles entre les phénomènes sensoriels, résultant des excitations électriques et mécaniques : c'est l'exposé de ces premières recherches que je vais relater.

Je montrerai que la sensation électrique jouit de propriétés particulières en opposition absolue avec les propriétés de la sensation tactile proprement dite, et que la persistance de cette dernière ne ressemble en rien à la persistance des sensations produites par l'excitation électrique de la peau.

Je m'efforcerai d'établir, comme conséquence, l'impossibilité d'appliquer la secousse électrique au but que je me proposais, c'est-à-dire à la recherche de la vitesse de l'agent nerveux par mon procédé, basé sur la persistance des sensations.

Avant d'entrer dans le détail des expériences faites avec l'électricité, je crois indispensable de décrire brièvement la marche que j'ai suivie pour déterminer la vitesse de l'agent nerveux au moyen des chocs mécaniques. Cet exposé rétrospectif fera saisir l'importance qu'il y avait pour moi à limiter exactement la durée de persistance des sensations électriques.

Lorsqu'on reçoit, successivement, sur deux points homologues, comme les index des deux mains, deux chocs légers, soit, par exemple, les effleurements d'une tige mince de baleine fixée sur la circonférence d'un volant de machine, et qu'on fait varier, en rapprochant ou en éloignant les mains l'une de l'autre, l'intervalle qui sépare les chocs, on arrive à un écartement tel que les deux sensations tactiles paraissent simultanées.

C'est lorsque, en moyenne, le temps qui sépare les deux effleurements est de 1/45 de seconde.

Examinons les causes de ce synchronisme des deux sensations, et, pour la commodité de l'exposition, représentons, sur la ligne des temps, le premier choc par le point A, et le second par le point B.

Supposons que le temps nécessaire à la transmission du premier choc jusqu'au sensorium soit égal à Aa, et que le temps nécessaire à la transmission du second soit égal à Bb.

Ces deux quantités sont égales : Aa=Bb, puisqu'il s'agit de chocs reçus en des points également distants des centres nerveux, puisqu'il s'agit de deux parties symétriques : les index de gauche et de droite.

Il résulte de là que

$$ab = AB$$

ou que : *l'intervalle entre les deux sensations est exactement mesuré par l'intervalle entre les chocs.*

Or, si la deuxième sensation paraît synchrone avec la première, c'est que cette première a persisté, avec son intensité complète, jusqu'à l'arrivée de la seconde.

L'intervalle AB entre les chocs, donnant, à 1 15 de seconde, la sensation de synchronisme, permet de conclure que la persistance, pour un choc reçu par l'index de la main, est de 1/45 de seconde.

Supposons actuellement que le second choc vienne frapper le bras : soit à 0,50 de la main, le premier étant toujours reçu par l'index.

Nous aurons, dans cette nouvelle expérience : 1° le même temps Aa pour la transmission du premier choc ; 2° une durée moindre que Bb pour la transmission du second.

Admettons que le temps employé par l'agent nerveux pour parcourir 0,50 de nerf soit égal à bb', le second choc, reçu en B sera donc perçu en b', et Bb' représentera le temps nécessaire pour le transport du choc reçu par le bras, jusqu'au sensorium.

Or, nous savons que la première sensation, arrivée aux centres nerveux en a, a une persistance de 1/45 de seconde et dure jusqu'au moment b.

Tant que la seconde sensation n'atteindra pas ce point b, nous ne serons pas à la limite où cesse le synchronisme, et où deux sensations successives sont perçues l'une après l'autre. Nous pourrons donc éloigner le second choc, à partir du point B, jusqu'au point B', l'intervalle BB' étant égal à $b'b$, et c'est au point B' que sera la nouvelle limite du synchronisme.

Le nouvel intervalle entre les chocs (index et bras), sera plus grand que le premier (index et index), précisément de la quantité cherchée, de $b'b$, c'est-à-dire du temps nécessaire pour le parcours de 0,50 de nerf.

On pourrait, par un raisonnement analogue, montrer qu'il faut rapprocher les chocs lorsque la partie frappée la dernière est plus éloignée du sensorium que l'index de la main; lorsqu'il s'agit du pied, par exemple.

En résumé, la formule générale du procédé peut s'exprimer ainsi :

« Deux points homologues, XX, frappés successivement, « et donnant pour limite du synchronisme une valeur de « temps T; lorsqu'on substitue au second point une région Y, « plus éloignée ou plus rapprochée du sensorium, le temps « T doit être diminué ou augmenté d'une quantité qui mesure « le parcours sensitif, pour une longueur de nerf comprise « entre les distances respectives de X et de Y jusqu'au sen- « sorium. »

Dans le travail dont je viens d'exposer sommairement la marche et l'interprétation des résultats, j'ai énoncé, au sujet du phénomène de la persistance, certaines particularités qu'il est utile de présenter ici : elles sont en opposition absolue avec ce que l'on observe quand on emploie la secousse électrique comme moyen d'excitation.

1° La persistance des sensations tactiles varie suivant la région qu'on soumet à l'expérience. J'ai dit qu'elle durait 1/45 de seconde pour la pulpe des doigts.

La main droite et la main gauche m'ont donné le même chiffre. Il est donc indifférent de présenter aux effleurements de la tige de baleine la droite, puis la gauche, ou inversement.

En recevant les chocs sur les orteils des deux pieds, on

constate une durée plus grande de la persistance : la limite est de 1/40 de seconde.

D'autres expériences faites dans le même but, mais par un procédé moins simple, expériences consignées dans mon travail de 1875, m'ont appris que, pour la peau du visage, la durée de la persistance tient le milieu entre les chiffres précédents : entre 1/40 et 1/45 de seconde.

On est en droit de conclure que la persistance dure d'autant moins que la partie frappée est plus sensible, plus exercée, plus accoutumée à recevoir les impressions tactiles.

Nous verrons que ces différences n'existent pas avec l'excitation électrique.

2° Les chiffres que j'ai indiqués sont plus faibles que ceux que donnent les auteurs. Je crois pouvoir expliquer la raison de ces discordances.

Elles tiennent à cette propriété des organes du tact, et, probablement, de tous les sens, qui fait que la délicatesse s'émousse extrêmement vite et que, après deux ou trois excitations, le temps de la persistance augmente rapidement.

On peut constater cet accroissement de la persistance, par le procédé expérimental dont je viens de dire quelques mots. Je me suis assez longuement étendu sur ce sujet dans mon premier travail.

J'ai montré qu'au début d'une expérience, les chocs de l'onglet de baleine sont appréciés bien plus délicatement qu'après trois ou quatre excitations.

Pour les deux mains, par exemple, on obtient la limite du synchronisme à 1/45 de seconde, mais, si on laisse les mains exposées pendant quelques tours de roue, on peut les éloigner peu à peu l'une de l'autre, et, malgré cet écartement progressif, la sensation de synchronisme persiste.

Si on les enlève brusquement, en les laissant dans leur situation réciproque : (la chose est facile, puisque l'expérience se fait en tenant une règle entre les doigts des deux mains), et si, après un repos de quelques secondes, on recommence l'expérience en exposant les doigts à un ou deux chocs seulement, on s'aperçoit que l'espace qui les sépare est trop considérable, on sent la succession des deux chocs, et il faut revenir à un écartement représentant 1/45 de seconde pour retrouver le synchronisme.

Voilà donc deux preuves du fait énoncé plus haut ; une preuve fournie par la fatigue, une autre, par le repos.

On conçoit, dès lors, que les chocs répétés des dents d'une roue doivent émousser très-rapidement la sensibilité tactile.

A plus forte raison, le glissement interrompu d'un bracelet frôlant la région mise en expérience doit-il augmenter considérablement la durée de la persistance (1).

On s'explique donc très-bien que M. Lalanne, par ce dernier procédé, ait trouvé jusqu'à 1/12 de seconde pour la durée de la persistance.

Sans vouloir faire aucun rapprochement, et, simplement pour indiquer ce que peut produire la fatigue du tact, je rappellerai la durée énorme de la persistance après une pression un peu longue, comme l'application d'une bague ou d'un pince-nez.

J'arrive à l'exposé de mes dernières recherches faites au moyen de la secousse électrique, dans le laboratoire de M. le professeur Marey.

Voici l'appareil instrumental dont je me suis servi pour obtenir deux secousses électriques séparées, successives, d'intensités égales, et produites avec un intervalle variable entre les deux excitations. (*Voy.* fig. 68.)

On recouvre de papier un cylindre enregistreur à régulateur de Foucault, puis on colle sur le papier, parallèlement à l'axe du cylindre, et près d'une de ses bases, une lame d'étain très-étroite : d'un millimètre environ de largeur.

Cette lame avance de quelques centimètres sur la surface du cylindre et se replie sur la base, de façon à être en communication avec les parties métalliques de l'instrument.

On obtient un contact suffisant en élargissant la portion de la lame qui est appliquée sur la base du cylindre.

Le support du cylindre est mis en communication avec une pile de Daniell.

L'autre pôle de la pile est relié, par deux fils, aux bornes de deux

<hr>

(1) Lalanne, *Comptes rendus de l'Académie des sciences,* 1876.

bobines inductrices égales, et fixées sur la même planchette.

Les deux autres bornes des bobines sont munies de fils qui se rendent à deux supports métalliques portant, chacun, un frotteur d'acier, et qui sont complétement indépendants l'un de l'autre (*Voy.* fig. schématique 68).

On comprend, par cette disposition, que le courant sera fermé, puis, presque immédiatement ouvert, pendant la rotation du cylindre, chaque fois que l'un des frotteurs passera sur la lame d'étain.

L'indépendance réciproque des deux frotteurs fermera successivement le courant de la pile dans chacune des bobines inductrices et l'on recueillera, par les fils induits de ces bobines, des secousses séparées, et séparées par un intervalle que déterminera l'écartement des deux frotteurs, l'un par rapport à l'autre.

On sait que la secousse induite peu énergique ne se sent qu'à la rupture du courant inducteur.

On éprouvera donc, en général, une seule excitation pour chaque bobine et pour chaque tour de cylindre. En fût-il autrement, eût-on une forte décharge, sensible à la fermeture, l'erreur serait négligeable à cause de l'étroitesse de la bande d'étain dont le parcours, sur le cylindre lancé, ne représente guère que deux millièmes de seconde.

Pour mesurer l'écartement des frotteurs, on se sert d'un compas ordinaire. Voici comment on procède :

Le papier qui recouvre le cylindre est noirci. Pour chaque position nouvelle des frotteurs, on fait inscrire les vibrations d'un diapason de 500. De cette manière, on s'assure, à chaque instant, de la vitesse du cylindre que des frottements variables, et plus ou moins rudes, pourraient altérer, si peu que ce fût.

Le cylindre arrêté, il suffit de compter le nombre des vibrations entre les pointes du compas, pour avoir exactement l'intervalle entre les ruptures du courant de la pile et, par conséquent, entre les secousses induites sur lesquelles on expérimente.

J'ai varié de plusieurs façons le mode de réception des secousses, soit en trempant les fils induits dans des verres d'eau séparés, et en plongeant les doigts dans le liquide, soit en armant l'extrémité des fils de plaques métalliques que j'appliquais sur les régions que je voulais explorer.

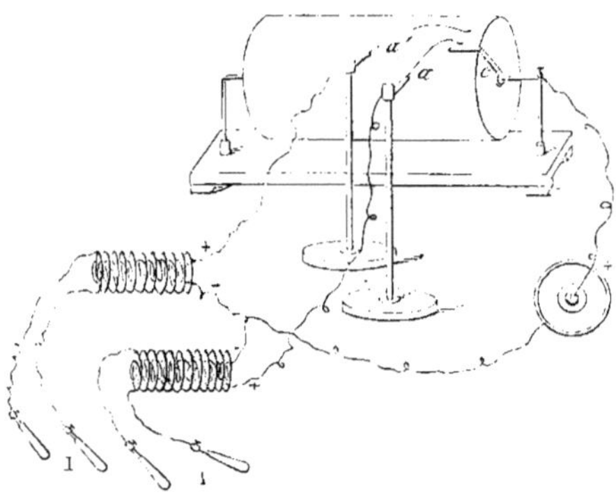

Fig. 68. — Schéma de la disposition de l'expérience.

Il n'y a, comme on pouvait le prévoir, que des différences d'intensité dans l'excitation, suivant le mode de terminaison des fils induits.

EXPÉRIENCES.

A) On reçoit les deux secousses sur le même point, soit sur un doigt de la main, en réunissant deux à deux les extrémités des fils induits, ou bien en trempant dans deux verres séparés le pouce et l'index d'une main, les fils de chaque bobine induite plongés dans chacun des verres.

La limite de dissociation des secousses est

$$\text{entre } \frac{7,5}{250} \quad \text{et} \quad \frac{8,5}{250} \text{ de seconde,}$$

soit, en moyenne, 1,31 de seconde.

A cet intervalle, on n'éprouve qu'une seule sensation. Dès que l'écartement augmente, arrive la perception de deux secousses.

Je ferai observer, dès à présent, que la main droite, (la gauche, pour les gauchers), dissocie un peu plus longtemps que la gauche.

La limite que j'indique, 1,31 de seconde, est celle de la main la plus exercée.

B) On reçoit des secousses séparées, par un des procédés indiqués plus haut, sur le pouce et l'index ou l'index et le médius d'une main.

La limite d'écartement, pour la dissociation des deux sensations est

$$\text{entre } \frac{5,5}{250} \text{ et } \frac{6}{250} \text{ de seconde,}$$

soit 1/43 de seconde, en moyenne.

C) On excite successivement le pouce et l'auriculaire de la même main, par des secousses séparées.

Ici, intervient un nouveau facteur dans les résultats de l'expérience.

Dans les deux cas précédents, lorsqu'il s'agissait de secousses reçues au même point ou en des points voisins, comme le pouce et l'index, on constatait deux phénomènes : avant la limite, une seule sensation ; après la limite, deux sensations distinctes.

Pour des points éloignés, comme le pouce et l'auriculaire, les résultats ne sont plus les mêmes. La fusion des deux sensations en une seule n'existe plus, quel que soit le rapprochement des deux excitations. Toujours on sent deux secousses distinctes, l'une au pouce, l'autre à l'auriculaire.

Mais la fusion est remplacée par un phénomène de même ordre, facilement appréciable, le synchronisme.

$$\text{La limite est à } \frac{4}{250} \text{ de seconde, soit } \frac{1}{62} \text{ de seconde.}$$

C'est-à-dire que, lorsque l'intervalle entre les excitations est plus grand que 1,62 de seconde, on apprécie la succession de deux secousses, et on peut déterminer quel doigt a été excité le premier. Quand, au contraire, on rapproche les deux secousses jusqu'à 1,62 de seconde, il semble à l'expérimentateur que les deux doigts sont frappés en même temps.

D) On reçoit le choc électrique sur les deux mains, en trempant les doigts dans quatre vases séparés ou en se servant de plaques métalliques.

Ici, la sensibilité est exquise, et il faut rapprocher les secousses jusqu'à

$$\frac{3}{250} \text{ de seconde, soit } \frac{1}{83} \text{ de seconde}$$

pour arriver au synchronisme.

Avant cette limite, il est possible de distinguer quelle est celle des deux mains qui a reçu l'excitation la première.

Pour cette recherche, comme d'ailleurs, pour la précédente, celle qui avait pour objet le pouce et l'auriculaire d'une seule main, je me suis servi d'un commutateur qui changeait, à mon insu, l'ordre des secousses.

Je ne savais donc pas, d'avance, si ma main droite serait excitée avant ou après ma main gauche, et, néanmoins, je déterminais la succession des chocs électriques, jusqu'à cette limite de 1/83 de seconde.

E) On reçoit les secousses sur les deux pieds.

Ici encore, on arrive à la limite 1/83 de seconde. Il m'a paru impossible de percevoir moins de délicatesse dans l'expérience avec les deux pieds que dans l'expérience avec les deux mains.

***

Il est évident que les deux phénomènes : *fusion* et *synchronisme*, fusion, lorsqu'il s'agit de points rapprochés, comme le pouce et l'index ou lorsqu'on excite deux fois la même région, et d'autre part, synchronisme, quand les points excités sont éloignés l'un de l'autre, il est évident que ces deux manifestations de la sensibilité sont de même nature, et représentent, chacune, une modalité particulière de la persistance.

Or, avec les chocs mécaniques, j'ai trouvé constamment 1/45 de seconde, en expérimentant sur l'index pour premier point frappé.

Toujours 1/45 de seconde, avec : index et pouce ;

index et auriculaire ;

index et doigt de l'autre main.

En recevant, à l'aide de deux tiges de baleine fixées l'une derrière l'autre, parallèlement, deux chocs sur le même point, soit sur l'index, on dissocie très-bien à 1/45 de seconde, mieux peut-être que lorsque les chocs n'atteignent que des points voisins.

Ici, et ici seulement, on observe la *fusion* de deux sensations en une seule. Il semble, à la limite, que le doigt ne soit frappé qu'une seule fois.

Pour toutes les autres expériences, faites à l'aide des chocs mécaniques, on a deux sensations *distinctes,* mais *successives,* ou *simultanées,* selon qu'on est au delà ou en deçà de la limite.

Ainsi, pour les chocs mécaniques, la persistance de la sensation reçue est une constante, pour telle région déterminée.

Pour les secousses électriques, le résultat est tout à fait différent : il n'y a plus de constance dans les résultats, et la distinction de deux sensations, dans leur nombre ou dans leur succession, varie suivant qu'on expérimente sur un même tronc nerveux, ou sur des nerfs voisins, ou sur des nerfs éloignés l'un de l'autre, ou sur des nerfs symétriques.

De plus, la persistance des sensations de tact véritable, celle qu'on peut étudier avec les chocs mécaniques, est en relation avec la sensibilité des régions qu'on explore, avec la perfection plus ou moins grande que l'exercice du tact leur a donnée. Elle est de 1/45 de seconde aux doigts de la main, et de 1/40 aux orteils.

Inversement, avec la secousse électrique, on distingue aussi nettement la limite de 1/83 de seconde pour les deux pieds que pour les deux mains.

L'hypothèse qui paraît s'adapter le mieux aux faits que je viens d'exposer consisterait à dire que les deux modes d'excitations : les chocs mécaniques et les secousses électriques ne passent pas par les mêmes organes récepteurs. Il faudrait admettre que les excitations électriques intéressent directement les nerfs, et ne s'adressent pas aux papilles cutanées du tact.

On pourrait développer cette hypothèse ; mieux vaut, je crois, attendre de nouveaux faits pour présenter une théorie générale.

CONCLUSIONS.

Toute sensation résultant d'une excitation mécanique ou électrique reçue à la peau, persiste pendant un certain temps.

Les manifestations sensorielles qui permettent d'apprécier la durée de la persistance sont de deux ordres :

1° Fusion ou dissociation ;

2° Synchronisme ou succession.

I

A) Avec les chocs mécaniques, la fusion complète de deux sensations successives n'est perceptible que lorsque le même point est frappé deux fois.

Dès qu'il s'agit de régions distinctes, on perçoit deux sensations et le critérium consiste dans le synchronisme ou la succession des sensations perçues.

B) Avec les secousses électriques, la fusion complète s'observe, même lorsque des régions distinctes sont excitées successivement ; exemple : le pouce et l'index d'une main.

Quand les régions soumises à l'expérience sont plus éloignées, lorsqu'il s'agit du pouce et de l'auriculaire d'une main, il n'y a plus fusion des deux sensations, même si les secousses sont très-rapprochées l'une de l'autre. C'est le synchronisme ou la succession qui devient le seul guide.

II

Après les excitations mécaniques, la durée de la persistance est une *constante*, pour une région donnée.

Le phénomène fournit les mêmes résultats numériques, que les chocs soient reçus au même point ou en des points voisins, ou bien, en des points symétriques comme les doigts des deux mains.

III

Inversement, la succession de deux secousses électriques, appréciable à 1/83 de seconde, lorsqu'il s'agit de parties symétriques, par conséquent, très-éloignées l'une de l'autre, demande, pour être reconnue, un temps de plus en plus long, à mesure que le deuxième point excité est plus rapproché du premier.

On trouve pour limite :

1/62 de seconde avec le pouce et l'auriculaire d'une seule main.

1/43 de seconde, avec le pouce et l'index.

1/31 de seconde pour limite de la dissociation des deux secousses, lorsque le même point est excité deux fois de suite.

IV

Pour les chocs mécaniques, la durée de la persistance augmente, à mesure que la région explorée est moins exercée par le tact ordinaire. C'est à la pulpe des doigts qu'elle a son minimum :

1/45 de seconde.

V

Inversement, la sensation électrique persiste aussi longtemps, lorsqu'on expérimente avec les deux mains, que lorsqu'on reçoit les secousses sur les deux pieds.

La limite, dans les deux cas est de 1/83 de seconde.

VI

Les sensations électriques et tactiles diffèrent donc complétement les unes des autres au point de vue de la persistance.

VII

Il est probable que la cause de ces différences tient à ce que les excitations tactiles et électriques ne s'adressent pas aux mêmes organes récepteurs.

VIII

Dans les expériences relatives à la persistance des sensations, on doit, quel que soit le mode d'excitation employé, tenir compte, avant tout, de l'observation suivante :

« La durée de la persistance augmente très-vite avec la
« fatigue produite par un certain nombre d'épreuves. Il faut
« donc, dans chaque expérience, prendre des repos après deux
« ou trois excitations. »

VI.

INSCRIPTION DES MOUVEMENTS D'EXPANSION ET DE
RETRAIT DU CERVEAU CHEZ UNE FEMME PRÉSENTANT
UNE VASTE PERTE DE SUBSTANCE DU PARIÉTAL
GAUCHE,

par MM. BRISSAUD, interne des hôpitaux, et FRANÇOIS-FRANCK.

Le titre que nous donnons à cette note implique l'assimi-
lation des mouvements du cerveau aux changements rhythmés de volume que présentent les tissus vasculaires et que
l'un de nous a étudiés sur la main.

Les recherches spéciales entreprises sur les animaux ont,
en effet, démontré le peu de valeur de l'argument sur lequel
Bourgougnon s'était fondé pour nier les mouvements d'ensemble du cerveau dans la boîte crânienne incompressible,
et il n'est plus possible aujourd'hui de douter de la réalité
des changements de volume du cerveau en rapport avec les
mouvements respiratoires et les battements du cœur.

Nous n'aborderons donc point ici une discussion désormais
inutile, renvoyant pour les détails aux travaux les plus récents qui donnent un historique complet de la question (1).

(1) François-Franck. — Changements du volume de la main, etc., —
Comptes rendus des travaux au laboratoire du professeur Marey. Mémoire I.
1876.

Ch. Salathé. — *Comptes rendus*, Acad. sc. 19 juin 1876.

    — *Travaux du laboratoire de M. Marey*, mém. IX. 1876.

    — *Thèse*, Paris 1877.

Giaccomini et Mosso. — *Comptes rendus*, Acad. sc. Paris, 3 janv. 1877.

    — *Archivio per le Scienze mediche*. Turin 1877.

François-Franck. — *Journal de l'Anatomie et de la Physiol.*, mai 1877.

Ce sont ces mouvements alternatifs d'expansion et de retrait que nous avons étudiés au mois d'avril 1877 sur une malade de l'hôpital Saint-Louis, que le D' Fournier nous avait engagés à examiner à l'aide des appareils enregistreurs.

Cette femme était atteinte d'une syphilis qui, entre autres désordres consignés dans son observation détaillée (*Journal de l'Anatomie*, mai 1877), avait produit la nécrose du pariétal gauche presque tout entier. La plaque nécrosée s'étant spontament détachée, on avait sous les yeux une large surface bourgeonnante formée par la dure-mère et dont les oscillations furent très-faciles à transmettre à un tambour à levier enregistreur.

L'appareil explorateur que nous avons appliqué sur la dure-mère consistait en un large tambour métallique fermé par une membrane de caoutchouc très-souple qui faisait un peu saillie, grâce à un léger ressort à boudin soudé au fond de la capsule métallique. Sur cette membrane était fixé un bouton de liége qui portait un disque de métal assez large pour recueillir les mouvements du cerveau sur une grande surface (1).

§ 1. Rapports des oscillations respiratoires du cerveau avec les phases de la respiration.

En considérant les rapports qui existent entre les variations du volume du cerveau et les mouvements respiratoires, on voit que ces rapports sont soumis aux mêmes lois qui commandent les variations d'origine respiratoire considérées

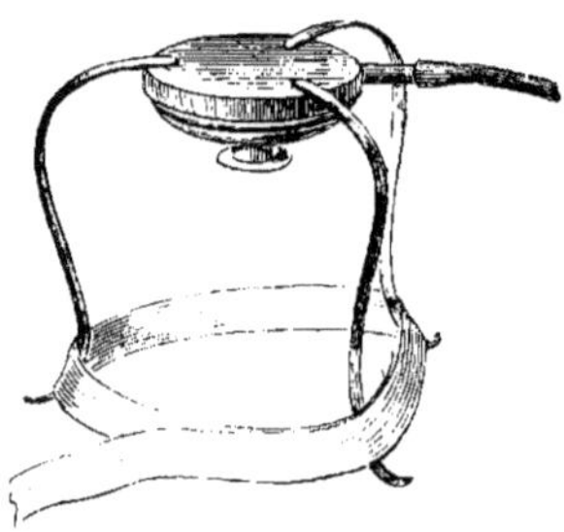

Fig. 63.

(1) Il n'est pas hors de propos d'indiquer le mode de fixation de cet appareil sur la tête, car les physiologistes qui ont enregistré les mouvements du cerveau ont éprouvé quelque embarras à maintenir l'explorateur ; de plus il est fort important que l'appareil ne puisse pas être déplacé pour que les changements de niveau du cerveau restent comparables entre eux aux différents moments des expériences. Le dessin ci-joint montre la disposition de l'appareil.

dans un autre organe, comme la main. L'identité des causes qui produisent ces changements de volume est assez évidente, pour que nous nous contentions de rappeler que l'influence de la respiration sur le degré de turgescence d'un organe vasculaire est liée au degré de l'aspiration thoracique : cette aspiration augmentant pendant l'inspiration, accélère le cours du sang veineux vers la cavité thoracique et ralentit l'issue du sang artériel : de cette double influence résulte nécessairement une diminution de volume du tissu exploré.

Pendant l'expiration, les conditions inverses se trouvant réalisées, l'aspiration thoracique diminuant, une quantité plus grande de sang veineux est retenue à la périphérie et l'afflux du sang artériel y est plus énergique : d'où, pendant l'expiration, l'augmentation de volume des organes situés hors du thorax.

La figure suivante montre ces alternatives d'augmentation

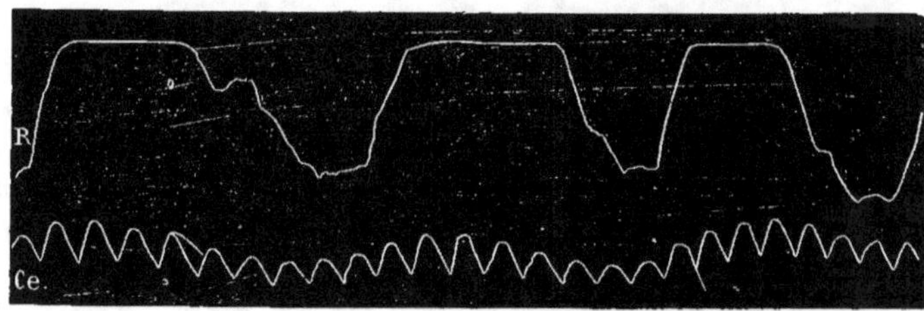

Fig. 70. — Courbes respiratoires thoraciques (l'expiration correspond à la partie ascendante de chaque courbe). Ce, changement de volume du cerveau en rapport avec les mouvements respiratoires.

et de diminution de volume dans le cerveau pendant l'expiration et pendant l'inspiration.

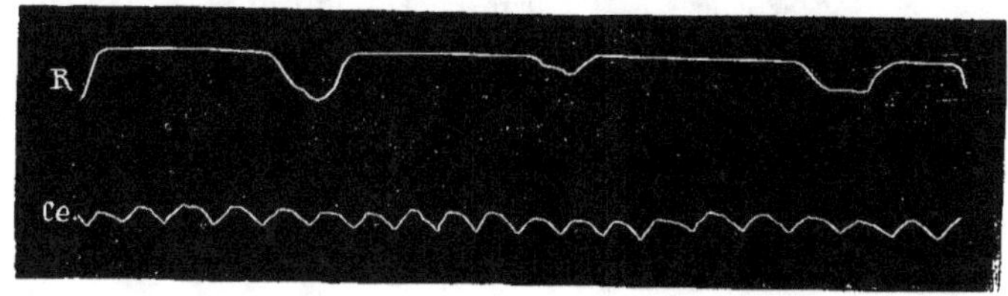

Fig. 71. — R, courbes des respirations thoraciques recueillies avec le pneumographe. Ce, Mouvements du cerveau ; ils ne présentent plus les oscillations respiratoires que l'on constate dans la figure précédente.

La figure 70 montre les oscillations respiratoires des changements de volume du cerveau quand la respiration est ample et l'entrée de l'air un peu gênée.

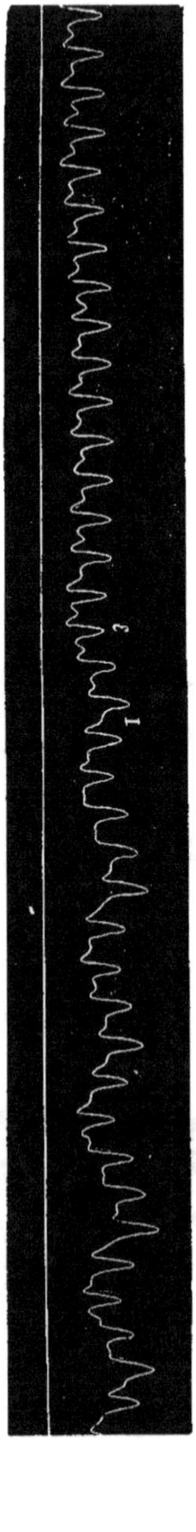

Si, au contraire, les mouvements respiratoires sont superficiels, l'accès de l'air dans les voies respiratoires restant facile, les influences de la respiration se traduisent à peine sur la circulation périphérique ou même ne s'accusent plus du tout.

C'est ce qu'on observe dans la figure 71, recueillie sur la même malade pendant qu'elle respirait très-doucement.

Nous reproduisons ici une figure du Mémoire publié l'année dernière sur les *changements du volume de la main* (fig. 72) : on peut facilement se rendre compte de l'atténuation des effets mécaniques de la respiration quand celle-ci s'exécute librement et doucement (moitié gauche de la figure), et apprécier l'influence considérable de ces mouvements respiratoires quand il existe un obstacle à l'entrée et à la sortie de l'air (moitié droite de la figure).

C'est pour les motifs que nous venons d'indiquer, que les battements des fontanelles chez les enfants ne sont pas combinés à des oscillations respiratoires pendant le sommeil, la respiration étant calme et superficielle (Voy. *Salathé. Mém. cité*).

Fig 72. — Changements de volume de la main. — Leurs rapports avec les mouvements respiratoires.

La première partie du tracé, à gauche de la figure, correspond à une respiration lente et facile. — La seconde, à partir du point E, montre que l'obstacle au passage de l'air détermine des variations très-accusées dans la circulation périphérique.

E. Période d'augment, en rapport avec l'expiration.

I. Période de diminution de volume en rapport avec l'inspiration.

Influence de l'effort sur le volume du cerveau.

L'effort d'expiration, la glotte étant fermée, donne lieu à des modifications du volume du cerveau de tout point concordantes avec celles qu'on observe en même temps du côté des organes périphériques. (Voy. *Changements de volume de la main. Mém. cité.*)

Dans le cerveau comme dans la main, l'effort produit une grande augmentation de volume qui est due, comme l'ont établi les recherches de M. Marey (1), à la propulsion plus énergique du sang artériel vers les organes situés hors des cavités thoracique et abdominale.

La figure 73 montre bien l'augmentation du volume du cerveau chez la malade de l'hôpital Saint-Louis.

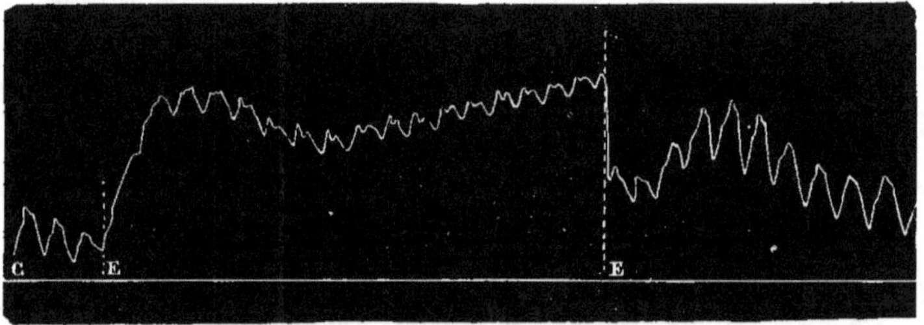

Fig. 73. — Augmentation du volume du cerveau pendant l'effort de E sur E. Pulsations plus fréquentes et dicrotes.

Ce tracé permet encore de constater la fréquence plus grande des pulsations d'origine cardiaque et leur diminution d'amplitude graduelle. Sans insister sur ce dernier point, nous rappellerons que M. Marey a montré qu'il fallait attribuer la moindre amplitude des pulsations artérielles pendant l'effort, au volume graduellement diminué des ondées envoyées dans les artères, le réservoir aortique se vidant de plus en plus. Il faut peut-être ajouter à ce défaut d'afflux artériel, que les vaisseaux du tissu exploré étant plus tendus à mesure que l'effort se prolonge, doivent subir des variations de calibre de moins en moins considérables, et par suite présenter des

(1) Marey, *Physiologie méd. de la circul. du sang*, Paris, 1863.

pulsations graduellement atténuées. C'est ainsi qu'en prolongeant l'effort, on peut arriver à la suppression du pouls dans une artère quelconque, dans la temporale, par exemple, sans qu'il soit nécessaire d'invoquer, pour expliquer la disparition des pulsations dans cette dernière artère, la compression du tronc carotidien par gonflement de la glande thyroïde, comme l'ont fait MM. Magnien et Guyon.

Dans les conditions ordinaires de l'effort (*Voy.* fig. 73), on voit le niveau de la courbe qui indique l'augmentation du volume de l'organe (cerveau, main, etc.,) s'abaisser avant que l'effort ne soit suspendu, et quoique cet effort soit maintenu au même degré de pression manométrique. La raison en est dans l'affaissement progressif de l'aorte et dans la diminution des ondées envoyées par le cœur. Aussi, pour maintenir le volume du cerveau, par exemple, au même niveau pendant toute la durée de l'effort, faut-il compenser par un renforcement de l'effort cette diminution de l'afflux sanguin. C'est ce qui a été fait dans l'expérience dont la figure 73 donne un exemple : sur notre invitation, la malade a augmenté son effort au moment où la ligne commençait à s'abaisser. A partir de ce moment, la ligne est redevenue ascendante jusqu'à ce que l'effort ait brusquement cessé.

Nous comparerons rapidement les phénomènes circulatoires périphériques quand l'effort s'exerce sur une grande quantité d'air emmagasinée dans la poitrine, grâce à une forte inspiration préalable, et ceux qui se produisent quand l'effort se borne presque à un acte musculaire, la poitrine ne contenant qu'une faible quantité d'air à comprimer : de cette comparaison résultera une nouvelle preuve en faveur de la théorie de l'effort telle que l'a formulée M. Marey.

Notre malade, invitée à faire un effort, ne saisissait pas toujours l'instant qu'on peut appeler physiologique, c'est-à-dire la fin d'une grande inspiration, pour fermer la glotte et contracter les muscles abdominaux : aussi nous a-t-elle souvent fourni des exemples d'efforts à peu près inefficaces au point de vue de la propulsion du sang vers la périphérie et de l'augmentation de volume du cerveau. Voici l'un des tracés recueillis dans ces conditions. (Fig. 74.)

Dans cet exemple, on voit que les actes musculaires de

l'effort n'ont été exécutés qu'après l'expulsion presque totale de l'air contenu dans les poumons : aussi l'effet a-t-il été presque nul sur le volume du cerveau.

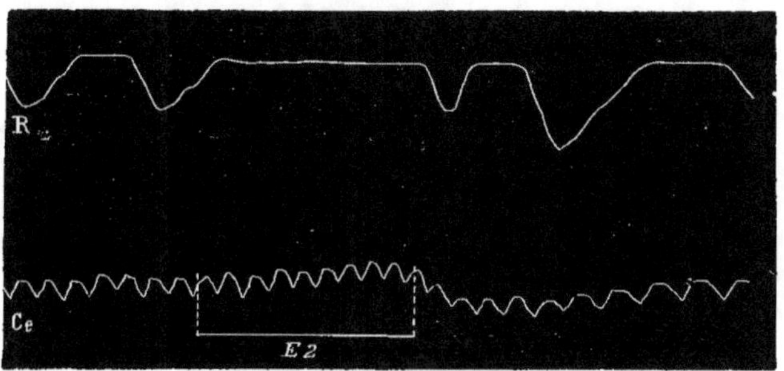

Fig. 74. — Faible augmentation du volume du cerveau CE, pendant un effort E2 qui s'est effectué à la fin d'une expiration comme l'indique la courbe du pneumographe R.

Au contraire, dans l'exemple suivant (Fig. 75), on peut constater que l'effort, quoique modéré comme énergie (beaucoup moins intense que celui de la page 141), a cependant produit une augmentation très-notable du volume du cerveau, précisément parce qu'il a été exécuté dans la condition de la plus grande efficacité, c'est-à-dire sur une masse d'air introduite dans la poitrine par une grande inspiration préalable.

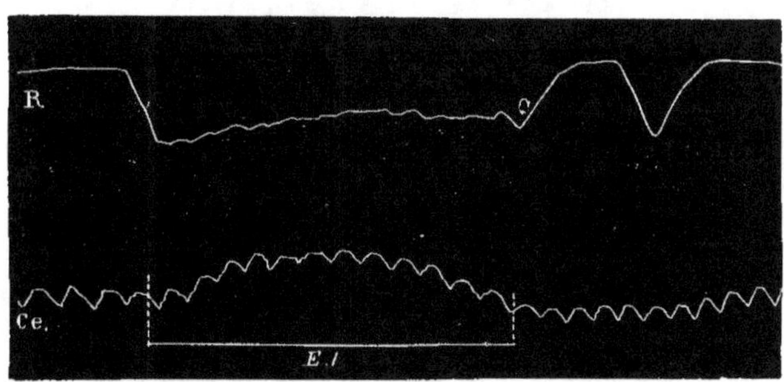

Fig. 75. — Augmentation notable du volume du cerveau CE pendant un effort modéré E exécuté après une inspiration profonde I. Courbes respiratoires du pneumographe R.

Du reste, nous nous plaçons tous dans ces conditions d'effort efficace, et cela d'une façon tout instinctive, quand nous nous préparons à exécuter un acte musculaire énergique : nous faisons toujours précéder l'effort d'une grande inspiration. La malade ne faisait ces efforts anormaux que parce qu'on troublait l'enchaînement ordinaire de ces actes en attirant son attention sur leur succession.

Influence de la compression des veines du cou sur le volume du cerveau (1).

La compression des jugulaires à la base du cou a déterminé, dans le volume du cerveau de notre malade, des phénomènes comparables à ceux que la compression circulaire du bras produit dans le volume de la main. Le sang veineux s'accumulant dans l'organe en produit la distension.

Mais il y a lieu de faire remarquer qu'on n'obtient pas, en comprimant les jugulaires, une augmentation de volume du cerveau proportionnellement aussi considérable que celle que produit dans la main la compression des veines avec le bandage de la saignée.

Cette différence peut tenir, sans doute, à ce que la compression des jugulaires ne suffit pas pour entraver complétement le retour du sang veineux, d'autres voies permettant encore au sang de se déverser dans les veines intra-thoraciques. Mais cette réserve ne nous paraît pas suffisante pour rendre compte d'une différence aussi considérable. Nous pensons que le reflux du liquide céphalo-rachidien, fuyant du crâne vers le rachis quand le cerveau devient turgescent, doit nous dérober l'indication vraie de la mesure dans laquelle la stase veineuse cérébrale produit l'augmentation du volume du cerveau, et ne nous permet de saisir qu'une différence, et non un effet total.

Au contraire, dans l'exploration de la main nous ne pouvons manquer de saisir l'effet de la compression veineuse dans son ensemble : l'eau du bocal dans lequel la main est plongée ne peut fuir que dans un seul sens : étant déplacée

____

(1) Nous laisserons complétement de côté les effets de la compression des carotides, n'ayant pas réussi à exercer sur notre malade la compression de ces vaisseaux sans comprimer en même temps les jugulaires.

par la turgescence de la main, elle ne peut que monter dans l'ampoule à changements de niveau ; aussi l'appareil enregistreur en rapport avec cette ampoule, nous fournit-il l'indication de l'augmentation de volume complète.

Nous ne pouvons que renvoyer au mémoire déjà cité sur les *changements du volume de la main* pour les détails de cette comparaison, et nous nous contenterons de donner ici une figure qui montre le niveau des variations de volume du cerveau avant la compression des jugulaires, son niveau pendant cette compression, et quand elle a cessé.

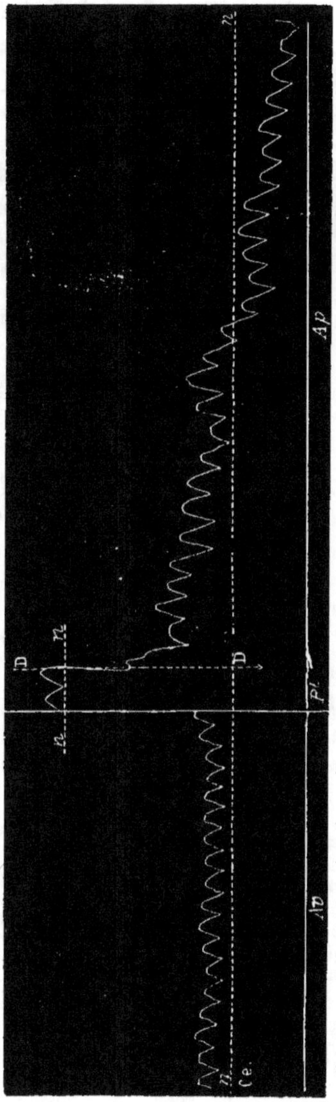

Influence des attitudes sur le volume du cerveau.

Ce sujet devant être étudié par M. Salathé, et faisant une suite naturelle à ses recherches publiées l'année dernière dans les comptes rendus du Laboratoire, nous ne donnerons ici les résultats observés sur notre malade, que comme appoint à l'étude, au fond fort complexe,

Fig. 76. — Augmentation de volume du cerveau (Ce) pendant la compression des jugulaires (Pt) : la différence des niveaux nn, n'n', exprime l'augmentation de volume du cerveau. — La compression cesse en DD et on voit le cerveau s'affaisser après cette décompression (Ap) au-dessous du niveau qu'il occupait avant la compression Av.

de l'effet des différentes attitudes sur la circulation encéphalique.

Quand la malade se lève, le niveau du cerveau s'abaisse, comme l'indique la figure 77.

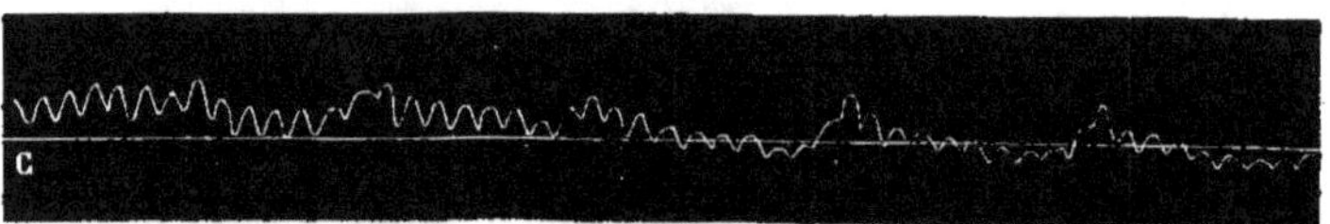

Fig. 77. — Affaissement du cerveau pendant la station verticale. (La malade s'est levée au début du tracé.)

Est-ce là un simple effet de la pesanteur qui, favorisant le retour du sang veineux, et luttant contre l'afflux du sang artériel, produirait, à elle seule, la diminution de volume du cerveau? Nous pensons qu'on doit tenir compte d'une remarque faite à ce sujet par le professeur Marey, sur un malade atteint d'une perte de substance du frontal comblée par une cicatrice. M. Marey, ayant noté que cette cicatrice se déprimait, devenait concave et dure dans la station verticale, pensa que la colonne rachidienne du liquide sous-arachnoïdien exerçait une aspiration sur le contenu de la cavité encéphalique, et qu'on pourrait considérer cette colonne comme la longue branche d'un siphon dont la courte branche serait représentée par la cavité crânienne et les artères afférentes de l'encéphale. — Il est certain que l'aspiration énergique, exercée sur la cicatrice frontale du malade qu'avait examiné M. Marey, et que l'un de nous a revu avec M. Salathé, l'année dernière, dans le service du professeur Broca, ne peut être due à la seule action de la pesanteur sur le cours du sang.

Notre malade de l'hôpital Saint-Louis présentait, comme nous l'avons dit, les mêmes phénomènes de dépression du cerveau quand elle passait de la station couchée à la station verticale.

Au contraire, quand elle inclinait en avant la tête et le tronc, sans cesser de respirer normalement, sans comprimer l'abdomen, le niveau de la dure-mère s'élevait considérablement, et formait une voussure dont le tracé suivant fournit à peine une idée, à cause du peu de sensibilité que nous avions dû

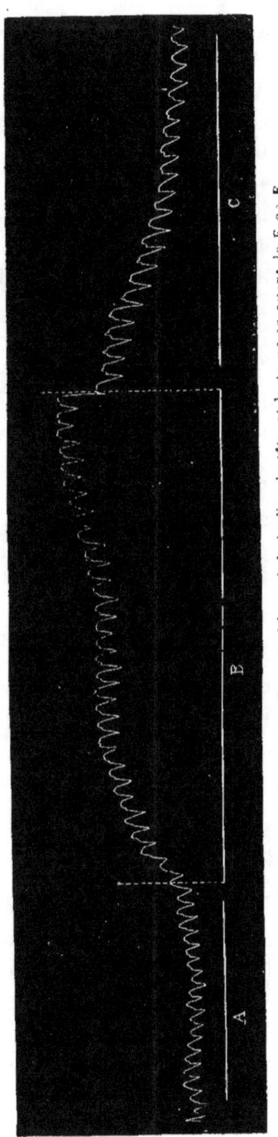

Fig. 8. — Turgescence du cerveau Ce, quand la malade incline la tête et le tronc en avant le E en E.

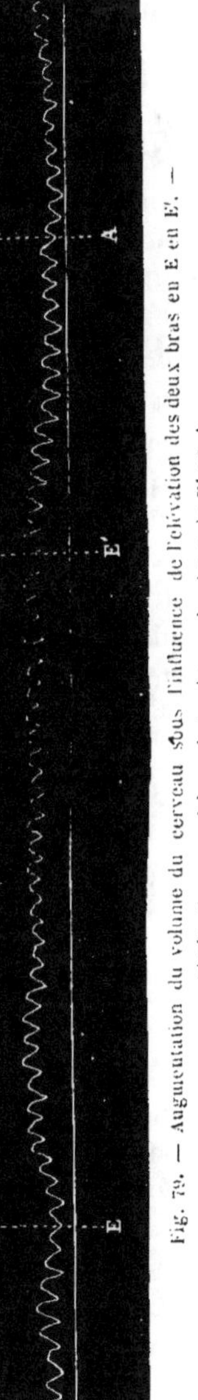

Fig. 79. — Augmentation du volume du cerveau sous l'influence de l'élévation des deux bras en E en E'. — Diminution quand la malade baisse les bras de E' en A.

donner à nos appareils, vu l'amplitude considérable des tracés

Influence de quelques variations de la circulation périphérique sur le volume du cerveau.

L'*élévation des deux membres supérieurs* faite graduellement, et sans que la malade modifiât sa respiration, un aide lui soulevant les bras, produit une augmentation de volume du cerveau très-appréciable, comme le montre la figure 79.

Ici l'influence de la pesanteur, qui diminue l'afflux du sang artériel dans les vaisseaux des membres supérieurs et favorise le retour du sang veineux, produit, à elle seule, l'augmentation de volume que nous constatons dans le cerveau : les vaisseaux afférents de la tête constituent des voies d'écoulement supplémentaires pour le sang qui pénètre moins facilement dans les artères des membres supérieurs, ayant à lutter contre la pesanteur.

Une autre influence qui paraîtrait, au premier abord, devoir exercer une action considérable sur le volume du cerveau, et sur la complexité de laquelle nous devons insister, c'est l'*aspiration énergique du sang dans un membre inférieur* avec la ventouse Junod.

Dans les expériences faites l'année dernière sur les changements de volume de la main, il a été démontré que la dérivation produite vers le cercle inférieur, à l'aide de la ventouse Junod, déterminait une anémie considérable de la main. La figure 80 suffit pour donner une idée de l'action produite sur la circulation de la main par l'aspiration du sang vers un membre inférieur.

Nous devions nous attendre à observer une diminution de volume comparable vers le cerveau en produisant une dérivation sanguine identique vers le cercle inférieur. Les phénomènes cérébraux quelquefois inquiétants qui surviennent dans cette expérience, les troubles de la vue, le vertige, les nausées, etc., tous indices d'une anémie rapide et notable, s'ajoutaient à l'analogie pour nous faire admettre *a priori* une modification identique dans le cerveau et dans la main.

Voici cependant le résultat obtenu dans l'expérience de l'aspiration avec la ventouse Junod, quand nous explorions les changements de volume du cerveau (fig. 81).

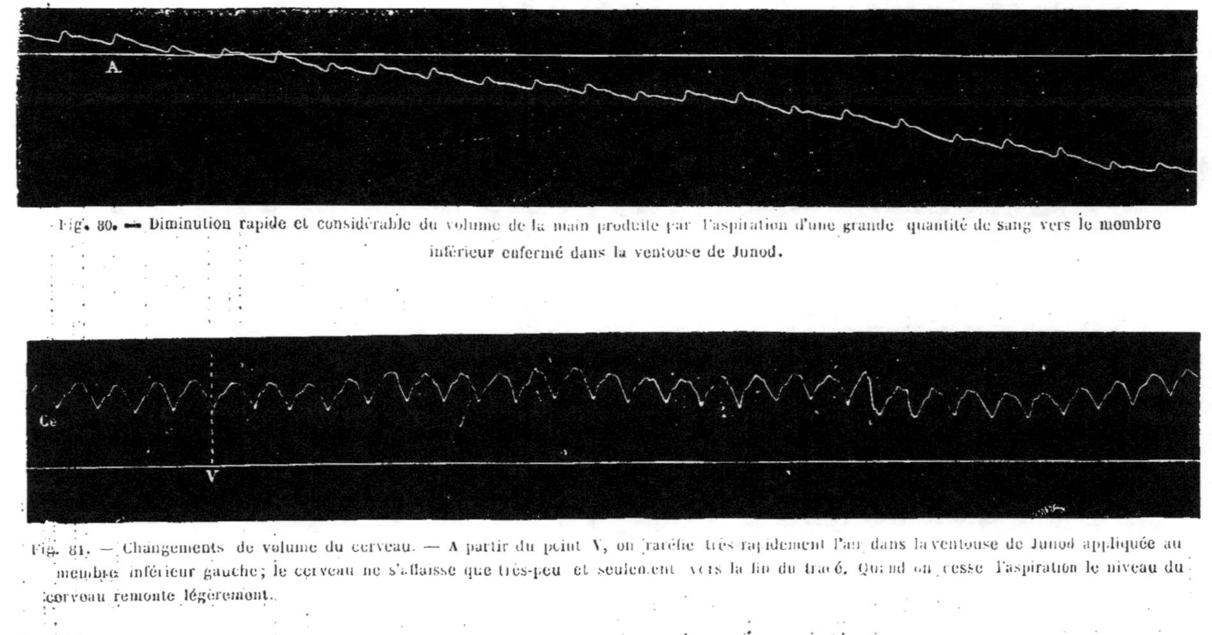

Fig. 80. — Diminution rapide et considérable du volume de la main produite par l'aspiration d'une grande quantité de sang vers le membre inférieur enfermé dans la ventouse de Junod.

Fig. 81. — Changements de volume du cerveau. — A partir du point V, on raréfie très-rapidement l'air dans la ventouse de Junod appliquée au membre inférieur gauche; le cerveau ne s'affaisse que très-peu et seulement vers la fin du tracé. Quand on cesse l'aspiration le niveau du cerveau remonte légèrement.

Il est facile de constater la différence qui existe entre l'etfet produit par la même cause sur le volume du cerveau et sur celui de la main.

Le résultat brut de l'expérience, c'est que le volume du cerveau ne commence à diminuer que très-tardivement, tandis que celui de la main va rapidement décroissant dès le début de l'aspiration.

Mais devons-nous nous retrancher derrière le fait établi par l'expérience, et nous borner à le constater, sans chercher la raison pour laquelle ce résultat est en apparence si contraire à ce que nous apprend l'observation pure et simple, à savoir que le cerveau s'anémie tout aussi bien que la main, quoique sa diminution de volume soit à peine sensible, quand on produit une abondante dérivation vers le cercle inférieur ?

L'interprétation que nous proposerions de ce fait paradoxal est la suivante :

A mesure que l'aspiration exercée sur le membre inférieur soustrait du sang au cerveau, le liquide sous-arachnoïdien vient remplir la place que laisse libre dans la cavité crânienne le départ du liquide sanguin. C'est ainsi que le volume total ne diminue pas pendant la première partie de l'expérience, et ne commence à diminuer que quand l'anémie cérébrale est devenue considérable, comme l'ont démontré à ce moment les phénomènes accusés par notre malade (vertiges, éblouissements, tintements d'oreilles, etc.).

Cet afflux compensateur du liquide sous-arachnoïdien dans la cavité crânienne, à laquelle du sang est soustrait par un procédé ou par un autre, nous paraît devoir rendre également compte d'un autre résultat observé par nous sur la malade de Saint-Louis et que Mosso avait noté de son côté sur sa malade de Turin.

Voici le fait : quand on demandait à la malade d'exécuter une inspiration prolongée, profonde, on ne voyait pas diminuer, comme on s'y attendait, le volume du cerveau. Cependant, le sujet en expérience exécutait bien l'acte commandé, il augmentait l'aspiration thoracique et nous n'observions pas la diminution de volume du cerveau que nous attendions, connaissant les effets d'une inspiration profonde et prolongée sur le volume de la main.

Le cerveau ne nous semble, pas plus dans ce cas que dans

celui de l'aspiration avec la ventouse Junod, se séparer des autres organes. Nous pensons qu'ici encore, il faut tenir compte de ce facteur que nous négligions dans notre hypothèse, *l'afflux compensateur* du liquide céphalo-rachidien, qui doit intervenir toutes les fois qu'une cause agissant lentement, comme celles dont nous avons parlé, lui laisse le temps de manifester son effet.

Nous dirons, en terminant, que nous avons essayé de reproduire l'expérience faite par Mosso sur la malade de Turin, et qui consistait, dans l'esprit de l'auteur, à provoquer l'augmentation de volume du cerveau par un afflux sanguin exagéré pendant le travail cérébral. Nous avons bien constaté, comme Mosso, que le cerveau augmente de volume quand on fait faire à la malade un petit calcul de tête ; nous attribuons volontiers, nous aussi, cette augmentation de volume à l'exagération de la circulation encéphalique pendant l'expérience : mais nous avons observé une telle modification dans la respiration pendant que se produisait l'augmentation du volume du cerveau, que nous croyons juste de faire nos réserves, et de ne pas subordonner, entièrement du moins, l'augmentation de volume du cerveau à l'activité cérébrale et à l'activité circulatoire qui l'accompagne à quelque titre que ce soit.

Cette réserve dans l'interprétation du phénomène nous est imposée par cette considération qu'une modification dans le rhythme respiratoire (la transformation d'une respiration large et facile en une respiration superficielle et incomplète), suffit, sans aucune participation de l'activité cérébrale, à produire une augmentation de volume du cerveau identique à celle que nous observons pendant le travail de tête.

Comme d'autre part, nous retrouvons cette même modification respiratoire pendant l'activité cérébrale, quand l'attention de la malade est fixée, nous nous demandons dans quelle mesure il est juste de considérer l'augmentation de volume du cerveau comme directement subordonnée à la suractivité circulatoire qui accompagne le travail intellectuel.

RÉSUMÉ ET CONCLUSIONS.

L'inscription des mouvements du cerveau chez une femme atteinte d'une perte de substance étendue des os du crâne, nous a permis d'apporter quelques faits nouveaux à l'étude des variations du volume des organes dans leurs rapports avec la respiration et la circulation.

— Les doubles mouvements du cerveau dans la boîte crânienne, au sein du liquide céphalo-rachidien, sont tout à fait comparables à ceux que présente la main plongée dans un appareil de déplacement. (Voir *Mémoire sur les changements du volume de la main*, t. II, 1876.)

— Les mouvements respiratoires modifient le volume du cerveau comme celui d'un autre organe, en produisant une augmentation pendant l'expiration, une diminution pendant l'inspiration. Mais, pour le volume des organes, comme pour la pression artérielle, ces rapports sont subordonnés au type respiratoire et peuvent être intervertis si les effets abdominaux deviennent prédominants.

De plus, on n'observe d'oscillations respiratoires que quand les influences alternativement inverses de la respiration thoracique sont assez intenses : aussi ces oscillations ne se montrent-elles pas quand la respiration est lente et facile.

— L'effort produit une augmentation très-notable du volume du cerveau, à la condition qu'il s'opère après une inspiration qui a emmagasiné une certaine quantité d'air dans la poitrine, fait qui ajoute un nouvel argument à la théorie de l'effort telle que l'a formulée M. Marey.

— La compression des jugulaires à la base du cou détermine une turgescence du cerveau qui semble bien moins considérable que celle que produit dans la main la compression des veines au-dessus du pli du coude. Cette différence paraît tenir à ce que la compression des jugulaires ne supprime qu'une partie des voies de retour pour le sang de l'encéphale, mais surtout à ce que le liquide sous-arachnoïdien, fuyant vers la cavité rachidienne, nous dérobe l'indication vraie du degré de turgescence sanguine du cerveau, et ne nous permet de saisir qu'une différence, tandis que nous recueillons l'indication de l'effet total dans l'expérience sur la main.

— L'attitude verticale détermine une véritable aspiration sur le cerveau qui s'affaisse beaucoup plus que si la pesanteur seule intervenait.

— L'élévation des deux membres supérieurs favorise l'afflux sanguin dans les vaisseaux de l'encéphale et produit ainsi indirectement l'augmentation de volume du cerveau.

— L'aspiration d'une grande quantité de sang dans un membre inférieur avec la ventouse Junod, quoique déterminant des troubles évidents d'anémie cérébrale, ne fait pas cependant diminuer le volume du cerveau dans la même proportion que celui d'un autre organe comme la main.

La raison de cette différence nous paraît être dans un *afflux compensateur* du liquide sous-arachnoïdien qui vient occuper la place laissée vide par le sang. C'est encore à cette raison que nous attribuons le fait de la conservation du volume du cerveau pendant une inspiration, alors que la main diminue considérablement de volume sous la même influence.

— Nous croyons qu'il faut attribuer une très-large part aux modifications de la respiration dans les changements de volume que présente le cerveau pendant que l'attention est fortement fixée, et qu'il est difficile d'admettre avec Mosso que l'augmentation du volume du cerveau notée par lui et par nous pendant un calcul de tête, est seulement l'expression d'une activité circulatoire plus grande (1).

(1) Nous recevons, pendant la correction de cette feuille, un mémoire du docteur Fleming (de Glasgow) (*Glasgow medical Journal*, July 1877), sur les mouvements du cerveau chez l'homme. Les résultats des recherches de M. Fleming sont de tous points conformes à ceux que M. Salathé, MM. Giacomini et Mosso avaient indiqués et que nous avons nous-mêmes publiés dans le *Journal de l'Anatomie* (mai 1877).

VII.

RECHERCHES SUR LES TROUBLES CARDIAQUES PRODUITS PAR LES INJECTIONS INTRA-VEINEUSES D'HYDRATE DE CHLORAL (1),

par le Dr R. TROQUART.

I

Nous nous proposons de présenter dans ce mémoire les résultats d'un assez grand nombre d'expériences sur les *effets cardiaques des injections intra-veineuses de chloral.*

Nous avons laissé de côté les autres phénomènes produits par l'introduction de cette substance dans l'organisme, ces phénomènes étant beaucoup mieux connus, parce qu'ils ont surtout attiré l'attention des chirurgiens et des physiologistes préoccupés de l'action hypnotique ou anesthésique du chloral.

Nous devons à la bienveillance avec laquelle le professeur Marey a mis à notre disposition les ressources de son laboratoire, d'avoir pu appliquer à nos recherches les moyens d'analyse si précieux de la méthode graphique. Notre ami, le docteur François-Franck, après nous avoir communiqué les premiers résultats des études qu'il avait entreprises sur le sujet que nous traitons, nous a prêté son obligeant concours dont nous le remercions bien vivement.

<hr>

1) Le développement des recherches résumées dans ce travail a fait l'objet de la thèse inaugurale de l'auteur. (Th. Doct. Paris, 1877.)

Il n'insiste pas dans ce travail sur le mécanisme des arrêts respiratoires produits par les injections de chloral et qui sont étudiées dans le mémoire XI.

EXPOSÉ ET DIVISION DU SUJET.

Lorsqu'on injecte dans le système veineux d'un animal (chien, lapin, etc.) une quantité suffisante de chloral en solution, on ne tarde pas à voir se produire du côté du cœur et de la respiration des phénomènes remarquables. Ce sont tout d'abord un arrêt de la respiration, suivi bientôt d'un arrêt ou du moins d'un grand ralentissement des battements cardiaques. Si l'on a soin de recueillir en même temps les indications de la pression artérielle, on voit cette pression baisser sensiblement, ses oscillations devenir rares ou se supprimer complètement.

Au bout d'un temps variable, les battements du cœur, s'ils étaient seulement ralentis, reprennent leur fréquence normale; s'il y avait eu arrêt plus ou moins prolongé, la phase de réparation est plus longue, et le cœur ne reprend son rhythme qu'après une série de troubles que nous analyserons plus loin.

De leur côté, les mouvements respiratoires reparaissent, d'abord à peine perceptibles, puis, de plus en plus amples, et reprennent peu à peu, par une gradation insensible, leurs caractères normaux.

Les troubles cardiaques et respiratoires peuvent être plus ou moins prononcés, et se produire plus ou moins longtemps après le moment précis de l'injection.

Plusieurs causes entraînent ces variations : la dose de chloral injectée ; le degré de concentration ou de dilution du chloral ; la distance, par rapport au cœur, de la veine dans laquelle on pratique l'injection ; la rapidité variable de l'injection, etc.

Un fait intéressant, et que nous avons constamment observé, consiste dans l'atténuation des effets consécutifs à plusieurs injections successives. Si l'on pratique sur un chien, à des intervalles peu éloignés, une série d'injections de 1 gramme chacune, par exemple, on remarque que les effets produits par les dernières sont beaucoup moins accentués que ceux qui succédaient aux injections du début. Il y a là un phénomène d'accoutumance de la paroi interne du cœur, se produisant en vertu d'un mécanisme que nous discuterons plus tard.

Pour le moment, nous ne voulons établir qu'un fait ; c'est que l'injection, par la voie veineuse, d'une dose suffisante de chloral produit toujours sur les animaux des troubles cardiaques, vasculaires et respiratoires qui varient selon les conditions dans lesquelles l'injection est pratiquée. Ces troubles constants apparaissent quelques secondes à peine après l'injection ; ils en sont la conséquence *immédiate*.

Mais le chloral introduit dans l'organisme peut amener du côté du cœur et de la respiration d'autres accidents. Lorsque l'on a fait absorber à un animal une dose suffisamment élevée de chloral, soit par la voie stomacale, soit par injection sous-cutanée, soit enfin par une série d'injections intra-veineuses, cet animal tombe dans un sommeil profond, dans une période de résolution absolue. C'est alors que l'on voit survenir du côté des organes circulatoires et respiratoires les accidents *consécutifs* à l'absorption lente du chloral. Les premiers troubles étaient immédiats et se produisaient sous l'influence directe de l'injection ; ceux-ci, au contraire, se montrent tardivement, spontanément pour ainsi dire, et sous l'influence de l'intoxication générale de l'organisme.

Ces considérations nous permettent d'établir deux divisions parmi les troubles observés : nous étudierons successivement les troubles cardiaques *primitifs*, succédant immédiatement à l'injection intra-veineuse de chloral, et les troubles cardiaques *consécutifs* à l'absorption du choral par telle ou telle voie.

RÉSUMÉ HISTORIQUE.

Avant d'aborder le côté expérimental de notre étude, nous passerons rapidement en revue ceux des travaux publiés sur l'action du chloral qui mentionnent ses effets cardiaques et respiratoires.

Lorsqu'on parcourt les nombreux travaux écrits sur l'hydrate de chloral, on est frappé d'un premier fait : presque tous les auteurs signalent des troubles cardiaques, respiratoires et vasculaires consécutifs à l'administration du médi-

cament, mais bien peu insistent sur les phénomènes observés
et cherchent à étudier expérimentalement la cause de ces
troubles fonctionnels.

Cependant, lorsque Liebreich, le 22 juin 1869, communi-
quait à l'Académie des sciences de Berlin le résultat de ses
expériences sur des grenouilles, des lapins, etc., il constatait,
dès cette époque, les troubles circulatoires que nous venons
de signaler, et, poussant l'analyse plus loin que la plupart des
auteurs qui ont écrit après lui, il cherchait à expliquer ces
phénomènes. Il ne s'est d'ailleurs pas borné à cette communication, et poursuivant ses expériences, il en a indiqué les résultats dans des publications plus récentes (1).

Liebreich reconnaît dès ses premières expériences que,
chez les divers animaux qu'il soumet à l'influence du chloral,
la mort est produite par la paralysie du cœur ; il constate que
chez les grenouilles les battements s'éteignent peu à peu, et
qu'à l'autopsie on trouve le cœur distendu par du sang noir.
Il essaie alors de localiser l'action chloralique, de déterminer
exactement quel est le tissu impressionné, et, après plusieurs
expériences, il arrive à cette conclusion, que le chloral agit
sur le cœur par l'intermédiaire des ganglions intra-cardiaques.

Ainsi, presque du premier coup, Liebreich faisait faire un
grand pas à la question, et la voie semblait tracée pour de
nouvelles recherches. Malheureusement l'exemple de l'expérimentateur de Berlin fut peu suivi, et c'est en vain qu'on
cherche parmi les nombreux travaux écrits depuis 1869, sur
l'action du chloral, une étude suivie des phénomènes cardiaques indiqués.

En octobre 1869, parut dans la *Gazette des hôpitaux* un article de MM. Léon Labbé et Goujon, dans lequel ces auteurs
signalèrent le résultat de nombreuses expériences qu'ils avaient
faites à l'aide du chloral sur des animaux divers, tels que
chiens, lapins, rats, oiseaux et grenouilles. Ils avaient introduit le chloral dans l'organisme par des voies diverses :

---

(1) Os. Liebreich. Action du chloral sur l'économie. *Revue thérapeutique*,
oct. 1869. Hydrate de chloral, traduit par Levaillant, 1870.
Strychnine antidote du chloral. (*C.-R. Ac. sc.*, fév. 1870.)

1° par le tube digestif (estomac, rectum) ; 2° par injections sous-cutanées ; 3° enfin, les premiers, ils avaient songé à utiliser la voie veineuse. Ils constatèrent toujours les mêmes phénomènes, à savoir que, sous l'influence du chloral, les animaux tombaient dans la résolution la plus complète ; qu'il y avait un abaissement de température d'un degré et plus, chez les animaux ainsi endormis ; que les battements du cœur devenaient d'abord très-tumultueux, la respiration très-accélérée, mais qu'en 3 ou 4 minutes les fonctions troublées se régularisaient. Enfin, ils signalèrent deux faits sur l'exactitude desquels nous aurons à revenir plus loin ; c'est que la mort se produit d'une façon lente par ralentissement graduel des mouvements respiratoires et du cœur ; que le cœur continue à battre longtemps après que la respiration a cessé.

Les faits rapportés dans ce travail sont, on le comprend, de la plus haute importance, puisqu'ils confirment l'exactitude des phénomènes observés par Liebreich et, en second lieu, signalent les résultats obtenus par une nouvelle voie d'intro-duction dans l'organisme, la voie intra-veineuse.

Cette même année, M. Carville soulevait à la Société de Biologie la question du chloral, et montrait des tracés prouvant que l'élévation de pression artérielle consécutive au pincement d'un nerf sensible ne se produit plus sur un animal chloralisé.

Mais il faut arriver en 1872 pour voir avec M. le professeur Oré (de Bordeaux) la question du chloral se présenter sous un nouveau jour. Dès 1869, MM. Labbé et Goujon avaient pratiqué des injections intra-veineuses de chloral. M. Oré reprit ces expériences et à la suite des résultats qu'il observa sur des chiens, il put formuler cette conclusion : « Le chloral, injecté dans les veines, constitue le plus puissant de tous les anesthésiques. » Mais ce n'est qu'en décembre 1872 que M. Oré fut amené, « par une heureuse témérité, » suivant l'expression de M. Vulpian, à pratiquer les injections chez l'homme (1).

(1) La première opération de ce genre, tentée sur un malade de M. Douaud, est consignée avec détails dans une brochure de M. Oré publiée en 1873 (*).

(*) Oré, *Des injections intra-veineuses de chloral*, 1873.

Tandis que M. Oré cherche à faire entrer dans la pratique les injections intra-veineuses, M. le professeur Gubler, dans ses cours à la Faculté de médecine (1872-73), expose le résultat de ses expériences commencées dès 1869. Il fait ressortir les effets toxiques du chloral sur le cœur, et revient sur ce sujet dans ses Commentaires de thérapeutique. Ses travaux ont contribué à bien établir l'action paralysante du chlo-

Au point de vue de l'action du chloral sur le système nerveux, du degré d'anesthésie auquel on peut arriver, et de la rapidité des résultats obtenus, les observations rapportées dans ce travail offrent le plus grand intérêt. Mais on y trouve peu de renseignements sur la question que nous nous proposons d'étudier, et l'auteur n'y signale qu'en passant les phénomènes cardiaques, vasculaires et respiratoires observés. Il est vrai que les troubles fonctionnels qui accompagnent d'une façon constante l'injection intra-veineuse de chloral étant très-passagers, ne peuvent être que difficilement observés au lit du malade, où l'on n'a pas toujours sous la main les instruments de précision qui permettent une exploration rigoureuse sur les animaux.

Cherchons cependant à retrouver dans les observations de M. Oré les indications des phénomènes signalés dans le cours de cette thèse.

« A la fin de la première injection qui avait duré deux minutes et demie (3 gr. chloral), le malade fut pris de toux quinteuse; la respiration parut gênée. Mais tous ces phénomènes que j'ai toujours observés dans mes expériences sur les animaux ne durèrent pas plus de deux minutes; le pouls qui, avant l'injection, marquait 92 pulsations, descendit presque instantanément à 80, 76, 72, 68. »

Dans toutes les injections suivantes, qui sont au nombre de neuf sur le même sujet, M. Oré constate les mêmes phénomènes, gêne respiratoire, ralentissement du pouls, etc.

Dans une deuxième observation d'injection intra-veineuse, pratiquée par M. Oré le 9 février 1873, voici ce que je relève : « Injection d'un seul coup de 3 gr. de chloral. Aussitôt le malade présenta une série de phénomènes remarquables qui se reproduisent constamment aussi bien dans les expériences de laboratoire que sur l'homme. Il accuse, en effet, une sensation de resserrement général dans tout le thorax; il se plaint; il répète qu'il va mourir, les côtes sont immobiles, la face cyanosée. Après une demie, une, deux minutes au plus, cet ensemble de phénomènes si inquiétants en apparence disparaît, pour faire place au calme. Je continuai à pousser l'injection, toujours lentement, ce qui amena les mêmes accidents, suivis bientôt du même calme. »

Ces citations, que je pourrais multiplier, seront suffisantes pour démontrer que les accidents immédiats, consécutifs à l'injection intra-veineuse de chloral, observés chez les animaux, ont été observés également chez l'homme. M. Oré, en observateur attentif, ne pouvait les méconnaître. Il en a été tellement frappé que, quelques lignes plus loin, il ajoute : « J'ai insisté à dessein sur les particularités qui accompagnent l'injection intra-veineuse de chloral, afin de rassurer ceux qui, la faisant pour la première fois, pourraient se laisser impressionner par un ensemble de symptômes, qui est, je le reconnais, de nature à effrayer, quand on n'en a pas été souvent témoin. »

ral sur le cœur, aussi les auteurs qui ont écrit ensuite sur ce médicament, purent-ils insister sur ces troubles, vérifiés du reste par Horand et Peuch dans une série d'expériences dont les résultats sont consignés dans la *Gazette médicale de Paris*, 1873.

Nous arrivons maintenant à une publication remarquable. Il s'agit de deux leçons professées à l'École de médecine par M. Vulpian et insérées dans le *Journal de l'École* (1874). L'action physiologique du chloral y est abordée sous son véritable jour (1).

En 1875 parurent les leçons du professeur Cl. Bernard sur les anesthésiques. Dans le chapitre qui traite du chloral, M. Cl. Bernard fait remarquer que si la dose injectée est un peu forte et si l'injection est faite rapidement, on tue subitement l'animal. Il attribue la mort à un arrêt du cœur, « comme si ce muscle était directement atteint par l'arrivée du chloral au contact de sa surface interne. » M. Bernard a étudié, en outre, l'action combinée du chloral avec la morphine ; il a reconnu que ces deux agents augmentent le sommeil, que leur effet hypnotique est plus considérable. Mais il ne signale pas

---

(1) M. Vulpian, qui employait dans son laboratoire le chloral pour produire sur des animaux une anesthésie absolue, nécessaire à certaines vivisections délicates, avait fait de nombreuses observations sur l'action physiologique du médicament. Il avait remarqué les grands troubles fonctionnels consécutifs à l'introduction brusque ou trop considérable de chloral dans l'organisme, et il rapporte fidèlement dans son cours le résultat de ses observations. Il signale très-nettement les arrêts du cœur et de la respiration, les accidents qui peuvent en être la conséquence et, s'avançant sur le terrain physiologique plus loin que ses devanciers, il recherche par quel mécanisme se produisent ces accidents. Il émet à ce sujet plusieurs théories sur la valeur desquelles nous n'avons pas à nous prononcer ici, mais dont nous tiendrons le plus grand compte dans la dernière partie de cette thèse. En résumé, les leçons de M. Vulpian nous paraissent constituer le travail le plus complet et surtout le plus exact qui ait été publié jusqu'ici sur l'action physiologique du chloral.

Dans quelques mémoires étrangers, parus à peu près à la même époque, on trouve des indications très-précises sur ces troubles. C'est ainsi que Rokitansky (*Stricker's Jarbucher*, 1874) reconnaît, après Gubler, que le chloral est un poison du cœur. Mais un des premiers il nous paraît avoir bien apprécié les phénomènes consécutifs à l'injection intra-veineuse. Il déclare, en effet, que lorsqu'on injecte dans le système vasculaire une solution de chloral suffisamment concentrée, l'animal périt par arrêt du cœur, et que cet arrêt est produit par action immédiate sur l'appareil nerveux moteur du muscle cardiaque.

l'atténuation des troubles cardiaques que nous avons cru remarquer à la suite de l'association du chloral à la morphine.

Postérieurement aux leçons de M. Cl. Bernard, parut dans
la *Rivista clinica di Bologna* (1875) un travail de Tizzoni et
Fogliata, relatif aux injections intra-veineuses, et dans lequel
ces auteurs cherchent à faire ressortir les dangers de cette
méthode. Ils admettent, après Gubler, Rokitansky, que le
chloral constitue un poison primitif du cœur et peut produire la
mort par arrêt en diastole forcée ; mais que localement il agit en
provoquant une contracture de la fibre musculaire, et donne
lieu dans ces conditions à un arrêt systolique. Ces indications
sont parfaitement exactes, et nous verrons dans les chapitres
suivants que le chloral agit d'une façon toute différente sur
le cœur, suivant qu'il en atteint les éléments musculaires ou
nerveux.

La même année, fut publiée une leçon du professeur Mosso,
où l'on trouve des faits importants, relativement à l'action du
chloral sur le cœur détaché de l'animal. Le physiologiste de
Turin indique les résultats qu'il a obtenus en pratiquant des
circulations artificielles sur des cœurs de grenouilles, et constate que l'arrêt du cœur déterminé par le passage du sérum
additionné de chloral se suspend quand on fait circuler de
nouveau du sérum normal.

CHAPITRE PREMIER.

Expériences.

Nous donnerons, en commençant l'exposé de nos expériences, un spécimen complet des troubles cardiaques, respiratoires et vasculaires qui suivent presque immédiatement l'injection intra-veineuse du chloral.

On voit dans la figure suivante (fig. 82) que l'injection faite en I est suivie au bout de 9 secondes d'un arrêt complet de la respiration; les battements du cœur, ralentis à partir du même moment, se suspendent complètement pendant une demi-minute et la pression artérielle subit une chute graduelle de 15 (moyenne) à 4 C. Hg. La réparation se fait ensuite graduellement, les mouvements respiratoires reparaissent les premiers (1).

Mais cette réparation peut manquer, et l'arrêt du cœur être définitif. On observe surtout cet accident quand l'injection d'une forte dose de chloral a été faite brusquement et que l'arrêt du cœur est survenu tout d'un coup, sans être précédé du ralentissement qui s'est montré dans l'expérience que nous venons de citer.

Il était indispensable de pousser plus loin l'analyse des troubles de la fonction cardiaque et de ne pas se contenter

(1) Ces divers troubles se montrent-ils également chez l'homme? Il est permis de le supposer quoique nous ne possédions pas de renseignements bien précis sur ce sujet. Dans les observations du professeur Oré qui ont été citées dans notre résumé historique, il est indiqué que les malades soumis aux injections intra-veineuses de chloral, faites avec la prudence voulue, ont présenté des accidents analogues, gêne ou arrêt de la respiration, immobilisation du thorax, ralentissement des battements du cœur.

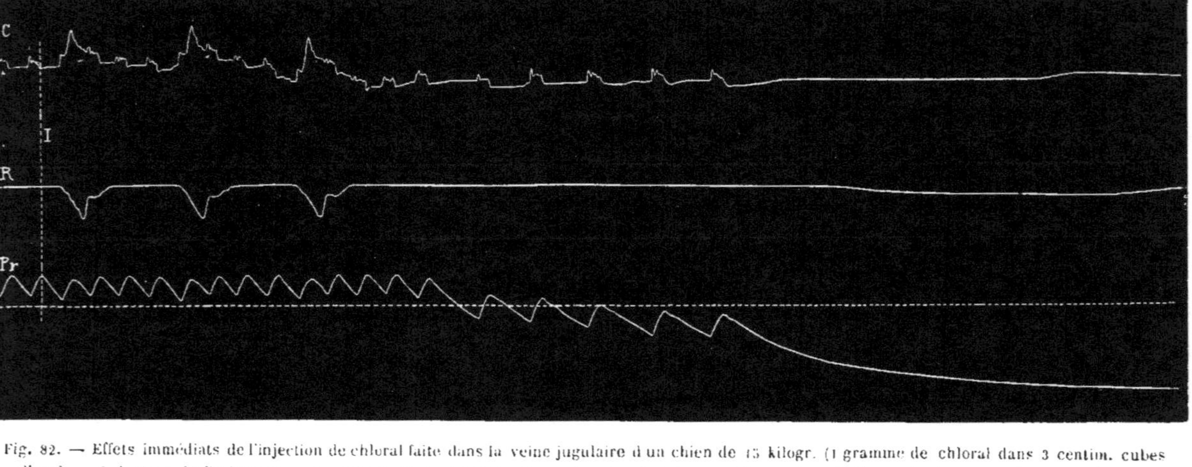

Fig. 82. — Effets immédiats de l'injection de chloral faite dans la veine jugulaire d'un chien de 15 kilogr. (1 gramme de chloral dans 3 centim. cubes d'eau). — I, instant de l'injection. — C, pulsations du cœur avec courbes respiratoires. — R, courbes de la respiration recueillies avec le pneumographe. — Pr, pression artérielle.

de noter le ralentissement ou l'arrêt des pulsations. Comment s'opère la réplétion de ce cœur ralenti ; dans quelle mesure s'opère son évacuation ? C'est à cette double question que nous allons répondre en utilisant pour la résoudre l'examen des changements du volume du cœur chez l'animal vivant.

M. François-Franck, qui a fait cette année de nombreuses expériences sur les variations du volume du cœur dans leurs rapports avec ses réplétions et ses débits, expose avec détail, dans le mémoire n° VIII, le procédé opératoire qu'il emploie et les résultats de ses recherches. Nous ne dirons donc ici que ce qui est essentiel pour l'intelligence des résultats que nous allons présenter.

Les ventricules recevant du sang pendant leur diastole augmentent de volume et occupent une plus grande partie de la cavité péricardique. Si donc on met cette cavité en rapport avec un tambour à levier inscripteur, par un tube fixé à l'extrémité inférieure du péricarde, l'augmentation diastolique de volume du cœur se traduira par une courbe ascendante dont les hauteurs successives seront proportionnelles aux gonflements graduels des ventricules, du début à la fin de leur diastole.

Réciproquement, les ventricules, évacuant pendant la systole la totalité ou une partie de leur contenu dans les artères, présentent une diminution de volume qui correspond à la quantité de sang expulsée : la courbe tracée par la plume du tambour en rapport avec la cavité péricardique est donc descendante, et exprime par la hauteur de ses ordonnées la valeur de l'évacuation ventriculaire.

Si l'on compare une série de courbes d'augmentations diastoliques de volume, on peut donc juger des réplétions du cœur dans une série de révolutions successives ; de même on peut comparer dans une série de pulsations les évacuations entre elles et apprécier les valeurs relatives des débits ventriculaires.

En appliquant ce nouveau moyen d'étude à la recherche des modifications apportées à la fonction cardiaque par l'injection de chloral, nous allons acquérir un certain nombre de

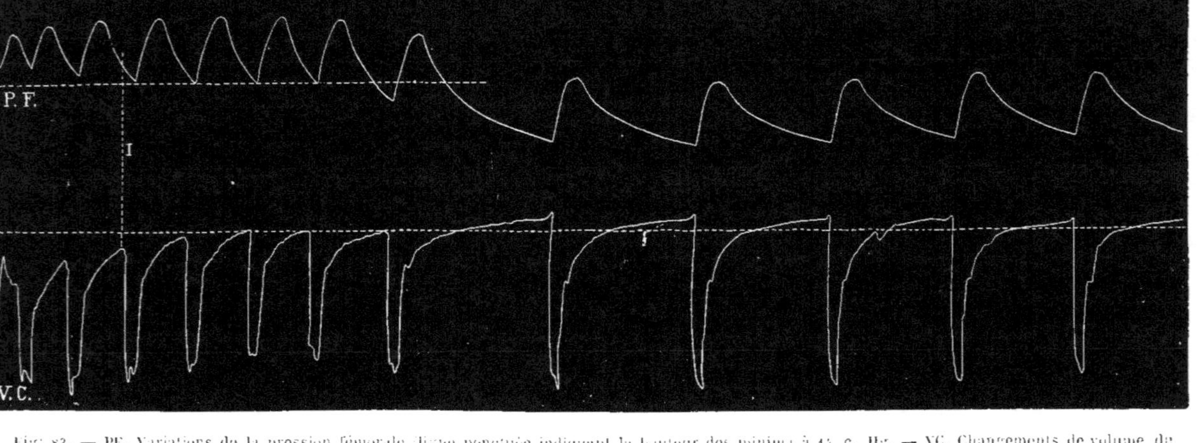

Fig. 83. — PF, Variations de la pression fémorale (ligne ponctuée indiquant la hauteur des minima à 14 c. Hg. — VC, Changements de volume du cœur avant l'injection dans la jugulaire de 1 gramme de chloral dissous dans 3 centim. cubes d'eau, les maxima des réplétions diastoliques s'inscrivent au-dessous du niveau indiqué par la ligne pointillée. Après l'injection le volume total du cœur augmente, et chaque réplétion diastolique dépasse bientôt le niveau de la ligne pointillée.

données importantes que ne nous fournissait pas l'examen des pulsations cardiaques toutes seules.

Voici le résultat de l'une des expériences faites à l'aide de ce procédé (fig. 83).

Un chien de 15 kilogrammes, ayant la moelle coupée, et soumis à la respiration artificielle, est préparé pour l'inscription simultanée des changements du volume du cœur et des variations de la pression fémorale.

L'injection dans la jugulaire de 1 gramme de chloral dissous dans 3 centimètres cubes d'eau étant faite en I, on voit le cœur se ralentir considérablement et la pression artérielle s'abaisser de 14 C. Hg. à 6 C. Hg.

En même temps qu'il se ralentit, le cœur présente une augmentation graduelle de volume qui est démontrée par l'élévation progressive des maxima des réplétions diastoliques. Avant l'injection, les réplétions étaient accusées par des courbes ascendantes n'atteignant pas la ligne pointillée de la figure; aussitôt après, cette ligne est atteinte et bientôt dépassée.

Si nous cherchons à nous expliquer comment se produit l'augmentation graduelle du volume du cœur que nous constatons ici, nous pouvons nous assurer tout d'abord que ce n'est pas par défaut d'évacuation que le cœur reste gorgé. Chacune de ses systoles, en effet, s'accompagne, comme il est facile de s'en assurer sur le tracé précédent, d'une évacuation très-notable, plus considérable même qu'avant l'injection. Mais, en considérant les phases diastoliques, nous voyons que c'est à leur grande lenteur qu'est due l'augmentation graduelle de volume observée : le sang a le temps d'affluer dans les cavités ventriculaires en plus grande quantité qu'à l'état normal.

Dans un certain nombre de cas correspondant à des injections très-brusques de fortes doses de chloral, nous notons au contraire que les systoles ne suffisent pas à vider les ventricules entre deux afflux diastoliques. Le cœur alors se gorge considérablement, et, très souvent, après cette période de distension rapide, s'arrête définitivement.

Nous donnons ici un exemple de cette phase d'engorgement précédant l'arrêt du cœur (fig. 84).

L'injection faite en I dans la jugulaire n'a produit d'effets
cardiaques qu'au bout de 14 secondes, l'animal ayant déjà
reçu 3 grammes de chloral en deux fois. Les battements du
cœur deviennent irréguliers, mais se caractérisent surtout

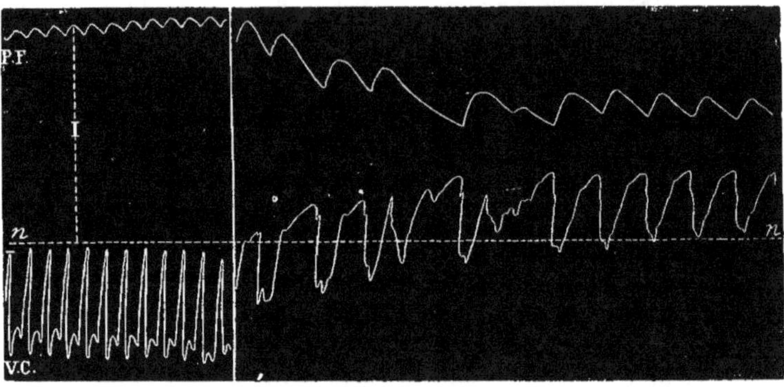

Fig. 84. — P. F. Pression fémorale. — V. C. Changements du volume du cœur .En I, injection de 2 gr. de chloral dans la jugulaire (3e injection sur le même chien de
1,5 kilogr.). — On arrête le tracé au niveau de la ligne pleine verticale; les troubles
cardiaques qu'on remarque à droite de cette ligne se sont montrés 14 secondes après
l'injection. — Engorgement graduel des cavités cardiaques; évacuations systoliques
moins complètes qu'avant l'injection.

par la diminution des évacuations systoliques. Il en résulte
que, les réplétions étant abondantes, le cœur reste gorgé, et
l'élévation des courbes des changements de volume, au-dessus de la ligne de niveau qui correspondait d'abord aux
maxima des réplétions, montre bien cet engorgement. Pendant cette période, la pression artérielle, de 17, est tombée
successivement à 8, 7, et 5 C. Hg.

Cette diminution des ondées systoliques qui entraîne d'une
part, la permanence et l'augmentation de la distension des
cavités cardiaques, d'autre part, l'abaissement de la pression artérielle, se montre très-manifeste dans le tracé suivant (fig. 85).

Nous venons de passer en revue un certain nombre de
troubles produits dans la fonction cardiaque par l'injection faite,
a peu de distance du cœur, de fortes doses de chloral. De ces
différents troubles, l'arrêt diastolique est le plus frappant.
Avant d'en étudier le mécanisme, nous devons compléter les

renseignements que nous a fournis l'exploration directe de l'organe, en montrant que les oreillettes continuent à se contracter pendant l'arrêt ventriculaire.

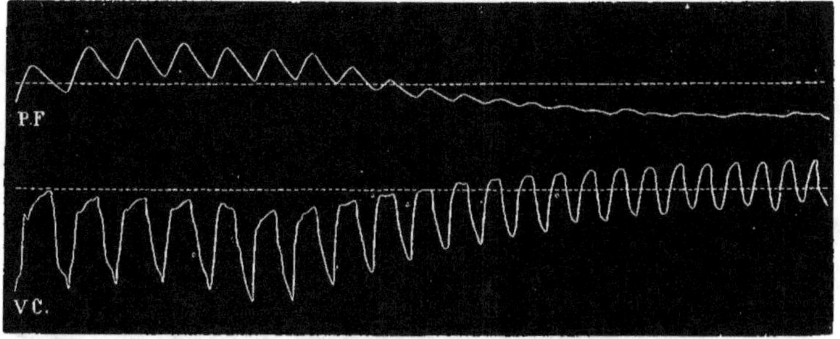

Fig. 85. — Troubles cardiaques produits par une injection de chloral 2 gr. chl., 4 gr. eau faite au début du tracé. — Chien ayant déjà reçu 5 grammes chloral. Le cœur ne se ralentit plus, mais reste gorgé (VC) et ses systoles fournissent des ondées artérielles de plus en plus faibles. — P. F., pression fémorale.

Le simple examen du cœur sur un animal à moelle coupée et soumis à la respiration artificielle, suffirait à la constatation du phénomène. Mais la démonstration en est plus précise quand on inscrit à la fois les mouvements du cœur et les variations de la pression artérielle.

C'est ce qui a été fait dans l'expérience qui a fourni le double tracé de la figure de la page suivante (fig. 86.)

On voit dans cette figure les pulsations du cœur (PC) se suspendre après l'injection de 1 gr. de chloral faite en 1 dans la veine jugulaire. — Les ventricules sont arrêtés en diastole, et s'engorgent graduellement pendant que les oreillettes continuent leurs systoles, comme l'indiquent les petits soulèvements du tracé cardiaque. Pendant ce temps-là, les artères ne reçoivent plus d'ondées, et la pression artérielle (P.F. pression fémorale) tombe sans présenter de variations.

C'est à cette persistance des systoles des oreillettes que nous devons rapporter, en grande partie, la distension graduelle déjà notée des cavités ventriculaires pendant leur arrêt diastolique.

La réparation des accidents cardiaques immédiatement consécutifs à l'injection intra-veineuse de chloral est la règle ; dans quelques conditions cependant, l'arrêt du cœur est définitif, comme nous l'avons indiqué, et cet accident survient quand on injecte rapidement une dose un peu trop forte de chloral, près du cœur, ou quand l'animal, comme l'a indiqué M. Vulpian, a une lésion valvulaire du cœur, ce qu'il n'est pas rare d'observer chez les animaux âgés.

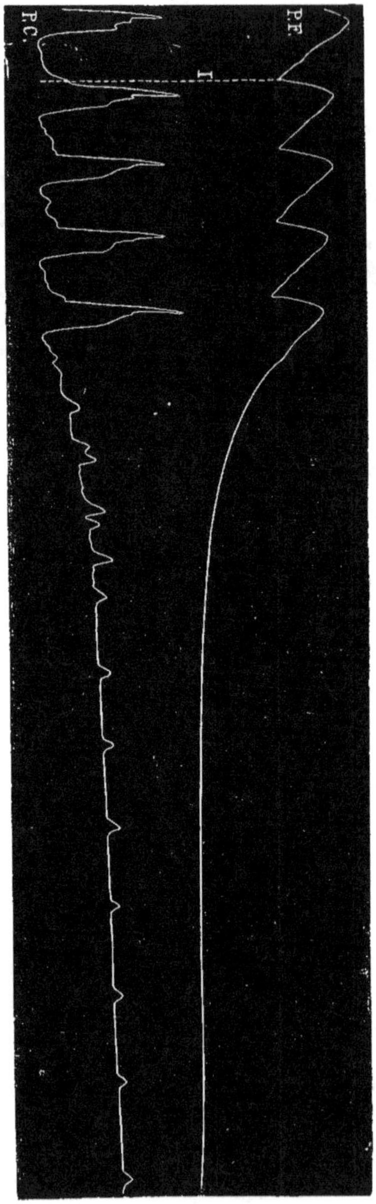

Mais à part ces cas exceptionnels, les troubles cardiaques disparaissent au bout d'un temps assez variable, et en présentant une marche souvent très-différente. Quand l'animal n'a pas encore absorbé de fortes doses de chloral, la réparation des troubles provoqués par l'injection se fait assez rapidement.

Dès que les battements du cœur reparaissent, les ondées sanguines qu'ils envoient dans les artères y relè-

Fig. 86. — PC, Pulsations du cœur, et PF, Pression fémorale. L'injection de 1 gramme de chloral sur 2 grammes d'eau est faite en I, dans la jugulaire. Après quatre pulsations, les ventricules s'arrêtent; seules les oreillettes continuent leurs systoles. La pression artérielle tombe. (Au début de l'arrêt du cœur, le tracé a été troublé par quelques mouvements de soulèvement du poumon.)

vent promptement la pression. Mais plus tard, quand le chloral absorbé a eu le temps de produire un certain degré de paralysie vaso-motrice, la pression est beaucoup plus lente à se réparer.

Cette lenteur de la réparation se voit nettement dans la figure suivante (fig. 87), et on peut la bien apprécier en comparant cette figure à celle qui la suit et dans laquelle le cœur reprend ses battements suspendus par l'excitation directe du pneumogastrique.

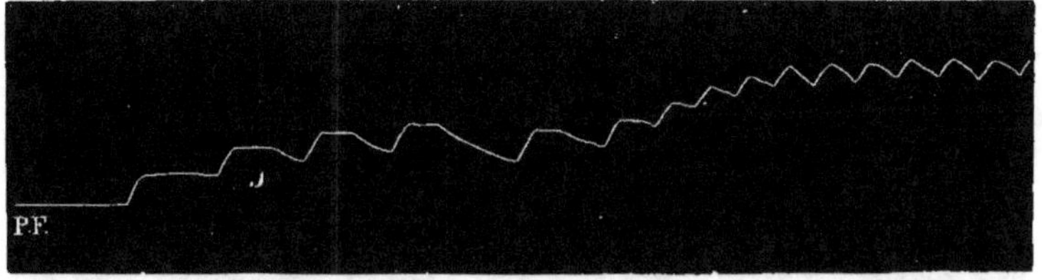

Fig. 87. — Lenteur de la réparation de la pression artérielle PF, après un arrêt du cœur produit par la 5e injection de chloral (1 gramme jugulaire

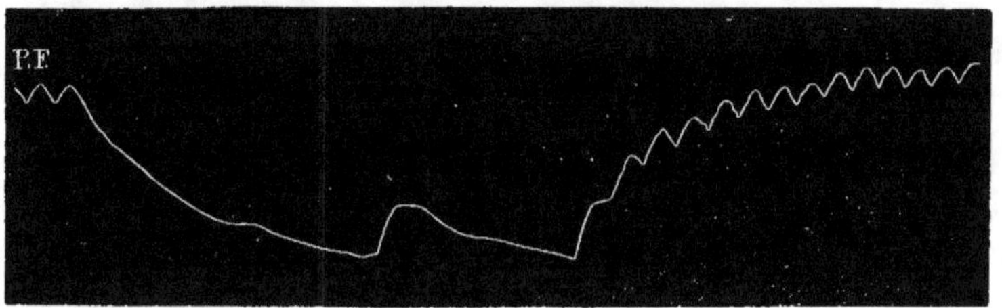

Fig. 88. — Rapidité e de la réparation de la pression artérielle PF, après l'arrêt du cœur produit par l'excitation du bout périphérique du pneumogastrique sur un animal qui n'a pas absorbé de chloral.

§ 2.

Troubles cardiaques consecutifs à l'absorption du chloral.

Il était intéressant de suivre les modifications présentées par la fonction cardiaque pendant un certain temps après la première injection de chloral. C'es ce qui a été fait dans l'expérience qui a fourni la figure 89.

La figure 89 montre toute la série des phénomènes cardiaques qu'on peut observer à la suite de l'injection intra-veineuse
de chloral. Les différentes lignes indiquées sur le tracé ont
été fournies par l'explorateur cardiaque double, après une

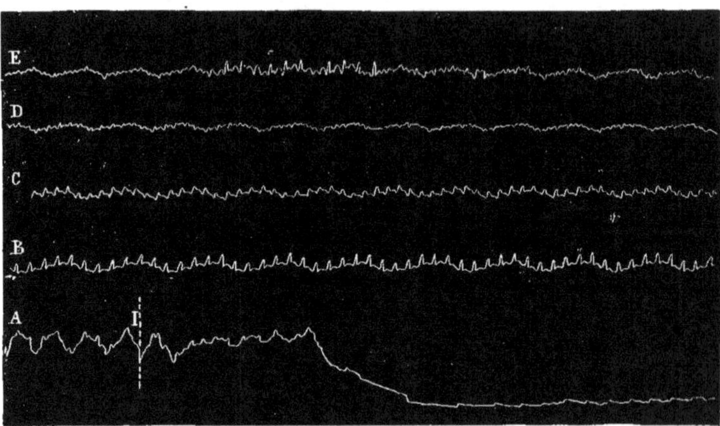

Fig. 89 — Série de modifications cardiaques et respiratoires à la suite d'une injection de
chloral (lapin).
A. Cœur et respiration avant l'injection. I. Injection 0,50 c. dans la jugulaire. Arrêt du
cœur et de la respiration.
B. Respiration régulière et très-superficielle. Battements du cœur lents, réguliers ; pul-
sations très-nettes.
C. Accélération des battements, qui en D. deviennent petits, tumultueux.
E. Irrégularités. Troubles spontanés du cœur.
(Chaque ligne est prise 1 minute après celle qui lui est immédiatement inférieure.)

injection de 50 c. de chloral pratiquée lentement dans la jugulaire d'un lapin : chaque ligne a été recueillie une minute
après celle qui lui est immédiatement inférieure. La ligne A
montre les accidents primitifs ; puis, en remontant, on voit
se succéder les phénomènes que nous ne ferons qu'indiquer,
ralentissement, régularité et énergie apparente des pulsations
cardiaques ; puis accélération des battements qui deviennent
petits, tumultueux ; enfin, au bout de plusieurs minutes (ligne E)
se montrent des troubles spontanés assez complexes sur lesquels
M. François-Franck a insisté dans le mémoire n° II : nous
renverrons pour leur étude au passage dans lequel l'auteur
traite cette question. (Mémoire II, pages 69 à 73.)

Nous nous contenterons de rappeler ici que, chez les mammifères, le cœur présente de temps en temps des séries de palpitations pendant lesquelles il reste resserré sur lui-même, comme tétanisé, et n'envoie plus de sang dans les artères. Il en résulte ce fait, si frappant dans la figure 42 (page 72), d'une grande chute de pression artérielle, sans pulsations dans les artères, pendant que les battements du cœur s'accélèrent au point de doubler de fréquence. (*Systoles avortées en série.*)

Ces troubles, consécutifs à l'absorption du chloral produite par tel ou tel procédé (injection veineuse, injection sous-cutanée, absorption par la peau), se retrouvent chez tous les animaux. Ils ne pouvaient échapper à l'attention ; aussi les voyons-nous signalés dans leur ensemble par tous les auteurs qui se sont occupés de la question.

Liebreich avait à peine découvert les propriétés anesthésiques du chloral que son attention était éveillée par ces accidents, et qu'il entreprenait sur la grenouille une série d'expériences bien souvent répétées depuis. Nous avons nous-même repris ces expériences en enregistrant les battements du cœur à l'aide de la pince cardiographique de M. Marey (1).

Si l'on injecte sous la peau de la cuisse d'une grenouille une goutte de chloral en solution concentrée, on observe, au bout d'un temps qui varie en général entre cinq et dix minutes, un ralentissement des battements. Peu considérable au début, ce ralentissement s'accentue de plus en plus, puis aboutit à un arrêt définitif en diastole ; le ventricule et l'oreillette sont gorgés de sang noir.

Tels sont les phénomènes que l'on observe sur la grenouille, non-seulement après l'injection sous-cutanée, mais encore après tous les autres modes d'introduction, par exemple à la suite de l'absorption par la peau obtenue en plongeant pendant deux heures environ l'extrémité de la patte d'une grenouille dans une solution à 1 2 d'hydrate de chloral.

Les auteurs qui ont étudié l'action du chloral absorbé par telle ou telle voie, et particulièrement M. Gubler, ont signalé le ralentissement progressif du cœur suivi d'arrêt.

(1) Voir Marey. Excitations électriques du cœur. (Travaux du laboratoire. 1876.)

C'est en effet le phénomène le plus apparent. Mais si l'on enregistre les battements pendant tout le temps de l'expérience, on ne tarde pas à s'apercevoir que depuis le moment de l'injection sous-cutanée jusqu'à l'arrêt définitif, le cœur présente, outre le ralentissement des systoles, des phases d'irrégularité très-passagères, qui avant l'application des méthodes de précision, devaient nécessairement échapper à l'observateur même le plus attentif. La figure 90, recueillie à l'aide de la pince cardiaque, sur un cylindre enregistreur animé d'un mouvement très-lent, donne une idée exacte de ces phénomènes : la ligne A représente les battements du cœur avant l'injection ; ils sont d'une régularité parfaite. La ligne B, recueillie treize minutes après l'injection sous-cutanée, montre le ralentissement survenant assez brusquement, et accompagné d'irrégularités. Enfin, les pulsations deviennent de plus en plus rares, et, en D, présentent tout à coup une période d'accélération qui persiste pendant plusieurs minutes.

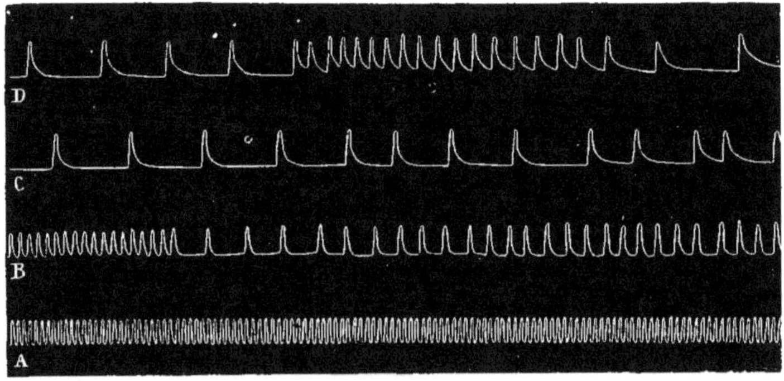

Fig 90. — Tracés de l'action du chloral en injection sous-cutanée sur le cœur de la grenouille. Rotation très-lente du cylindre.

A. Cœur avant l'injection.
B. 13 minutes après l'injection. Ralentissement brusque, irrégularités.
C. 1 heure après l'injection. Ralentissement très-prononcé.
D. 13 minutes après C. phase d'accélération.

Sur la tortue, on retrouve les mêmes accidents. On voit en outre le ventricule fournir parfois des systoles redoublées, c'est-à-dire deux systoles consécutives, et non séparées par une diastole (fig. 91).

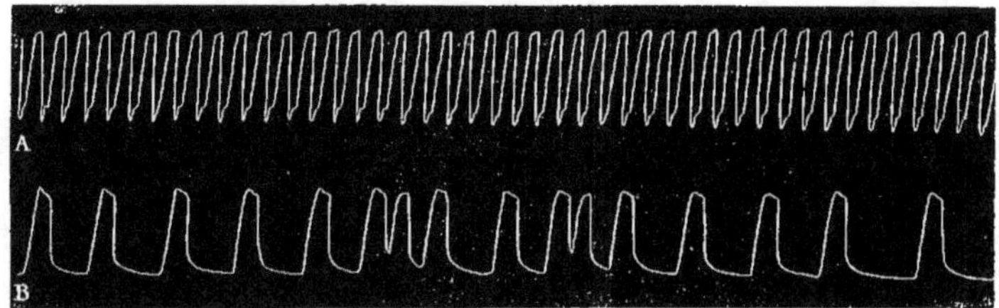

Fig. 91.   Troubles cardiaques sur la tortue après absorption du chloral

A. Battements avant le chloral.

B. Battements après le chloral. Ralentissement. Systoles redoublées.

CHAPITRE II.

**Théorie des accidents cardiaques produits par l'injection
intra-veineuse d'hydrate de chloral.**

Dans toutes les expériences qui ont été rélatées dans ce
travail, nous avons vu l'injection du chloral dans une veine
produire soit l'arrêt, soit le ralentissement des battements du
cœur, après un temps variable suivant que le point où le
chloral avait été injecté était plus ou moins éloigné du cœur.

Il était naturel de penser que la substance irritante agissait
par son contact avec l'endocarde. C'est ce que démontre l'expérience.

Si, chez un chien, on introduit par la veine jugulaire une
sonde dans le cœur droit, et que l'on pousse une injection par
cette voie, l'arrêt se produit dès que la solution arrive au contact de l'endocarde. Ce premier point nous semble donc établi sur des bases indiscutables.

Il faut chercher maintenant si le chloral agit sur les éléments nerveux de l'endocarde, ou bien sur le tissu mus-
culeux du cœur lui-même. Le plus souvent, le système nerveux
intra-cardiaque seul est intéressé.

Que l'on songe, en effet, à la rapidité de l'action, au peu
de durée des phénomènes, et l'on conviendra que le chloral
n'a pas le temps de pénétrer dans le tissu musculaire, et que si
cette pénétration était possible, l'action ne se limiterait pas à
un effet de quelques secondes de durée, mais se prolongerait
forcément jusqu'à l'élimination du poison.

D'ailleurs, dans la plupart des cas, l'arrêt se produit en

diastole, et coïncide avec un relâchement des fibres musculaires. Or, ce n'est pas ainsi que le chloral agit sur le muscle. Nous avons essayé plusieurs fois l'action du médicament en solution sur les cuisses dépouillées et le cœur de la grenouille, et nous avons constaté qu'une goutte de la solution (1/3) provoquait de la contracture musculaire. On voit en effet le muscle en expérience se raccourcir et se gonfler sensiblement, en même temps qu'il devient dur et friable. Il perd rapidement ses propriétés physiologiques ; si on le soumet à l'influence d'un courant, on voit sur le tracé chaque secousse perdre rapidement de son amplitude, si bien qu'au bout d'un temps relativement très-court, le muscle ne répond plus à l'excitation. Dans des expériences de circulation artificielle sur des muscles isolés, M. Franck a constaté ces phénomènes de tétanisation suivie de la diminution de l'excitabilité musculaire.

L'action du chloral sur le cœur mis à nu est tout à fait analogue. Chez la grenouille, les battements persistent encore pendant quelques minutes, quoique très-ralentis, puis ils finissent par s'éteindre ; le ventricule s'arrête en *systole* ; cet arrêt systolique peut être brusque si la solution est assez concentrée.

Par conséquent, dans certains cas, le chloral peut agir sur les fibres musculaires du cœur dont il provoque la contracture. Ces considérations nous donnent la clef d'un phénomène dont le mécanisme nous avait échappé au début. Toutes les fois que nous pratiquions des circulations artificielles sur le cœur isolé de la tortue, nous constations que le passage du chloral mêlé au sang provoquait un arrêt en systole, tandis que sur le chien nous avions toujours vu se produire un relâchement des parois ventriculaires, ainsi que le prouve l'étude des changements de volume. Nous croyons avoir trouvé la raison de ces résultats, en apparence contradictoires, dans la disposition anatomique. Chez la tortue, en effet, il n'existe qu'un seul ventricule ; par conséquent le chloral qui arrive dans les cavités cardiaques mêlé au sang dans une assez forte proportion, pénètre immédiatement dans les artères coronaires, et parvient ainsi au contact intime des fibres musculaires. Aussi son action est-elle immédiate et énergique ;

le ventricule entre en systole permanente, devient dur, globuleux, tandis que l'oreillette reste distendue.

Mais sur les mammifères, les phénomènes sont très-différents ; le chloral en effet ne peut agir immédiatement sur le tissu musculaire du cœur, parce qu'avant d'arriver aux artères coronaires il faut qu'il traverse le poumon, et, lorsqu'il pénètre dans l'intimité du tissu cardiaque, il est tellement dilué et y arrive en si petite quantité que son action est à peu près nulle. Il faut donc admettre que le chloral agit sur les éléments nerveux du cœur. M. Vulpian, l'un des premiers, a émis, sans la développer, cette théorie des accidents cardiaques : « Quand on fait l'injection dans une veine peu éloignée du cœur, dit-il dans ses leçons, le sang mêlé à la solution, peut, au moment où il arrive à l'organe central de la circulation, en contenir une assez grande quantité pour agir comme un excitant énergique sur l'endocarde, et il peut, à la rigueur, se produire ainsi par action réflexe passant par le bulbe rachidien ou par les ganglions cardiaques, un action d'arrêt sur les mouvements du cœur : d'où une syncope peut-être mortelle. » Il y a donc lieu de discuter si cette action réflexe, qui a pour point de départ l'endocarde, passe par le bulbe ou par le système ganglionnaire intra-cardiaque.

Pour vérifier cette hypothèse de l'excitation endocardiaque réfléchie sur l'appareil modérateur du cœur, nous avons fait deux séries d'expériences consistant, les unes à détruire le bulbe ou à sectionner les nerfs pneumogastriques pour supprimer le centre de réflexion et les voies de transmission centripète et centrifuge ; les autres à supprimer l'appareil ganglionnaire intra-cardiaque pour empêcher la production de l'acte réflexe qu'on suppose pouvoir se produire dans cet appareil. Cette suppression a été obtenue par l'empoisonnement préalable avec l'atropine, qui, comme on le sait, paralyse l'appareil modérateur du cœur.

La première série de nos expériences nous a bientôt démontré que l'hypothèse de la réflexion bulbaire était fausse ou tout au moins insuffisante. En effet, nous avons souvent essayé l'action du chloral sur des chiens dont le bulbe avait été préalablement détruit, et dont on entretenait les mouvements du cœur par la respiration artificielle. Dans tous ces cas, nous avons vu les accidents immédiats se présenter dans le même ordre et avec la même intensité. Enfin, nous avons répété l'expérience après section des deux pneumogastriques, et nous avons vu les mêmes phénomènes persister. Il est donc incontestable que si les pneumogastriques servent de voie de transmission centripète, et le bulbe de centre de réflexion à l'action réflexe ayant son point de départ dans l'endocarde, il existe une autre voie pour l'acte réflexe dont il s'agit.

Nous sommes amené, par élimination, à admettre que le chloral donne lieu à une excitation dont la sphère d'action peut ne pas dépasser le système nerveux intra-cardiaque. Le chloral possède une action irritante qui détermine localement sur les tissus des phénomènes douloureux ; il n'est donc pas étonnant qu'il agisse par son contact sur les filets nerveux sensitifs de l'endocarde, et détermine dans les ganglions intra-cardiaques une action réflexe qui retentit sur les fibres modératrices.

Cette hypothèse très-admissible n'est pas d'ailleurs une simple conception théorique ; elle a été confirmée par des expériences ayant pour but de supprimer ces centres de réflexions.

L'atropine remplit cette indication. Kenchel a démontré que cette substance absorbée à dose suffisante provoque la paralysie

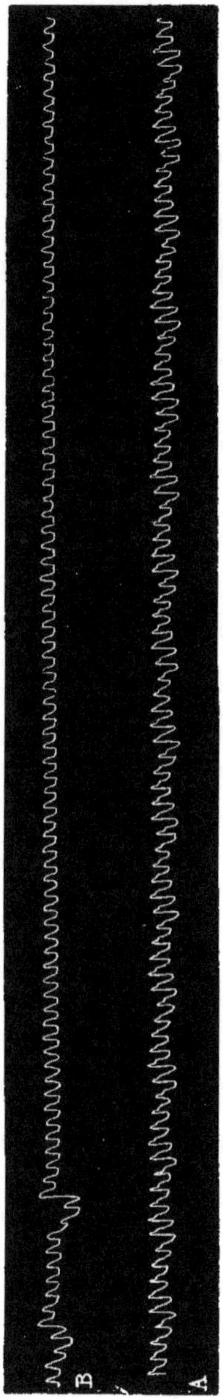

Fig. 92. — Lapin atropinisé, injection de chloral (0,50) dans la jugulaire.

A. Battements du cœur et respiration.

B. À la suite d'une injection de chloral (0,50 dans la jugulaire), on voit la respiration se supprimer tandis que les battements du cœur persistent.

des nerfs pneumogastriques ; elle agit sur les extrémités intra-cardiaques de ces nerfs, si bien que l'excitation directe par un courant, ou l'excitation réflexe par l'application de l'éponge de chloroforme sur la muqueuse nasale, ne provoquent plus l'arrêt du cœur ; l'excitabilité du bout central est au contraire conservée. Ces faits étant connus, si on soumet un animal à l'influence de l'atropine, et qu'on lui injecte ensuite par une veine une dose de chloral suffisante pour déterminer à l'état normal un arrêt complet, on voit la respiration se supprimer, mais les battements du cœur persister encore pendant longtemps. La figure 92 montre les troubles provoqués dans ces conditions par le chloral, chez un lapin. Sur la ligne B on voit l'arrêt respiratoire consécutif à une injection de chloral (0,50 c.), tandis que les battements du cœur persistent avec une grande régularité. On peut en conclure que, dans cette expérience, les filets cardiaques du pneumo-gastrique, paralysés par l'atropine, ne sont plus excitables, et, par suite, ne peuvent plus remplir leur rôle modérateur. C'est une preuve de plus en faveur de la théorie que nous avons admise pour expliquer les accidents cardiaques déterminés par le chloral.

La morphine, administrée à très-haute dose, paraît agir dans le même sens, en aboutissant à la paralysie des nerfs vagues. Il y aurait peut-être à tirer parti de l'association du chloral avec cette substance. L'expérience seule permettra de juger cette intéressante question.

Atténuation progressive des effets cardiaques par plusieurs injections successives.

Nous avons déjà signalé ce fait, que les effets cardiaques du chloral deviennent de moins en moins accusés, à mesure que l'on multiplie les injections. Nous croyons devoir revenir ici sur ce point important, car nous y voyons un phénomène tout à fait comparable à l'atténuation des effets après absorption d'un sel d'atropine ou de morphine. M. Oré avait déjà dit, sans avoir spécialement en vue les accidents cardiaques, que pour ne pas être obligé de multiplier les injections, on

peut rapidement augmenter les doses de chloral, la tolérance
s'établissant vite et bien. L'endocarde tout spécialement paraît
s'habituer, pour ainsi dire, à l'action du chloral. En effet,
lorsque après une première injection intra-veineuse, on a
observé sur un chien des accidents cardiaques primitifs très-
accusés, si l'on attend que le rhythme normal soit bien
reconstitué, et que l'on pousse alors une nouvelle injection
dans le cœur droit, on observe encore un arrêt du cœur, mais
beaucoup moins prolongé que la première fois.

Nous sommes ainsi amené à supposer ou que la sensibilité
des filets nerveux de l'endocarde est moindre pour une même
excitation, ou que l'appareil modérateur du cœur a perdu de
son excitabilité. L'expérience démontre qu'en effet les pneumogastriques sont beaucoup moins excitables qu'au moment
de la première injection ; il est facile de soumettre l'un d'entre
eux à l'excitation électrique dans ces deux instants différents
de l'expérience ; on verra que, pour une même intensité et
une même fréquence d'interruptions du courant inducteur,
l'arrêt du cœur sera plus tardif et moins complet. Sur le lapin,
sans recourir à l'excitation directe du pneumogastrique, on
peut utiliser le procédé sur lequel M. Fr. Franck a appelé
l'attention, et qui consiste à interroger l'excitabilité des nerfs
pneumogastriques en touchant légèrement les narines de
l'animal avec une éponge imbibée de chloroforme, d'ammoniaque ou d'acide acétique ; par cette épreuve, on s'assure
qu'un certain temps après la première injection de chloral,
les réactions cardiaques sont beaucoup moins intenses qu'au
moment où l'on a fait la première injection.

L'excitation directe ou réflexe des pneumogastriques montre
donc que l'excitabilité de ces nerfs est moindre qu'au début
de l'expérience, et il n'est point étonnant dès lors que la
seconde injection de chloral produise un arrêt du cœur moins
prolongé que la première, puisqu'il doit être admis que c'est
par un acte réflexe des nerfs sensibles de l'endocarde sur
l'appareil modérateur du cœur que se produisent ces arrêts.

Quand les battements ont repris une seconde fois leur régularité, une certaine quantité de chloral ayant été transportée
dans tous les tissus, si l'on interroge de nouveau l'excitabilité
des pneumogastriques par l'un des deux procédés précédem-

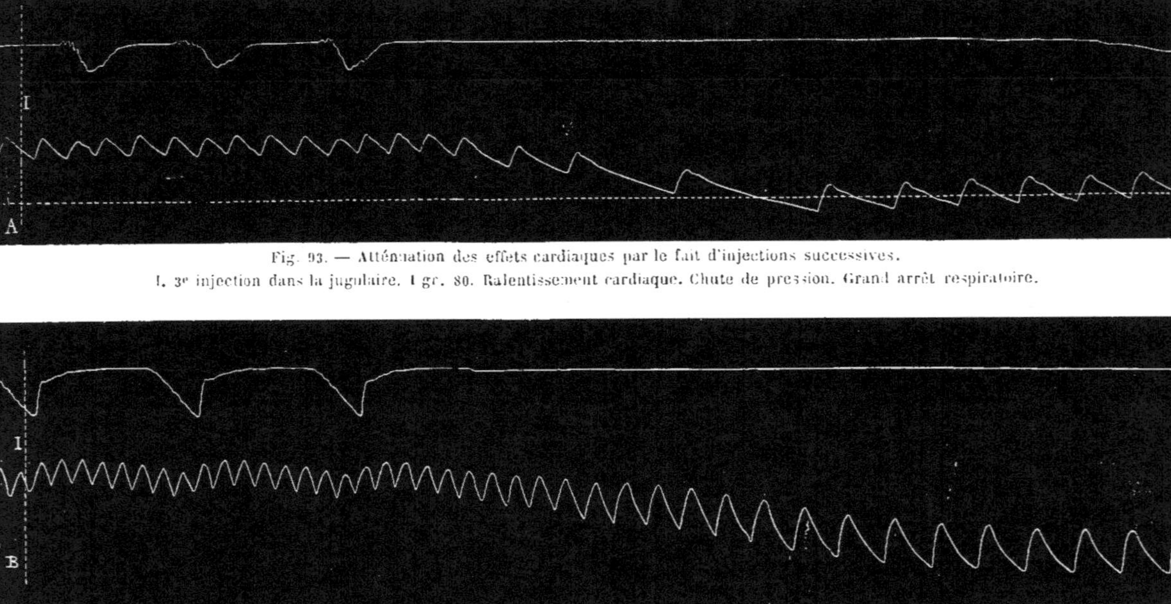

Fig. 93. — Atténuation des effets cardiaques par le fait d'injections successives.

I. 3e injection dans la jugulaire. 1 gr. 80. Ralentissement cardiaque. Chute de pression. Grand arrêt respiratoire.

Fig. 94. — Atténuation des effets cardiaques par le fait d'injections successives de chloral.

I. 4e injection (1 gr. 00, dans la jugulaire. Ralentissement et abaissement de pression moins accusés que dans la figure précédente. Grand arrêt respiratoire.

ment indiqués (excitation directe, excitation réflexe), on constate une nouvelle diminution de l'excitabilité de l'appareil modérateur du cœur.

C'est ainsi que, par degrés, se produit la paralysie des nerfs pneumogastriques, ou plutôt la paralysie de leurs terminaisons dans l'appareil ganglionnaire intra-cardiaque. Pour obtenir ce résultat, il faut pratiquer toute une série d'injections et arriver à un état de narcose chloralique absolu, état qui n'est pas sans danger pour l'animal, puisque, d'après Liebreich, le cœur n'est atteint qu'après les grands centres nerveux, cerveau et moelle épinière, alors que tout mouvement réflexe a disparu. En somme, le chloral absorbé atténue ses propres effets, en paralysant les centres de réflexion de l'excitation cardiaque ; son action est donc tout à fait comparable à celle que l'on attribue à l'atropine et peut-être à la morphine.

Les figures 93 et 94 fournissent des exemples de l'atténuation progressive des effets cardiaques. Ces deux tracés ont été fournis par le même animal qui a donné la figure 82. Si l'on compare les trois figures, on verra nettement l'atténuation de l'excitabilité réflexe dont nous venons de parler.

Voyons maintenant quelles théories les divers auteurs ont proposées pour expliquer les troubles cardiaques consécutifs. M. Gübler ne se prononce qu'avec réserves : « A dose toxique, dit-il, le chloral porte le trouble dans la circulation, et détermine la mort par l'arrêt des contractions cardiaques, non peut-être en agissant directement sur le cœur, mais plutôt par l'intermédiaire de la moelle allongée, en exagérant l'action du nerf suspensif, ou bien en épuisant l'innervation des ganglions cardiaques par un autre mécanisme qui reste à déterminer. » De son côté, M. Vulpian pense que le chloral peut agir en déterminant une excitation du bulbe rachidien ou de l'origine des nerfs vagues dans le centre bulbo-spinal. Nous avons donc cherché à vérifier cette première hypothèse, en faisant arriver au bulbe une solution très-étendue de chloral. Sur un lapin, nous avons injecté par la carotide $0^{gr},30^c$ de chloral en solution au 1/10. Nous n'avons pas observé de modifications dans le rhythme des battements du

cœur; mais au bout de quelques minutes, l'animal est mort
en présentant des troubles généraux, convulsions, etc.

Nous avons répété l'expérience sur le chien; l'animal a
survécu à une injection de 1 gramme dans la carotide; mais
il n'y a eu ni arrêt, ni ralentissement du cœur; d'où nous
croyons pouvoir tirer cette conclusion : ce n'est pas l'excitation
du bulbe par le chloral mêlé au sang qui provoque les troubles cardiaques spontanés. D'ailleurs, toutes les fois que sur
les grenouilles nous avons observé le ralentissement et l'arrêt,
nous opérions sur des animaux dont le bulbe avait été préalablement détruit. Ce n'est donc pas du côté de ce centre
qu'il faut chercher la cause des phénomènes observés.

La théorie de l'action directe du chloral sur les éléments
nerveux du cœur avait été émise par Liebreich. Il pense que
cette substance, après avoir agi sur le cerveau et la moelle,
atteint en dernier lieu les ganglions intra-cardiaques et les
paralyse; mais il admet comme peu probable une action sur
le nerf vague ou le muscle cardiaque. Il rapporte à l'appui de
son opinion des expériences minutieuses et qui semblent con-
cluantes. Après avoir profondément chloralisé une grenouille
et constaté l'arrêt du cœur en diastole, il enlève ce cœur et
s'assure qu'il ne se contracte plus sous l'influence des excitations. Il sectionne alors toute la partie du ventricule située
au-dessous des ganglions, et montre que cette partie indépendante de toute influence nerveuse a recouvré sa contractilité (1).

Il faudrait aussi, d'après M. Vulpian, tenir compte, comme
pouvant avoir une influence secondaire sur le ralentissement
des battements du cœur, de la dilatation vasculaire et de l'abaissement de pression qu'elle entraîne. Mais pour admettre cette
relation, il faudrait avoir, au préalable, démontré la subordination du ralentissement des battements du cœur à l'abaisse-

---

(1) Dans son article du *Dictionnaire encyclopédique*, M. Labbée combat
cette théorie, mais celle qu'il propose de lui substituer nous semble passible
de certaines critiques : « Il est probable, dit M. Labbée, que le chloral en
atteignant le bulbe excite le nerf vague, *le paralyse* (doses massives); d'où
résultent d'abord les battements tumultueux, puis l'arrêt complet du cœur. »
Nous ne comprenons pas comment cette paralysie des pneumogastriques
pourrait déterminer l'arrêt du cœur.

ment de la pression artérielle, théorie qui attend encore ses preuves.

Nous ne chercherons pas à présenter ici d'interprétation nouvelle pour les accidents cardiaques consécutifs : nous pensons qu'avec les données actuelles sur l'innervation intrinsèque du cœur et sur les rapports qu'ont entre eux les différents appareils ganglionnaires intra-cardiaques , ce serait ajouter inutilement une hypothèse fort discutable à celles que nous venons de citer.

CONCLUSIONS.

1. — Lorsqu'on injecte dans le système veineux d'un animal une dose suffisante d'hydrate de chloral en solution aqueuse, on voit se produire presque simultanément, du côté des fonctions cardiaque et respiratoire, des troubles qui consistent en arrets plus ou moins rapides ou prolongés (*accidents primitifs* dus au contact).

2. — Sous l'influence de la chloralisation confirmée, il se produit une série de troubles cardiaques et respiratoires différents des premiers et revenant par périodes (*accidents consécutifs* à l'absorption chloralique).

3. — Le cœur, ralenti sous l'influence de l'injection intra-veineuse de chloral, se laisse distendre considérablement dans l'intervalle des systoles.

4. — Au début du ralentissement, les ventricules évacuent tout leur contenu dans les artères ; mais bientôt les systoles deviennent de moins en moins efficaces et la distension du cœur s'accuse davantage.

5. — Pendant l'arrêt ventriculaire , les systoles des oreillettes persistent, ce qui contribue à produire l'augmentation graduelle du volume du cœur pendant l'arrêt diastolique.

6. — Les troubles se réparent d'autant plus vite qu'ils ont été moins graves. La période de réparation ne présente rien de constant dans son mode d'apparition, ses caractères et sa durée ; elle varie surtout suivant la dose injectée et la quantité de chloral préalablement absorbée par l'animal ; rapide après une première injection, elle devient lente après une série d'injections successives.

7. — Le chloral agit par son contact immédiat avec la paroi interne du cœur droit.

8. — Il excite les filets nerveux sensibles de l'endocarde, et détermine dans les ganglions intra-cardiaques une action réflexe qui retentit sur les fibres modératrices des pneumogastriques, d'où arrêt du cœur en diastole.

9. — Sur le cœur isolé de la tortue terrestre, on observe, en faisant passer un courant de sang chargé de chloral, un *arrêt systolique*. Le chloral, pénétrant immédiatement dans les artères coronaires à sa sortie du ventricule qui est simple, agit directement sur les fibres musculaires dont il provoque la contracture, comme il produit celle des muscles dans les artères desquelles il est directement injecté.

11. — Le chloral détermine peu à peu la paralysie des extrémités périphériques des pneumogastriques, d'où atténuation des accidents cardiaques à mesure que les injections se multiplient.

11. — Les troubles cardiaques consécutifs sont très-variables ; le plus souvent ils sont caractérisés par une période de ralentissement, suivie d'irrégularités. Chez les mammifères, on observe souvent des périodes de systoles avortées, avec grande chute de pression, et disparition des pulsations artérielles.

VIII

RECHERCHES SUR LES CHANGEMENTS DE VOLUME DU CŒUR DANS LEURS RAPPORTS AVEC LA RÉPLÉTION ET LE DÉBIT VENTRICULAIRES,

par le Dr FRANÇOIS-FRANCK.

INTRODUCTION ET PLAN DU MÉMOIRE.

Ce travail contient une série de recherches sur les changements de volume et les débits du cœur, étudiés sur le cœur isolé soumis à une circulation artificielle, sur le cœur de l'animal vivant, et sur l'homme dans les conditions normales et dans quelques cas pathologiques (1).

La question du débit ventriculaire à chaque systole du cœur ne peut être résolue d'une façon absolue : le cœur, en effet, n'a pas un débit uniforme, il a des débits qui sont variables suivant l'état de la circulation périphérique qu'il règle, et dont il subit l'influence. Ce qu'il faut étudier, ce sont ces débits relatifs.

La comparaison des évacuations ventriculaires, fondée sur la comparaison des diminutions de volume du cœur pendant la systole, me parait devoir fournir d'utiles renseignements sur la manière dont s'accomplit la fonction cardiaque.

(1) Les résultats de ces recherches ont été communiqués à la Société de biologie dans les séances des 12, 19, 26 mai 1877, et résumés à l'Académie des sciences dans une note présentée par M. le professeur Cl. Bernard le 28 mai 1877.

Par exemple, après la double section des pneumogastriques et pendant l'excitation des nerfs accélérateurs, la fréquence des battements du cœur s'accroît : mais dans le premier cas la pression artérielle s'élève considérablement, dans le second elle conserve sa valeur première ou n'augmente que très-peu, quelquefois même s'abaisse légèrement. L'étude des changements de volume du cœur nous fournit seule l'explication de cette différence, en nous montrant qu'après la section des pneumogastriques, *chaque systole du cœur accéléré débite autant* que chacune des systoles normales, qu'au contraire pendant l'excitation des nerfs accélérateurs, *chaque systole débite moins* qu'à l'état normal.

Dans les expériences sur les poisons qui troublent la fonction cardiaque ou la circulation périphérique, cette même méthode d'étude complète les renseignements fournis par l'exploration simultanée des variations de la pression artérielle et des pulsations du cœur.

Chez l'homme atteint de lésion valvulaire, l'étude de la pulsation cardiaque, faite au point de vue des indications des changements de volume du cœur, nous permet de juger comment s'opèrent la réplétion et l'évacuation ventriculaires, etc.

On pourra donc utiliser dans un grand nombre de circonstances les données qui sont exposées dans ce mémoire, et ce sera peut-être une nouvelle ressource à ajouter à nos moyens d'étude actuels.

Dans le cours de ce travail, j'aurai l'occasion de discuter les résultats des expériences qui ont été récemment publiées par M. Regnard (1) sur les indications graphiques fournies par l'exploration des pressions de l'air dans la cavité buccale chez l'homme ; je pourrai montrer, en comparant ces indications à celles que fournit l'exploration simultanée des pulsations du cœur et du pouls artériel, que les courbes attribuées par l'auteur au choc du cœur sur le poumon, sont au contraire l'expression d'un rappel d'air dans le poumon au moment de la systole ventriculaire.

L'occasion de vérifier sur l'homme lui-même les résultats des expériences faites sur les changements de volume du

____

(1) Regnard, *Revue mensuelle de médecine et de chirurgie*, avril 1877.

cœur chez les animaux, m'a été offerte au mois de juillet
dernier : sur une femme atteinte d'ectopie congénitale du
cœur et dont je rapporte l'histoire complète dans le mémoire
n° XII, j'ai pu introduire dans un appareil à déplacement la
portion ventriculaire du cœur qui faisait saillie à l'épigastre,
et enregistrer les changements de volume des ventricules aussi
facilement que chez les animaux dont on explore les variations
de volume du cœur à l'intérieur du péricarde.

PLAN DU MÉMOIRE.

I. — J'indiquerai dans un premier chapitre les résultats
de l'exploration des changements de volume et des débits du
cœur sur le cœur isolé de la tortue, soumis à une circulation
artificielle : cette étude préliminaire montrera qu'on est en
droit de conclure de diminution de volume du cœur pendant
la systole au débit ventriculaire.

II. — Un second chapitre comprendra l'exposé des procédés opératoires et de la disposition des appareils pour
l'étude des changements de volume du cœur, chez les animaux, à l'aide de l'exploration intra-péricardique.

III et IV. — Des expériences sur les troubles apportés à la
fonction cardiaque par des influences mécaniques et nerveuses
agissant directement ou par voie réflexe sur le cœur seront
relatées dans les IIIe et IVe chapitres.

V. — L'étude des variations de la pression de l'air dans la
trachée, sous l'influence des changements du volume du cœur,
fera l'objet du chapitre V.

VI. — Dans le VIe chapitre, j'indiquerai les résultats des
observations sur les changements de volume du cœur chez
l'homme, soit à l'aide de l'exploration trachéale, soit au moyen
de la cardiographie ordinaire (1).

(1) J'ai été particulièrement aidé dans mes expériences par mon ami F. La-
lesque, externe des Hôpitaux et élève du Laboratoire. Je suis heureux de lui
adresser ici tous mes remerciements.

I.

Changements de volume et débits du cœur isolé, soumis à une circulation artificielle.

Cette étude préliminaire est destinée à établir expérimentalement le principe de toutes les recherches qui seront exposées dans la suite de mon travail : « on peut conclure de la « diminution de volume du cœur pendant sa systole au débit « ventriculaire ; on peut conclure de l'augmentation diasto- « lique de volume au degré de réplétion. »

Dans les expériences sur le cœur de tortue isolé, la démonstration directe est facile parce qu'on peut mesurer et comparer les débits et les réplétions ; mais chez les animaux vivants, le débit du cœur ne peut être directement déterminé, non plus que sa réplétion. Il était donc important de bien établir, dès le début, le rapport indiqué plus haut, et c'est à cette démonstration que tendent les expériences indiquées dans le présent chapitre.

Dans ces premières recherches, j'ai uniquement employé le cœur de la tortue terrestre.

M. Marey avait déjà étudié les changements de volume du cœur isolé, à l'aide du procédé suivant (1) :

Le cœur préalablement enlevé avec les gros vaisseaux afférents, était mis en rapport avec un réservoir de sang défibriné dont il recevait, sous une pression qu'on faisait varier, l'afflux sanguin par une oreillette liée sur une canule de verre. L'une des artères aortes était liée sur une autre canule, et déversait, par un tube aboutissant à un ajutage de calibre variable, le sang qu'expulsait le ventricule.

____

(1) V. Marey, De la pulsation du cœur, _Comptes Rendus des travaux du laboratoire_. 1ʳᵉ année, 1875.

Ainsi préparé, le cœur était suspendu dans une petite éprouvette dont le bouchon laissait passer les canules afférente et efférente ; en outre, un tube à air établissait la communication entre la cavité de l'éprouvette et celle d'un tambour à levier inscripteur. A chaque diastole, le cœur relâché, recevant le sang du réservoir, se dilatait, augmentait de volume, et l'air ainsi comprimé mettait en mouvement la plume du tambour inscripteur : une courbe ascendante correspondait à la réplétion diastolique.

Pendant la systole, le cœur évacuant son contenu, diminuait de volume, et déterminait autour de lui, ainsi que dans le tambour inscripteur, une aspiration d'air qui se traduisait sur le tracé par une courbe descendante (évacuation).

J'ai employé le même procédé dans quelques expériences ; mais, le plus souvent, au lieu de laisser le cœur suspendu par sa base au bouchon de l'éprouvette remplie d'air, je l'ai plongé dans un liquide indifférent, à une température déterminée, dans l'huile, comme l'avait fait Mosso dans ses expériences sur le rein.

Pour obtenir les indications des changements du volume du cœur, la cavité de l'éprouvette a été mise par son extrémité inférieure en communication avec une ampoule de verre arrivant à la hauteur du bouchon.

Le niveau de l'huile était le même dans ces deux vases communiquants, pendant l'immobilité du cœur. Au moment de la diastole, ce niveau s'élevait dans l'ampoule et produisait une compression d'air au-dessus de lui. On transmettait ainsi le mouvement à un large tambour à levier inscripteur n'offrant pas de résistance élastique dont on dut tenir compte, et on obtenait une courbe ascendante dont les ordonnées étaient proportionnelles aux valeurs successives de l'augmentation graduelle du volume du cœur, depuis le début jusqu'à la fin de sa réplétion.

Le niveau de l'huile s'abaissant dans l'ampoule quand la systole du cœur succédait à la diastole, la raréfaction d'air qui en résultait déterminait le rappel de la plume inscrivante, et une courbe descendante était tracée ; cette courbe s'abaissait d'autant plus rapidement que l'évacuation s'opérait plus vite, et elle atteignait un niveau d'autant plus inférieur

que l'évacuation était plus complète : j'avais ainsi un premier
moyen de juger de la valeur plus ou moins grande du débit
ventriculaire.

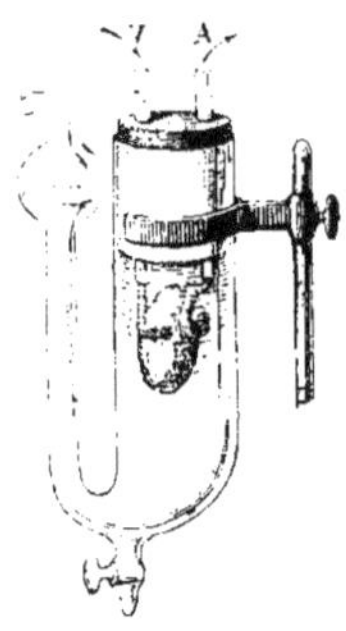

Fig. 95. — Appareil à
déplacement pour l'étu-
de des changements de
volume du cœur isolé :
V, tube d'afflux ; — A,
tube d'écoulement arté-
riel.

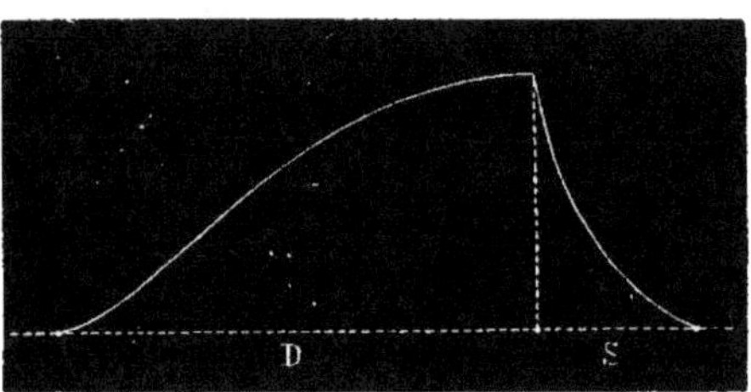

Fig. 96. — Courbes obtenues avec l'appareil à déplacement : D, augmentation de volume pendant la diastole ;
S, diminution de volume pendant la systole.

Mais cette valeur du débit devait être directement déterminée ; il fallait, de plus, comparer entre elles les ondées successives envoyées par le ventricule, et ne point se contenter
d'une courbe générale représentant la valeur totale d'un grand
nombre d'ondées ventriculaires. Pour obtenir ces indications
rhythmées avec les systoles, j'ai choisi un dispositif fort simple
que chacun peut construire aisément.

Le tube par lequel le sang sort du cœur est muni à son
extrémité libre d'une canule d'un diamètre restant fixe à tous
les instants de l'expérience. Ce tuyau d'écoulement amène le
sang dans l'une des branches d'un large tube en U ; l'autre
branche, dans laquelle le niveau du sang s'élève à mesure que
s'opère le déversement dans la première, est munie à son extrémité supérieure d'un bouchon traversé par un tube de verre
qui est mis en communication avec un large tambour à levier
inscripteur. L'inscription des élévations successives de niveau
qui correspondent aux écoulements rhythmés produits par

les systoles, est recueillie à côté de celle des changements de
volume du cœur (1).

En outre de cette double inscription des volumes et des dé-

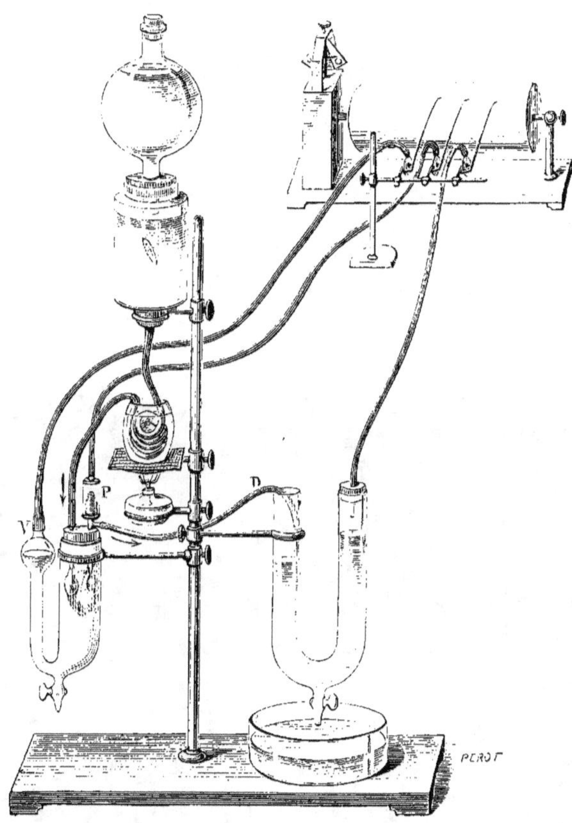

Fig. 97. — Appareil à circulation artificielle pour le cœur de tortue isolé. Le sang défibriné arrive au cœur, sous pression constante, par un tube de caoutchouc interrompu sur
son trajet par un serpentin métallique qui permet le chauffage du sang veineux. Le
cœur chasse le sang dans le tube D qui porte à son origine un explorateur de la
pression artérielle P. Les changements de volume du cœur sont exprimés par les
déplacements du niveau de l'huile en V, et s'inscrivent à côté des variations de la
pression et des courbes des débits successifs.

(1) L'élévation du niveau dans la branche du tube en U opposée à celle où
se fait le déversement, serait toujours correspondante à l'élévation du niveau
dans cette dernière branche si l'air n'était pas comprimé par l'ascension de la
colonne liquide. On pouvait parer à ce léger inconvénient en égalisant à peu

bits, j'ai recueilli les tracés simultanés des variations de la pression artérielle en plaçant sur le trajet du tube afférent, et près du cœur, un *sphygmoscope* très-sensible.

L'appareil complet est représenté dans la figure de la page précédente.

On voit dans le tableau d'ensemble présenté figure 98 les rapports qu'affectent entre elles les courbes simultanément recueillies des changements de volume du cœur V, du débit D et de l'augmentation de pression P, correspondant à la systole S.

La comparaison des quantités de sang débitées par le cœur, et des quantités de liquide rappelées dans l'appareil à déplacement au moment des systoles, établit ce principe, théoriquement évident, que nous sommes autorisés à *juger des débits par les diminutions systoliques du volume du cœur* (1).

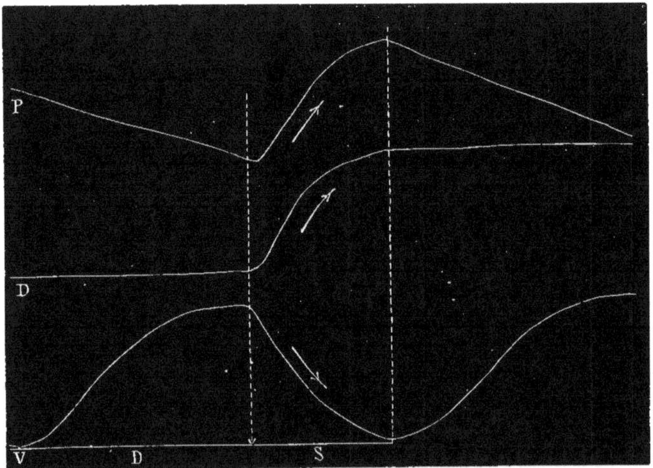

Fig. 98. — Courbes fournies par l'appareil précédent. Pendant l'augmentation diastolique du volume du cœur V D le débit est nul D, la pression artérielle tombe.

Pendant la diminution systolique du volume du cœur S. l'ondée ventriculaire fait monter la courbe des débits (flèche de la ligne D) et la courbe des pressions (flèche de la ligne P).

près les pressions de l'air dans les deux branches par la clôture de celle où se fait le déversement, mais on courait le risque de créer dans cette dernière une pression d'air graduellement croissante qui aurait constitué, à un moment donné, un obstacle sérieux à l'écoulement du sang artériel.

(1) Dans l'expérience qui a fourni le triple tracé de la fig. 98, les ordonnées

C'est sur cette donnée, que j'ai tenu à établir expérimentalement, que nous ferons reposer, dans la suite de ce travail, l'évaluation des débits successifs du cœur dans une série de systoles.

Réciproquement nous pourrons conclure des augmentations diastoliques de volume aux réplétions du cœur.

Il sera facile, en tenant compte de ces deux notions préalables, de préciser mieux que nous n'avons pu le faire jusqu'ici les troubles de la fonction cardiaque chez les animaux et chez l'homme.

négatives de la courbe de diminution systolique du volume du cœur auraient été égales aux ordonnées positives de la courbe du débit, si une certaine quantité du sang lancé par le ventricule n'avait pas été employée à la dilatation de l'ampoule du sphygmoscope. C'est en effet ce que montre l'expérience faite sans interposer de sphygmoscope entre le cœur et l'orifice d'écoulement.

II

Changements de volume et débits du cœur chez l'animal vivant, étudiés à l'aide de l'exploration intra-péricardique.

Nous avons vu dans le chapitre Ier les changements de volume du cœur de la Tortue s'opérer dans un vase clos ne communiquant avec l'extérieur que par le tube de transmission du tambour à levier inscripteur.

Il est facile d'utiliser chez les animaux, chez le chien particulièrement, la cavité du péricarde, complétement close de toutes parts, comme appareil à changements de volume : il suffit pour cela de fixer a la partie inférieure du péricarde un tube de verre que l'on fait communiquer avec un tambour à levier inscripteur. Les variations de la pression de l'air dans la cavité du péricarde, produites par les gonflements diastoliques et les resserrements systoliques du cœur, se transmettent à l'appareil inscripteur et fournissent les courbes que nous présenterons tout à l'heure.

Mais, de même que nous avons exploré les changements de volume du cœur de la Tortue en plongeant l'organe dans un liquide indifférent (l'huile de lin, par exemple), de même nous pouvons évaluer les variations du volume du cœur du chien en transformant son péricarde en appareil à déplacement.

Quoique l'étude des changements de volume du cœur immergé au sein d'un liquide soit avantageuse en quelques points, par exemple pour démontrer directement la variation du ni-

veau du liquide et pour évaluer par la quantité déplacée les
quantités de sang reçues et expulsées, j'ai reconnu à ce procédé certains inconvénients pratiques qui me l'ont fait repousser comme procédé habituel (1).

C'est donc presque exclusivement l'exploration des variations de la pression de l'air dans le péricarde qui nous a permis d'étudier les variations du volume du cœur sur l'animal
vivant.

PROCÉDÉ OPÉRATOIRE.

L'animal, le chien, dans presque toutes nos expériences, est profondément curarisé ou a subi la section sous-bulbaire de la moelle. Il est
soumis à la respiration artificielle. L'ouverture du thorax s'opère sans
hémorrhagie avec le thermo-cautère Paquelin, en sectionnant les arcs
costo-cartilagineux de chaque côté, au niveau des articulations chon-
dro-costales. Si quelque vaisseau artériel un peu important était lésé, la
ligature des deux mammaires, faite en conduisant une aiguille courbe
sur le doigt, suffit presque toujours à arrêter l'écoulement du sang. La
section des muscles intercostaux avec le thermo-cautère, et des extrémités supérieures des muscles droits de l'abdomen, supprime l'écoulement du sang, soit par les intercostales, soit par les branches anasto-
motiques des mammaires internes avec les épigastriques et lombaires.
Quand le plastron est enlevé, le péricarde apparaît, appliqué sur le
cœur dans toute son étendue, sauf à sa partie inférieure où il se jette
sur le centre du diaphragme. Il existe, un peu au-dessus de cette insertion diaphragmatique, un intervalle de deux ou trois centimètres
dans lequel la paroi du péricarde n'est pas en contact avec la pointe
du cœur, même dans les grandes diastoles. C'est à ce niveau qu'on doit
saisir la paroi antérieure du péricarde et y pratiquer une petite boutonnière par laquelle on insinue l'extrémité légèrement évasée d'un tube
de verre. On a soin que ce tube soit taillé en biseau mousse, ou présente une échancrure de façon, à ce que la paroi ventriculaire ne puisse
jamais venir s'appliquer sur l'orifice et l'obstruer pendant une

(1) L'injection d'huile dans la cavité du péricarde ne trouble pas le rhythme du
cœur à la condition que ce liquide soit à une température voisine de celle du
cœur, et que le tube vertical dans lequel s'opèrent les changements de niveau,
ne s'élève pas à une trop grande hauteur. Si l'on faisait supporter au cœur la
pression d'une colonne d'huile ayant plus de quelques centimètres, on modifie-
rait la circulation intra-cardiaque en créant une contre-pression extérieure qui
gênerait l'afflux du sang veineux dans les oreillettes : j'insiste, dans le mémoire IV, sur ces effets des contre-pressions exercées dans le péricarde, et je justifie par des preuves expérimentales la réserve que je ne fais qu'indiquer ici.

diastole un peu profonde. Le tube étant placé dans la boutonnière du péricarde et débordant très-peu en dedans, on jette un fil sur le rebord de l'orifice du péricarde qu'on a légèrement remonté le long du tube ; cette première ligature est consolidée par une seconde qui embrasse l'extrémité inférieure du sac péricardique et se réfléchit autour de l'étranglement que présente le tube explorateur.

Après s'être assuré que la clôture est bien hermétique, on place la canule d'un manomètre à transmission dans l'artère fémorale pour inscrire les variations de la pression artérielle en même temps que les changements de volume du cœur.

Mais il est très-important de recueillir en même temps que ces deux graphiques ceux des pulsations du cœur. A cet effet, on peut glisser au-dessous du cœur un explorateur en forme de cuvette fermée par une membrane de caoutchouc que fait un peu saillir un faible ressort-boudin placé à l'intérieur. La cavité de cet explorateur communique avec un troisième tambour à levier inscripteur au moyen d'un petit tube métallique recourbé à angle droit, et servant en même temps à maintenir fixé le petit appareil entre la face postérieure du cœur et la face antérieure de la colonne vertébrale. Le cœur, par son poids, tend à occuper la partie postérieure du péricarde, l'animal étant couché sur le dos ; par conséquent, l'explorateur, placé entre cette paroi postérieure du sac péricardique et la face antérieure de la colonne vertébrale, se trouve constamment en contact avec la région ventriculaire.

Mais un grand perfectionnement consiste à recueillir simultanément, à l'aide de deux explorateurs indépendants, les pulsations du ventricule droit et celles du ventricule gauche. Non-seulement on peut s'assurer ainsi du synchronisme constant des deux ventricules même dans les plus grands troubles du rhythme qu'on peut provoquer, mais il est facile de suivre les modifications que présente la circulation dans l'un et l'autre ventricules et de les comparer entre elles. Cette dissociation est d'autant plus nécessaire que l'exploration des pressions de l'air dans la cavité du péricarde ne nous renseigne que sur les changements du volume total du cœur, sans que nous puissions distinguer ce qui revient au cœur droit de ce qui revient au cœur gauche.

La figure suivante (fig. 99) montre le triple tracé recueilli dans les conditions que je viens d'indiquer.

A titre de renseignement complémentaire, je donne ensuite (fig. 100) un double tracé des changements de volume du cœur et des variations de la pression fémorale.

Le fait immédiatement important à signaler c'est l'*alternance* qui existe entre les courbes des pulsations et celles des changements de volume. Quand les ventricules, en devenant durs

et globuleux pendant leur systole, donnent la courbe ascendante qui caractérise la pulsation, ils évacuent leur contenu

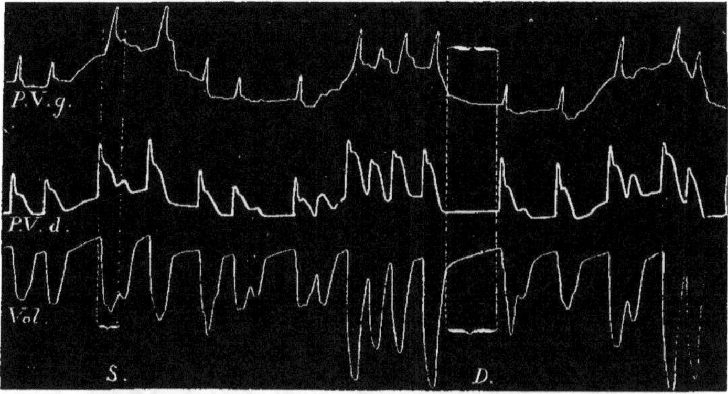

Fig. 100. — Superposition des courbes correspondant aux changements de volume
du cœur (ligne V), aux pulsations du ventricule droit V D et du ventricule gauche
VG. — On voit chaque systole S, accusée sur les lignes des pulsations PD — PG
par une ascension de la courbe (durcissement systolique), se traduire sur la ligne des
changements de volume VC par un abaissement du tracé (évacuation dans les artères). — La réplétion diastolique D correspond à une forte élévation de la courbe des
volumes qui commence au début même du relâchement ventriculaire.

dans les artères et cette diminution de leur volume s'accuse
par l'abaissement des courbes sur la ligne des volumes.

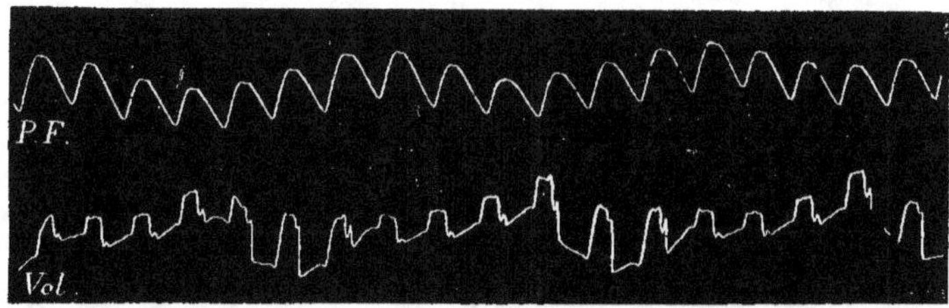

Fig. 101. — Changements de volume du cœur (ligne Vol) et variations de la pression
fémorale (P F).

Chaque pulsation artérielle correspond à la diminution systolique du volume du cœur
sur le début de laquelle elle retarde un peu. Ici la superposition laisse à désirer et
les courbes de pression doivent être légèrement reportées vers la droite.

D'après les résultats que nous ont fournis les évaluations
du débit sur le cœur isolé, nous savons que ces débits sont

proportionnels aux diminutions systoliques du volume du cœur. Sans chercher à préciser les quantités de sang lancées à chaque systole, nous pouvons donc établir une comparaison entre les débits successifs des ventricules en comparant les hauteurs des ordonnées qui correspondent aux diminutions de volume du cœur dans une série de systoles.

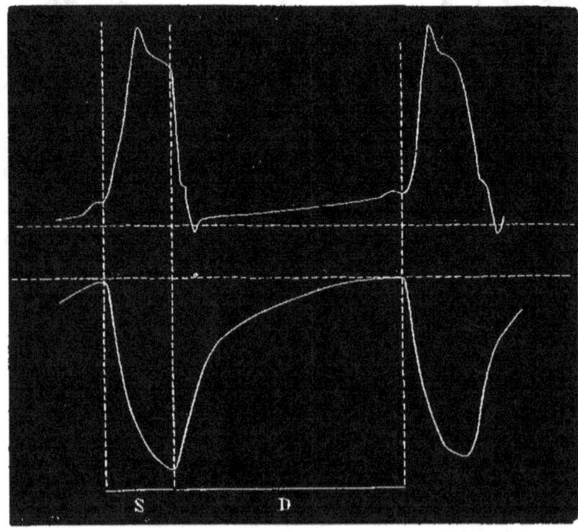

Fig. 102. — Schéma de l'opposition des courbes des pulsations du cœur (ligne supérieure) et des courbes des changements de volume (ligne inférieure). D, période de réplétion diastolique (augmentation de volume). S, durcissement systolique (diminution de volume).

Nous pouvons donc poser ici cette règle générale, dont il y aura souvent à faire l'application dans les expériences qui vont suivre :

Dans une série de systoles, les quantités de sang envoyées dans les artères ne sont pas toujours semblables ; l'amplitude des courbes des diminutions systoliques du volume du cœur variant dans la série, nous pouvons en déduire des variations dans le débit et comparer ces variations entre elles.

III

Expériences sur les modifications apportées au débit du cœur par des influences mécaniques et nerveuses.

Influences mécaniques agissant sur le débit des ventricules : § 1, par obstacle à l'écoulement du sang artériel; § 2, par obstacle à l'afflux du sang veineux.

§ 1. OBSTACLE A L'ÉCOULEMENT DU SANG ARTÉRIEL.

L'évacuation du ventricule gauche et celle du ventricule droit ont été modifiées dans deux séries d'expériences indépendantes ; dans une autre série, l'obstacle a porté sur les artères des deux ventricules simultanément.

Dans tous les cas on explorait en même temps les changements de volume du cœur à l'intérieur du péricarde et les pulsations ventriculaires (1).

Compression de l'aorte. — L'aorte est comprimée au-dessous du diaphragme : l'anse d'un serre-nœud ayant été au préalable

---

(1) Je ne veux point compliquer cet exposé en indiquant les phénomènes observés du côté de la pression artérielle quand on gêne le débit des ventricules. Aussi passerai-je sous silence les résultats assez complexes que fournit l'exploration simultanée de la pression, sauf à y revenir plus tard.

glissée au-dessous de l'artère, deux tours de vis la réduisent de moitié. En diminuant ainsi le calibre du vaisseau, on met obstacle à l'écoulement du sang aortique dans les réseaux abdominaux ; quoique la compensation tende à s'établir par les réseaux des branches de l'aorte situées au-dessus du point comprimé, cette compensation ne pouvant être que tardive, il en résulte une gene considérable au débit du ventricule gauche ; de proche en proche, l'obstacle au débit du ventricule gauche retentit sur le débit du ventricule droit et il en résulte l'augmentation du volume total que nous remarquons dans la figure 103 pendant tout le temps que dure la compression de l'aorte.

Effets du resserrement des vaisseaux périphériques. — Ce qui s'observe dans l'expérience de la compression partielle de l'aorte, nous fait pressentir l'effet produit sur le débit du cœur gauche par le resserrement vasculaire plus ou moins étendu.

Ce resserrement des vaisseaux périphériques peut être déterminé expérimentalement par l'excitation vaso-motrice directe ou réflexe. L'excitation du bout périphérique des nerfs splanchniques constitue un bon moyen de produire un effet analogue à celui de la compression de l'aorte ; elle est préférable, au point de vue où nous sommes placé, à l'excitation directe de la moelle qui entraînerait des contractions musculaires violentes et retentirait sur le cœur lui-même : nous sommes sûr de localiser l'effet de l'excitation aux vaisseaux des réseaux abdominaux en nous adressant aux bouts périphériques des nerfs splanchniques.

Dans ces conditions, l'exploration des changements de volume du cœur fournit des résultats tout à fait analogues à ceux qui viennent d'être signalés à propos de la compression de l'aorte au-dessous du diaphragme : *augmentation du volume du cœur tant qu'on maintient l'obstacle à l'écoulement du sang aortique dans un département vasculaire important ; ralentissement des battements du cœur.*

Nous pouvons admettre, comme corollaire des faits qui précèdent, que toutes les influences capables de produire un resserrement vasculaire étendu agissent dans le même sens que la compression de l'aorte et que le spasme des vaisseaux produit par l'excitation de nerfs vaso-moteurs importants. L'ac-

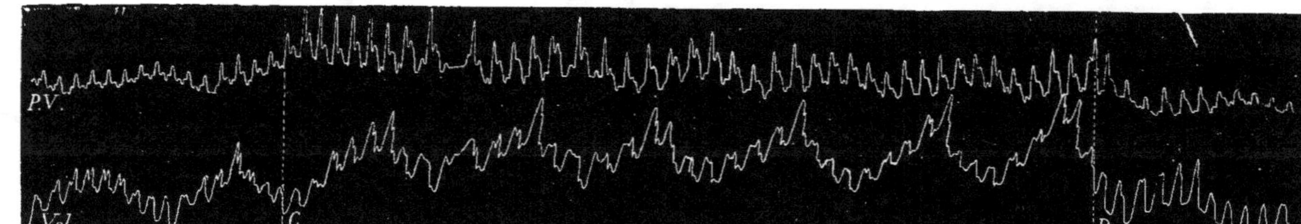

Fig. 103 — Augmentation du volume du cœur pendant la compression de l'aorte du dessous du diaphragme de C en D. — On voit (ligne inférieure, Vol) le niveau des changements de volume du cœur s'élever au-dessus du niveau normal à partir du poin C. — Ligne supérieure PV, pulsations du ventricule gauche. Ralentissement des battements du cœur pendant la compression.

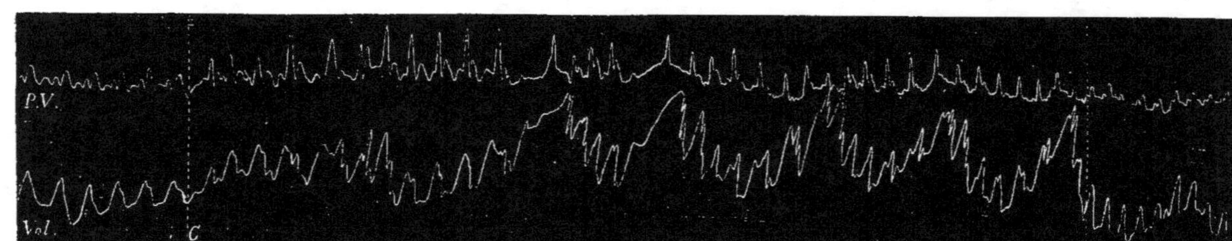

Fig. 104. — Changements de volume du cœur (Vol). Pulsations du ventricule droit (PV), pendant la compression incomplète de l'artère pulmonaire de C en D.

tion du froid appliqué sur une grande étendue de la surface cutanée rentre évidemment dans la catégorie des causes qui peuvent restreindre le débit du cœur gauche en faisant obstacle à l'écoulement du sang aortique. C'est sans doute dans cet ordre d'idées qu'il faut chercher l'interprétation des troubles cardiaques (1) produits par un grand nombre de lésions pathologiques chez l'homme, depuis le rétrécissement aortique et l'athérome artériel, jusqu'à la suppression du réseau vasculaire rénal dans certaines formes du mal de Bright.

Obstacle à l'évacuation du cœur droit. Compression de l'artère pulmonaire.

L'artère pulmonaire étant embrassée dans l'anse d'un serrenœud, au niveau de sa bifurcation, on voyait le cœur se gorger et remplir bientôt la cavité du péricarde presque tout entière, sauf au niveau de l'extrémité inférieure en rapport avec le tube de transmission.

Cette distension graduellement croissante du ventricule droit produisant une expulsion de plus en plus considérable de l'air contenu dans le système clos formé par le péricarde et l'appareil enregistreur, la plume du levier inscrivait les changements de volume du cœur à un niveau général plus élevé.

Si la compression était *incomplète*, comme dans l'expérience qui a fourni le double tracé de la figure 104, le ventricule droit pouvait encore se vider partiellement et fournir de notables indications de changements de volume.

Si au contraire l'artère pulmonaire était *complétement oblitérée*, comme dans le cas indiqué par la figure de la page 205, chacune des diminutions systoliques de volume s'atténuait à tel point que les dernières ne présentaient plus qu'une valeur insignifiante après quelques instants de compression.

---

1) J'ai glissé à dessein sur les modifications au rhythme du cœur qui s'observent dans les cas d'obstacle au libre écoulement du sang aortique; je reviendrai sur cette question dans le mémoire n° X, où sont exposées des expériences sur l'influence de l'augmentation de pression intra-crânienne et intra-cardiaque.

Je crois que les faibles indications
de diminutions systoliques du volume du cœur qui persistent encore
après quelques secondes de compression de l'artère pulmonaire, doivent être attribuées au ventricule
gauche, car l'évacuation du ventricule droit étant complétement supprimée, nous ne devons plus admettre
qu'il puisse présenter de diminutions
systoliques de volume : ces diminutions de volume au moment des
systoles ne pourraient s'expliquer
que par une insuffisance tricuspide :
or l'expérience directe (sonde dans
l'oreillette) a montré que cette insuffisance n'existe pas.

Il est également probable que les
augmentations diastoliques de volume qu'on constate encore n'appartiennent pas davantage au ventricule
droit, car l'accumulation du sang
dans sa cavité y produit une élévation
de pression telle que la pression du
sang veineux ne saurait la surmonter. Il ne peut donc plus exister
d'afflux dans le ventricule droit dès
que le défaut d'évacuation y a produit une distension notable, et les
faibles augmentations diastoliques
de volume que montre le tracé doivent être, tout comme les faibles diminutions systoliques de volume,
rapportées au ventricule gauche.
Celui-ci, en effet, conserve quelque
temps sa fonction : il peut encore recevoir du sang des vaisseaux pulmonaires remplis avant la compression de l'artère pulmonaire ; son

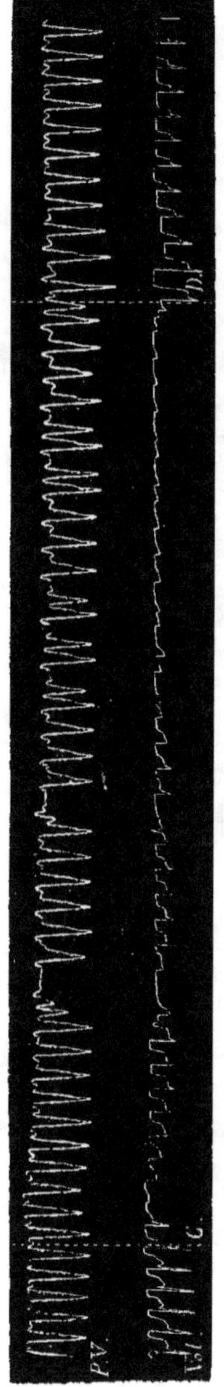

Fig. 103. — Changements de volume du cœur (Vol, et pulsations du ventricule droit (P V) avant, pendant et après la compression complète de l'artère pulmonaire, de C en b.

évacuation reste libre, et en raison des motifs indiqués plus haut, c'est uniquement à ses alternatives d'augmentation et de diminution de volume que nous devons rapporter les variations quelque temps persistantes du tracé des volumes (1).

Comme cela avait été fait pour le système aortique (V. p. 202); j'ai provoqué à la périphérie du système efférent du cœur droit des obstacles à l'écoulement du sang.

Il est facile d'obtenir ce résultat de plusieurs manières; l'une des plus simples consiste à *insuffler fortement le poumon* et à le maintenir un certain temps ainsi distendu par excès de pression intérieure (2).

Si l'insufflation trachéale s'oppose au libre écoulement du sang dans l'oreillette gauche, il en résulte, au point de vue de la circulation intra-cardiaque, une double conséquence de tous points identique à celle que nous avons vue se produire quand nous comprimions l'artère pulmonaire elle-même : l'obstacle à l'évacuation du ventricule droit détermine l'accumulation du sang dans les cavités droites : le cœur augmente de volume pour cette raison .

Ce défaut d'afflux du sang dans l'oreillette gauche produit nécessairement une diminution d'abord, bientôt une cessation complète des ondées du ventricule gauche: le cœur gauche doit donc s'affaisser pendant que le cœur droit se dilate (3).

---

(1) Au bout d'un temps suffisant, nous assisterions à ce double phénomène, distension des *cavités droites*, *effacement des cavités gauches*.

Or cette condition est précisément celle de l'arrêt du cœur et je l'ai vu deux fois s'arrêter définitivement de cette façon.

L'expérience dans laquelle on comprime l'artère pulmonaire, pour étudier les diminutions croissantes du débit du cœur, ne doit donc pas être poussée au delà de la limite indiquée par l'atténuation progressive des débits du cœur gauche.

(2) Nous savons, en effet, par l'ancienne expérience de Poiseuille, et par les recherches plus récentes dont les conditions étaient mieux déterminées, de Gréhant, de Quincke et Pfeiffer, de Héger, d'Arsonval, que le sang en circulation artificielle dans les vaisseaux du poumon en traverse les réseaux capillaires avec une facilité variable suivant l'état d'affaissement ou de dilatation de l'organe. La condition la plus défavorable au passage du sang est l'état d'insufflation du poumon.

(3) On a observé souvent, chez des malades atteints de bronchite chronique avec emphysème, des désordres cardiaques atteignant particulièrement le cœur

L'expérience démontre qu'il en est bien ainsi.

Sur un chien dont la moelle a été coupée au niveau du bulbe, et dont on entretient les battements du cœur par la respiration artificielle on explore en même temps les changements de volume du cœur (tube péricardique), les pulsations du cœur à droite et à gauche, et les variations de la pression dans une artère voisine du cœur, la carotide gauche : si l'on prend soin d'empêcher les deux poumons de venir comprimer le péricarde pendant qu'on les insuffle, on observe, dans les variations du volume du cœur, exactement les mêmes phases que quand on comprime l'artère pulmonaire.

Un autre procédé plus direct que l'insufflation du poumon permet de déterminer un obstacle considérable à l'évacuation du cœur droit : c'est l'introduction dans les cavités droites d'un gaz peu soluble dans le sang ou d'une assez grande quantité d'air (1).

droit : ici, nous rentrons dans la série des obstacles à l'écoulement du sang à travers le poumon et des engorgements consécutifs des cavités droites.

Mais un phénomène pathologique plus complexe est le suivant, dont je crois avoir observé un exemple chez une malade sujette à des accès d'oppression avec sensation de plénitude dans la région précordiale. Pendant les accès le cœur est évidemment gorgé, ses battements sont faibles, petits; le pouls radial devient filiforme, presque nul, et l'angoisse précordiale s'accuse davantage à mesure que l'accès se prolonge.

La coexistence d'autres troubles nerveux, l'existence d'accès d'asthme caractérisés chez les parents nous a fait penser, en outre du resserrement bronchique admis aujourd'hui comme particulier à l'asthme, à un resserrement spasmodique des vaisseaux du poumon produit sous la même influence. Les conséquences de cet obstacle apporté au dégorgement du cœur droit, seraient les mêmes que celles dont il a été question dans la page précédente.

(1) L'étude du mécanisme des accidents consécutifs à l'entrée de l'air dans les veines ne saurait évidemment trouver place dans ce travail où cette question ne se présente qu'à titre d'incidente. Je dirai cependant en peu de mots que des expériences que j'ai faites sur ce sujet me forcent à considérer comme capitale dans la production des accidents, l'obstruction des capillaires pulmonaires, et à repousser la théorie du reflux veineux par la valvule auriculo-ventriculaire droite devenue insuffisante. Cette opinion a été défendue par M. Couty dans sa thèse inaugurale (Paris, 1875; mais, malgré l'incontestable mérite de ce travail, je ne saurais en admettre les conclusions. La présence de bulles d'air dans les veines, à la suite de l'injection d'air dans l'oreillette droite, me semble pouvoir être expliquée par le reflux du sang mêlé d'air à chaque systole de l'oreillette. Il n'y a point entre la cavité de l'oreillette et celle des veines afférentes de valvules qui puissent s'opposer à ce reflux; il n'y en a pas non plus dans les veines du cou qui empêchent de remonter contre le cours du sang, ces bulles d'air chassées de l'oreillette. Celle-ci ne peut à chaque systole,

Après que les pulsations artérielles ont disparu à cause de l'absence d'afflux dans l'oreillette gauche, les réseaux pulmonaires étant obstrués par les embolies gazeuses, le cœur continue à battre. Les battements du ventricule droit sont tout aussi inefficaces que ceux du ventricule gauche : il existe en effet dans les capillaires du poumon un obstacle que ne peuvent surmonter les systoles du ventricule droit. Et cependant le cœur continue à présenter des alternatives d'augmentation et de diminution de volume, moins considérables sans doute qu'avant la pénétration de l'air, mais encore très-notables. L'évacuation rétrograde du ventricule droit ne m'était nullement démontrée (Voy. *la note précédente*), je crois que ces changements de volume persistants doivent s'expliquer par la compression, au moment de la systole, du mélange gazeux accumulé dans le ventricule droit, et par l'expansion élastique de ce mélange au moment du relâchement ventriculaire.

Il résulte de là que malgré le défaut d'évacuation ventriculaire le cœur peut présenter encore des changements rhythmiques de volume, ce qu'on observe en effet sur les courbes recueillies par l'exploration intra-péricardique.

Obstacle à l'évacuation des deux ventricules.

Je donnerai seulement un exemple des modifications pro-

surmonter la résistance de la valvule auriculo-ventriculaire maintenue fortement tendue par le sang mêlé d'air qui s'est accumulé dans le ventricule. C'est sans doute pour cette raison qu'on trouve de l'air dans les veines encéphalo-médullaires après en avoir injecté une certaine quantité du côté de l'oreillette, et l'insuffisance tricuspide peut manquer sans que ce reflux du sang mêlé d'air fasse défaut. Du reste, quand on prend soin d'introduire l'air directement dans le ventricule droit sans en injecter dans l'oreillette plus de quelques bulles, ce reflux de sang mélangé de bulles d'air ne s'observe pas, ce qui prouve bien qu'il n'y a point d'insuffisance tricuspide par excès de distension du ventricule droit. Enfin, les signes directs de l'insuffisance font défaut : une sonde manométrique introduite dans l'oreillette n'accuse pas, au moment de la systole ventriculaire, la brusque augmentation de pression qui résulterait d'un reflux par la valvule insuffisante.

Je crois donc pouvoir, jusqu'à ce que la démonstration du fait contraire soit fournie, considérer avec la plupart des auteurs, les principaux accidents consécutifs à l'entrée de l'air dans les veines, comme dus à *l'obstruction des vaisseaux pulmonaires par les embolies gazeuses.*

(1) Voy. Influence de la pression intra-crânienne et de la pression intra-cardiaque sur le rhythme des battements du cœur. Mémoire n° X.

fondes apportées à la fonction cardiaque par la compression incomplète des deux artères aorte et pulmonaire faite simultanément : nous aurons à discuter, dans le mémoire X, le mécanisme du grand ralentissement qui s'observe dès que les deux artères sont à demi-comprimées. Je veux seulement appeler ici l'attention sur l'engorgement considérable des cavités cardiaques et sur l'atténuation des diminutions systoliques du volume aussitôt qu'est produite la compression (fig. 106).

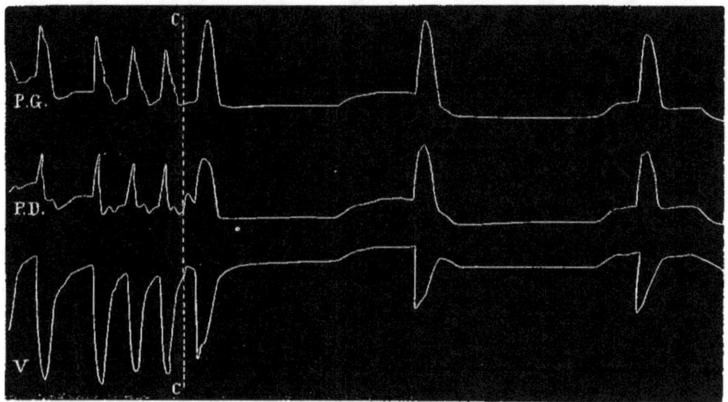

Fig. 106. — Effets de la compression incomplète des artères aorte et pulmonaire sur la fréquence et les changements de volume du cœur. La compression est faite à partir de la ligne CC.

V changements de volume du cœur, P D pulsations du ventricule droit; P G pulsations du ventricule gauche.

§ 2. — OBSTACLE MÉCANIQUE A L'AFFLUX DU SANG DANS LES DEUX VENTRICULES.

Dans le paragraphe qui précède, j'ai étudié les modifications apportées au débit des deux ventricules soit par des compressions artérielles, soit par le resserrement des vaisseaux périphériques.

L'obstacle à l'écoulement du sang à travers les réseaux vasculaires du poumon entraîne, comme nous l'avons vu, l'atténuation graduelle, puis la suppression du débit du cœur gauche : la raison de cette disparition des ondées aortiques réside dans ce fait que *l'oreillette gauche ne peut plus recevoir de sang*, l'obstacle siégeant dans les réseaux capillaires du poumon.

Ici devrait se placer l'étude détaillée des conditions dans lesquelles on observe la *suppression du débit des deux ventricules causée par la suppression de l'afflux dans les deux oreillettes*. Ce point spécial est étudié à part dans le mémoire IV, portant le titre de « Effets de la compression du cœur à l'intérieur du péricarde » ; je me contenterai donc de rappeler que la suppression des ondées aortiques et pulmonaires a été obtenue en soumettant le cœur à une contre-pression capable de surmonter la pression veineuse et de mettre un obstacle absolu à l'entrée du sang dans les oreillettes. On comprend que dans ces conditions, tout afflux et par suite tout débit étant supprimés, le cœur, qui continue à battre, n'exécute plus que des mouvements musculaires sans aucun changement de volume.

Aussitôt qu'on suspend la contrepression sur le cœur, les changements de volume reparaissent, caractérisés par de grandes augmentations diastoliques et de fortes diminutions systoliques, ce qui correspond, comme nous le savons, à d'abondantes réplétions et à d'abondantes évacuations. Aussi voit-on la pression artérielle, qui était tombée presque à zéro pendant la compression, se relever rapidement par suite du volume considérable des ondées sanguines envoyées par les ventricules.

IV

Modifications apportées à la réplétion et au débit du cœur par des influences nerveuses directes ou réflexes.

Nous allons aborder maintenant quelques points relatifs à l'influence de l'innervation cardiaque sur le rhythme, les changements de volume et les débits du cœur.

Ces influences nerveuses seront envisagées aux points de vue suivants :

§ 1. — *Modifications comparées de la fonction cardiaque sous l'influence de la section des nerfs pneumogastriques ou de l'excitation des nerfs accélérateurs :*

§ 2. *Modifications de la fonction cardiaque produites par l'excitation directe ou réflexe des pneumogastriques.*

§ 1. La double section des pneumogastriques est suivie d'une grande accélération des battements du cœur et d'une augmentation parallèle de la pression artérielle.

L'inscription simultanée des changements de volume et des pulsations du cœur après la section successive des deux nerfs (fig. 107) permet de comparer entre elles les évacuations ventriculaires avant et après la section.

De cette comparaison résulte le fait bien évident qu'après la section des pneumogastriques, chaque systole ne débite pas plus qu'avant la section : l'élévation considérable de la pression artérielle résulte seulement *du plus grand nombre d'ondées sanguines envoyées dans le même temps.*

Rapprochons de ces résultats fournis par l'examen des changements de volume du cœur après la section des pneumogas-

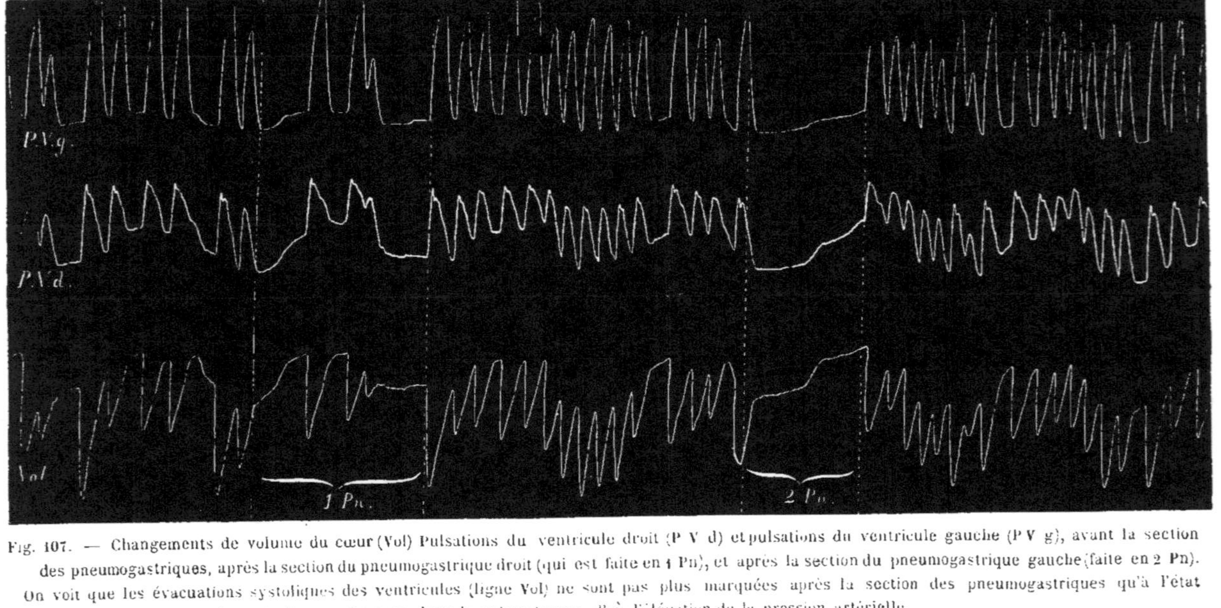

Fig. 107. — Changements de volume du cœur (Vol) Pulsations du ventricule droit (P V d) et pulsations du ventricule gauche (P V g), avant la section des pneumogastriques, après la section du pneumogastrique droit (qui est faite en 1 Pn), et après la section du pneumogastrique gauche (faite en 2 Pn). On voit que les évacuations systoliques des ventricules (ligne Vol) ne sont pas plus marquées après la section des pneumogastriques qu'à l'état normal; elles sont seulement plus nombreuses dans le même temps, d'où l'élévation de la pression artérielle.

triques, ceux que donne l'étude comparative des effets de l'excitation des nerfs accélérateurs.

Dans une première série d'expériences, j'ai inscrit les pulsations du cœur toutes seules chez un chien n'ayant subi d'autre opération que celle qui consiste à isoler, à couper et à placer au contact des électrodes l'un des nerfs cardiaques accélérateurs (première branche du ganglion premier thoracique gauche).

La figure 108 montre l'accélération obtenue dans ces conditions.

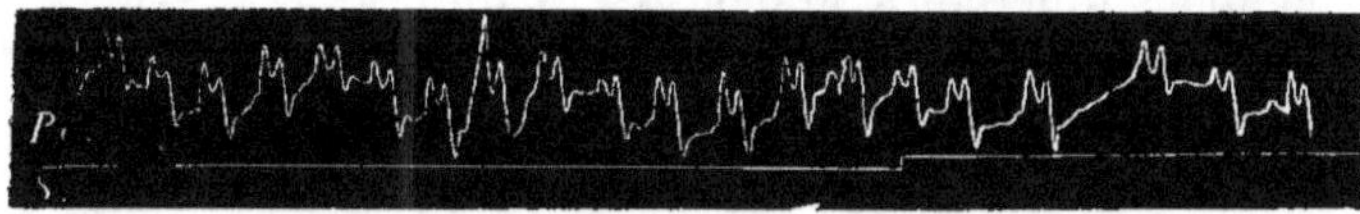

Fig. 108. — Pc pulsations du cœur d'un chien dont on excite le bout périphérique de la première branche accélératrice. L'excitation indiquée sur la ligne du signal électrique S, est déjà commencée au début du tracé et se termine à la chute de la ligne du signal. L'accélération dépasse le rapport de 3 à 2.

Nous devions nous demander si cette accélération provoquée par l'excitation d'un nerf cardiaque produisait du côté de la pression artérielle des modifications analogues à celles que nous venons de voir suivre la section des pneumogastriques, c'est-à-dire, en même temps que l'augmentation du nombre des pulsations artérielles, une élévation notable de la pression.

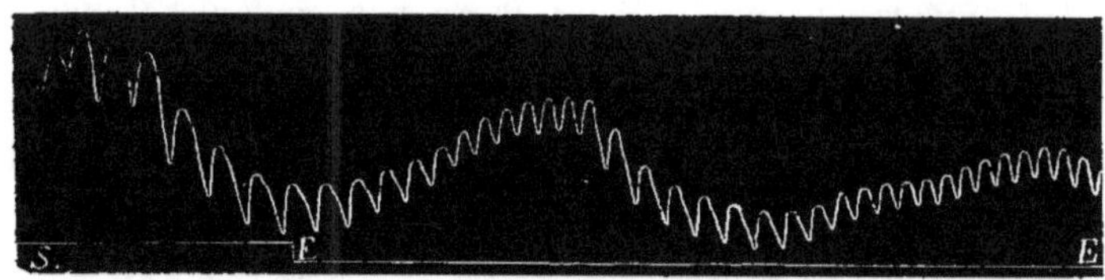

Fig. 109. — Pression fémorale chez un chien dont on excite, à partir du point E (ligne du signal électrique S) le bout périphérique du 1er nerf accélérateur. Les pulsations sont plus rapides, mais la pression, au lieu de s'élever comme après la section des pneumogastriques, s'abaisse légèrement dans ce cas.

L'exemple précédent démontre que le nombre des pulsations a seul augmenté. La pression artérielle, au lieu de s'élever, subit une légère diminution dans le cas présent : le plus sou-

vent elle ne varie pas ou ne se modifie que dans une limite
très-restreinte.

Il fallait interpréter ce phénomène du défaut d'élévation de
la pression artérielle quand on augmente le nombre des battements du cœur par l'excitation des nerfs accélérateurs.

Sans doute, on devait admettre *que chacune des systoles de
la phase d'accélération fournit une évacuation moindre* que chacune des systoles des phases précédant ou suivant l'accélération. Mais une démonstration directe était possible : c'est
encore l'étude des diminutions de volume du cœur dans ces
conditions différentes qui nous l'a fournie.

L'expérience était ainsi disposée :

Le chien, ayant une partie du sternum enlevée, était soumis
à l'exploration des pulsations et des changements de volume
du cœur. Les deux inscriptions étaient recueillies simultanément sur le cylindre enregistreur, et, au-dessous de ce double tracé, un signal électro-magnétique de Marcel Deprez
fournissait l'indication de la durée et du nombre des excitations induites appliquées au bout périphérique de l'une des
branches accélératrices.

Si l'interprétation donnée plus haut pour l'absence d'augmentation de la pression était juste, nous devions constater que
pendant la phase d'accélération, les systoles s'accusaient chacune par une moindre diminution de volume correspondant à
une moindre évacuation, et que la somme des débits (*somme
des ordonnées des diminutions de volume pendant l'excitation*)
était sensiblement égale à la somme des débits des systoles
normales pendant le même temps.

L'expérience a montré qu'il en était ainsi : le double tracé
suivant montre, par exemple, que les diminutions systoliques
du volume du cœur étaient moindres pendant la phase d'accélération que pendant les instants précédents ou suivants.

On voit de plus très-nettement dans les courbes recueillies
pendant une période d'excitation assez prolongée que, non-seulement les *diminutions systoliques de volume sont moindres, mais
que le volume total du cœur diminue*. Cette modification d'ensemble s'accuse par l'abaissement de la ligne générale du
tracé : le cœur occupe dans la cavité du péricarde un volume
moins grand, d'où un rappel d'air qui agit sur la plume in-

scrivante en la ramenant graduellement au-dessous de son point de départ.

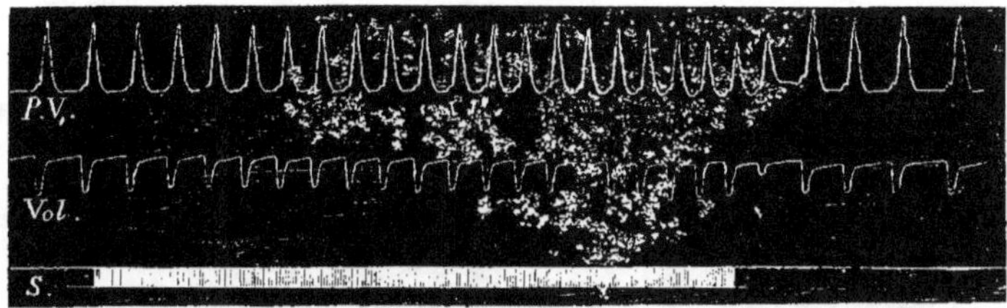

Fig. 109. — Changements de volume (Vol.) et pulsations du cœur (P V) pendant l'excitation de la première branche accélératrice. La fréquence et la durée des excitations sont indiquées par le signal électro-magnétique (ligne S).

D'où vient cette diminution graduelle du volume de l'organe pendant son accélération produite par l'excitation des nerfs accélérateurs ? On peut en saisir la cause en considérant que, non-seulement chacune des évacuations du cœur est moins étendue, mais que chaque réplétion est moins marquée. En effet les courbes d'augmentation diastolique de volume sont moins étendues que dans les conditions ordinaires.

Tirons de ces deux faits l'explication du défaut d'élévation de la pression artérielle et l'indication du mécanisme en vertu duquel agit l'excitation des nerfs accélérateurs sur le cœur :

Les diastoles sont moins amples, et, par suite, les augmentations de volume correspondant aux réplétions diastoliques moins accusées. Dans une série de pulsations accélérées par l'excitation des nerfs cardiaques du sympathique, les quantités de sang reçues par les ventricules sont moindres, et, par conséquent, les débits du cœur moins considérables. On doit se représenter le cœur comme toujours ramené par l'excitation au resserrement systolique et n'ayant jamais le temps de fournir une diastole complète. Si la même excitation était appliquée au nerf moteur d'un muscle ordinaire, elle provoquerait des secousses presque fusionnées ; appliquée aux nerfs accélérateurs du cœur, l'excitation ne provoque pas de tétanos complet ; elle rapproche les secousses en maintenant le cœur dans un demi-resserrement (1).

(1) Je ne puis ici prolonger davantage l'examen des effets produits par l'exci-

§ 2. — DÉBITS DU CŒUR RALENTI PAR L'EXCITATION DIRECTE DES
PNEUMOGASTRIQUES.

Dans l'expérience si souvent répétée de l'excitation du bout
périphérique des pneumogastriques, on n'a point étudié *l'état
du cœur lui-même* et *la valeur relative des ondées* envoyées dans
les artères par le cœur ralenti.

J'aurai d'abord en vue le cas le plus simple : la comparaison des débits du cœur ralenti par l'excitation *directement*
appliquée aux pneumogastriques, avec les débits du cœur avant
l'excitation (*a*). Nous passerons ensuite au cas plus complexe
des débits du cœur ralenti par une excitation périphérique
réfléchie sur ses nerfs modérateurs (*b*).

a) Le bout périphérique d'un pneumogastrique est mis en
rapport avec les électrodes de la bobine induite, et les courants employés sont insuffisants à produire l'arrêt complet du
cœur ; ils n'en déterminent que le ralentissement.

On explore simultanément les pulsations et les changements
de volume du cœur, avant, pendant et après l'excitation ; un
signal électro-magnétique marque la durée et le nombre des
excitations induites appliquées au nerf.

Les deux figures 110 et 111 correspondent à la durée d'une
expérience tout entière : la seconde fait suite à la première.

Si nous suivons ces deux figures du commencement à la fin,
nous allons recueillir une série de renseignements importants sur l'état du cœur pendant l'excitation du pneumogastrique.

Nous voyons tout d'abord (fig. 100) que le rhythme du cœur
est bien régulier avant l'excitation ; pendant cette période
normale tous les changements de volume du cœur sont égaux

tation des nerfs accélérateurs ; j'ajouterai seulement qu'il y aurait lieu de pousser
la question plus loin en ayant égard aux phénomènes que produisent les excitations multiples du cœur lui-même. M. Marey a exposé l'année dernière, dans
son mémoire sur les excitations électriques du cœur (*Travaux du Lab.*, 1876)
la théorie de la tétanisation du cœur par les excitations successives. Je ren-
verrai à ce travail, me contentant de signaler l'intérêt qui pourrait résulter du
rapprochement entre les excitations directes et les excitations transmises par les
nerfs accélérateurs.

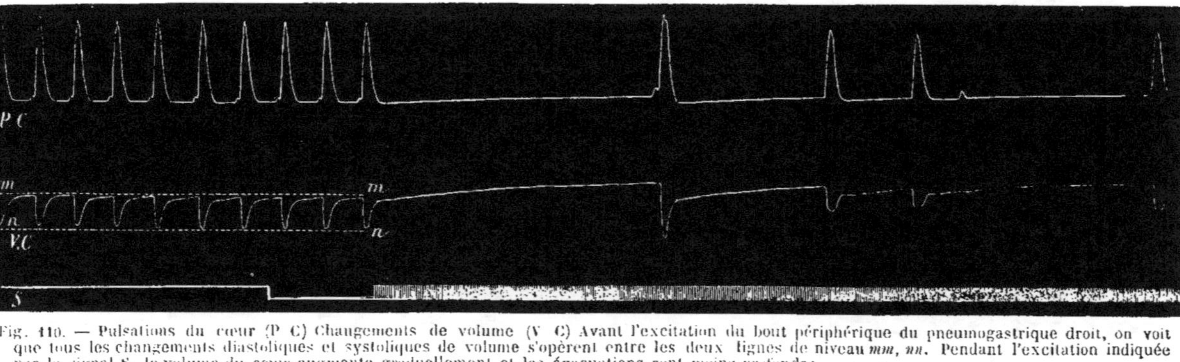

Fig. 110. — Pulsations du cœur (P C) Changements de volume (V C) Avant l'excitation du bout périphérique du pneumogastrique droit, on voit que tous les changements diastoliques et systoliques de volume s'opèrent entre les deux lignes de niveau *mm, nn*. Pendant l'excitation indiquée par le signal S, le volume du cœur augmente graduellement et les évacuations sont moins profondes.

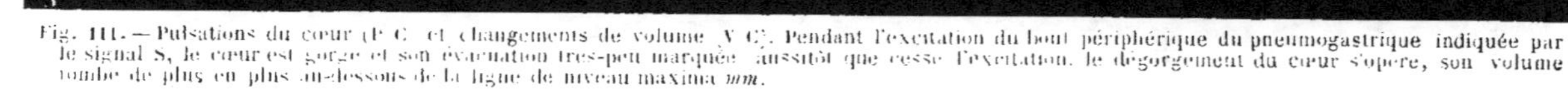

Fig. 111. — Pulsations du cœur (P C) et changements de volume (V C). Pendant l'excitation du bout périphérique du pneumogastrique indiquée par le signal S, le cœur est gorgé et son évacuation très-peu marquée; aussitôt que cesse l'excitation, le dégorgement du cœur s'opère, son volume tombe de plus en plus au-dessous de la ligne de niveau maxima *mm*.

entre eux ; les augmentations diastoliques de volume fournissent des courbes ascendantes dont les niveaux supérieurs
sont sur une même horizontale *mm* ; les évacuations ventriculaires s'accusent par des chutes du tracé des volumes dont
les minima sont placés sur une même horizontale *nn* ; par
conséquent tous les changements de volume du cœur (augmentations diastoliques et diminutions systoliques) sont limitées
par deux lignes *mm*, *nn*, parallèles entre elles, ce qui démontre
l'identité de ces valeurs successives.

Nous excitons le bout périphérique du pneumogastrique
droit : aussitôt se produit une grande pause diastolique du
cœur pendant laquelle le sang afflue dans ses cavités et le distend. Nous voyons cet engorgement considérable du cœur
pendant son repos prolongé, s'accuser sur le tracé des volumes par une courbe oblique et ascendante dont le niveau
ne tarde pas à dépasser la ligne *mm*, niveau des augmentations normales de volume. Survient une systole des ventricules précédée d'une forte systole de l'oreillette : les ventricules évacuent leur contenu dans les artères, et cette première
évacuation est facilitée par l'abaissement considérable de
la pression qui s'est produite pendant la pause précédente. On
voit que la diminution systolique de volume a été plus considérable que dans les conditions normales, car la ligne d'évacuation descend au-dessous du niveau *nn*, qui correspond
aux minima des lignes d'évacuation normale. L'excitation
du pneumogastrique continuant, les pulsations restent espacées à des intervalles différents, et, comme chacune des
évacuations est moins complète que la précédente, le cœur
conserve pendant toute la durée de l'excitation un volume
exagéré.

Dès que cesse l'excitation (fig. 111) le cœur tend à reprendre
un rhythme plus accéléré ; on voit alors l'évacuation se prolonger davantage, le cœur recevoir moins de sang pendant ses
diastoles qui sont plus courtes, et le volume total diminuer graduellement ; l'inclinaison de la fin du tracé des volumes
(fig. 111) montre bien cette diminution assez rapide.

Il résulte de cet examen succinct que *pendant l'excitation
du pneumogastrique le cœur reste gorgé, non-seulement parce
que, ses pauses diastoliques étant plus prolongées, il a le temps*

entre deux systoles de recevoir davantage, mais aussi parce que chaque systole ne parvient pas à le vider du sang qu'il a reçu (1).

b) A côté de cet exemple des troubles apportés à la fonction cardiaque par l'excitation directe du pneumogastrique, je placerai le suivant, qui est fourni par l'excitation réflexe de l'appareil modérateur du cœur à la suite de l'injection intra-veineuse d'une forte dose d'hydrate de chloral.

Le chloral agit ici, comme toute autre substance irritante injectée dans le cœur droit, par son contact avec l'endocarde ; il provoque l'arrêt ou le ralentissement du cœur en agissant par voie réflexe sur les terminaisons cardiaques des pneumo-gastriques (2).

On peut juger par la figure 112, du sens des modifications apportées à la fonction cardiaque par l'injection de 10 centi-grammes d'hydrate de choral en solution dans 2 centimètres cubes d'eau, injectés brusquement dans la veine jugulaire d'un chien de taille moyenne.

Dès que la substance irritante est arrivée dans le cœur droit, les battements se ralentissent, les réplétions diastoliques s'exagèrent, l'engorgement graduel du cœur se traduit par l'élévation du niveau des changements de volume au-dessus de la ligne des *maxima* primitifs ; enfin, pendant le grand arrêt diastolique qui fait suite à ces premiers troubles, l'augmentation progressive du volume du cœur s'accuse par l'ascension de la courbe de réplétion.

Avant de quitter la question qui nous occupe, celle des modifications de la fonction cardiaque sous l'influence de l'excitation directe ou réflexe des nerfs pneumogastriques, j'ajouterai

______

(1) Il n'y a aucune déduction théorique à tirer de ces remarques, et les partisans de la diastole active ne doivent point y voir un argument en faveur de leur opinion, dont le peu de fondement a été récemment encore bien établi par Mosso et Pagliani dans leur critique du travail de Chiron. Nous ne pourrons rien conclure au sujet du mécanisme de ces arrêts du cœur en diastole, avec réplétion plus grande que normalement et évacuation moins complète, tant que l'étude des véritables fonctions des appareils nerveux intra-cardiaques ne sera pas plus avancée, et nous n'entrevoyons aujourd'hui aucune solution satisfaisante à cette question.

(2) Je passe rapidement sur cette intéressante question du mécanisme des accidents cardiaques produits par les injections intra-veineuses de chloral. Elle se trouve développée dans le mémoire n° VI, qui traite spécialement de ce sujet.

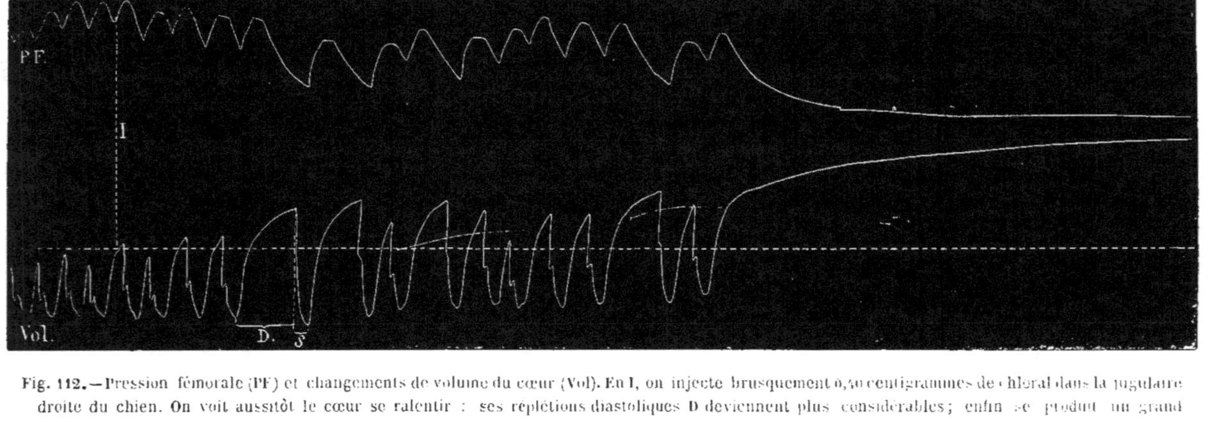

Fig. 112.—Pression fémorale (PF) et changements de volume du cœur (Vol). En I, on injecte brusquement 0,40 centigrammes de chloral dans la jugulaire droite du chien. On voit aussitôt le cœur se ralentir : ses réplétions diastoliques D deviennent plus considérables; enfin se produit un grand arrêt diastolique pendant lequel l'engorgement des cavités cardiaques va croissant.

quelques détails aux conclusions d'un mémoire que j'ai publié l'année dernière sur « les effets cardiaques et vasculaires des excitations périphériques » (1).

J'avais étudié dans ce travail les troubles cardiaques produits par différentes excitations de nerfs sensibles et particulièrement par l'application passagère d'une éponge imbibée de chloroforme ou d'un autre liquide volatil et irritant sur les narines. L'effet constant de cette excitation du trijumeau consiste en un ralentissement plus ou moins prolongé du cœur, mais, en même temps que le cœur se ralentit, la pression artérielle s'élève ou s'abaisse suivant des conditions que je n'ai fait qu'indiquer dans mon précédent travail, et dont la discussion vient ici en son lieu.

Les faits sont les suivants :

1° *Quand le ralentissement réflexe du cœur est très-considérable, la pression artérielle s'abaisse* comme dans le cas d'excitation directe et modérée du pneumogastrique.

La figure 113 montre un exemple de ce cas.

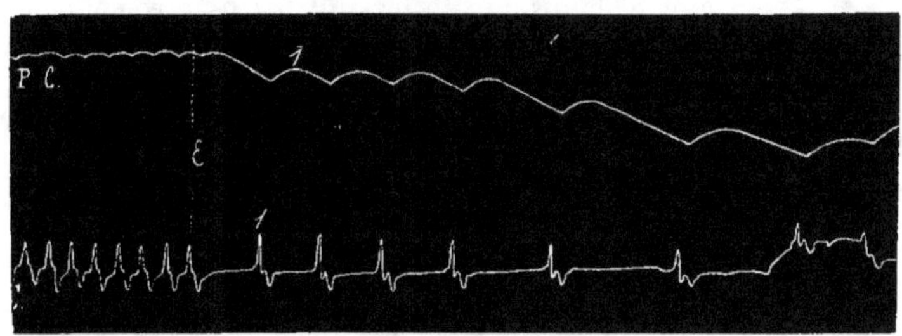

Fig. 113. — PC, pression carotidienne du lapin. C, pulsations du cœur. — Au point E, on excite les narines avec une goutte d'ammoniaque. — Le cœur se ralentit considérablement, la pression s'abaisse. A la fin du tracé deux pulsations plus rapprochées se produisent, la pression commence à remonter.

2° *Quand le ralentissement réflexe du cœur est peu marqué la pression artérielle s'élève* malgré ce ralentissement ; la figure suivante indique ce nouveau cas.

Or, dans toutes les expériences sur les excitations des nerfs sensibles, on observe un phénomène constant *le resserrement vasculaire réflexe.* Si ce resserrement des vaisseaux était la

(1) *Travaux du Laboratoire.* 1876, Mémoire VI.

seule conséquence de l'excitation périphérique, dans tous les cas la pression artérielle s'élèverait. Mais, comme le cœur se ralentit en même temps que les vaisseaux se resserrent, on comprend quelle large part doit être faite au débit du cœur dans les variations observées.

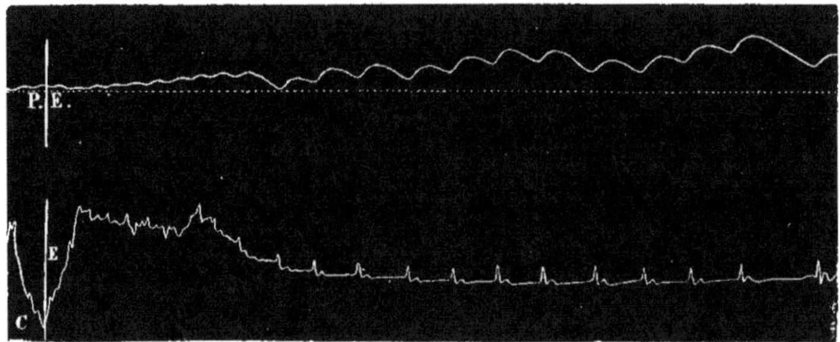

F₁₆. 114. — Élévation de la pression carotidienne (PE) consécutive à l'excitation nasale (E'. — Ralentissement du cœur (ligne C), provoqué par la même excitation (Lapin trachéotomisé).

1° Si, en même temps que se produit le resserrement des vaisseaux périphériques, les systoles du cœur sont très-ralenties (*voy.* fig. 113), malgré le resserrement vasculaire la pression doit s'abaisser *par cause d'afflux sanguins insuffisants* dans le système artériel. Le spasme vasculaire constitue une condition favorable à l'élévation de la pression, mais il faut que le cœur continue à envoyer dans les artères des quantités de sang normales dans un temps donné. Or, c'est ce qui n'a pas lieu si les battements du cœur sont tellement espacés qu'entre deux battements l'écoulement périphérique ait le temps de représenter un écoulement plus considérable que l'afflux.

2° Quand, au contraire, le resserrement réflexe des vaisseaux restant constant, les battements du cœur n'ont subi qu'une diminution numérique peu considérable, les afflux dans le système artériel conservent une valeur suffisante pour que le spasme vasculaire puisse produire son effet ordinaire, l'élévation de la pression (*voy.* fig. 114).

Cette question se ramène donc à celle de la *comparaison des débits du cœur* dans les deux cas qui sont en cause.

Forcé d'opérer sur le lapin, chez lequel ces phénomènes sont surtout bien évidents, je me suis heurté à une difficulté toute technique, qui est la suivante : le péricarde de cet animal est assez fragile pour qu'on n'y puisse fixer qu'à grand' peine un tube explorateur ; de plus, quand ce tube est en place, les changements de volume du cœur sont insuffisants à produire des expulsions et des rappels d'air assez considérables pour fournir des courbes détaillées avec les appareils inscripteurs. Si l'on essaie de totaliser avec un liquide ces mouvements trop peu étendus, le tube péricardique étant nécessairement de petit calibre, on n'obtient pas encore de déplacements d'air suffisants, ou bien le poids de la colonne de sérum ou d'huile suffit pour troubler la fonction cardiaque, en comprimant les oreillettes (*Voy.* Mémoire IV).

On est donc réduit à suivre de l'œil les excursions d'une fine colonne liquide dans le tube fixé au péricarde, et nécessairement on risque d'être induit en erreur, le contrôle de l'inscription faisant défaut. Aussi ne donnerai-je que sous toutes réserves les résultats suivants que j'ai observés, en comparant, autant qu'il est possible de le faire avec exactitude, les variations du niveau d'un petit index coloré dans le tube péricardique :

La somme des abaissements du niveau du liquide correspondant à la somme des évacuations ventriculaires pendant une demi-minute a été trouvée différente dans les deux cas suivants :

1° Le cœur étant *très-ralenti* par l'excitation nasale et la pression carotidienne s'abaissant, *le débit des ventricules serait représenté par* 10.

2° Le cœur étant *peu ralenti* et la pression carotidienne s'élevant, le *débit ventriculaire*, dans le même temps que plus haut, *serait représenté par* 25.

C'est donc par le rapport de 2 à 5 que, dans l'expérience dont il s'agit, j'exprimerai la différence des débits ventriculaires.

Si ces expériences, dans lesquelles l'observateur est trop directement en jeu, ne peuvent être rigoureusement exactes,

elles semblent néanmoins devoir faire admettre que, comme
je le disais dans la conclusion de mon premier travail, c'est
à une différence des débits du cœur dans le même temps qu'on
peut rapporter les différences notées dans les variations de
la pression artérielle.

V

**Changements de volume du cœur indiqués par l'exploration tra-
chéale chez les animaux, et par l'exploration buccale chez
l'homme.**

———————

§ 1. — EXPLORATION TRACHÉALE CHEZ LES ANIMAUX.

Les variations de la pression de l'air dans la trachée, pendant l'arrêt de la respiration, donnent des indications identiques à celles que nous avons obtenues en explorant la cavité
du péricarde. Dans les deux cas, les courbes expriment les
augmentations diastoliques et les diminutions systoliques du
volume du cœur.

Avant de donner le résultat des expériences, je crois devoir
justifier tout d'abord, au point de vue théorique, l'assimila-
tion que je viens d'indiquer, et donner les raisons pour lesquelles il n'est pas possible d'admettre que cette exploration
trachéale fournisse les courbes des *pulsations* du cœur, comme
on l'a dit quelquefois.

Le poumon étant maintenu immobile dans la cage thoracique, représente une cavité à compartiments multiples dont
les parois peuvent être repoussées ou attirées suivant que
la pression augmente ou diminue dans le milieu occupé par
le poumon.

Si une aspiration s'exerce à la surface du poumon, un courant d'air s'établira de la pression la plus forte (atmosphère)
vers la pression la plus faible (cavité pulmonaire) : l'inspiration
ne se produit pas autrement.

C'est ainsi que, dans l'état d'immobilité du thorax, les parois du poumon obéiront à *l'aspiration créée par la systole du cœur*. Les ventricules, en se vidant dans les artères, diminuent de volume, et leur évacuation s'accompagne d'une aspiration s'exerçant sur les parois mobiles qui avoisinent le cœur, sur celles du poumon, comme sur celles du thorax, du creux épigastrique, etc.

Mettons la trachée d'un animal chez lequel on suspend la respiration par tel ou tel procédé, en rapport avec le tube à transmission d'un tambour à levier inscripteur : l'appel d'air qui se produit pendant la diminution systolique du volume du cœur, s'exerce dans le système clos représenté par la cavité de la trachée, des bronches et du tambour à levier inscripteur ; *l'abaissement* de la courbe recueillie sur un cylindre enregistreur correspondra donc à la *diminution systolique du volume du cœur*.

Plus l'évacuation du cœur sera complète, plus l'aspiration exercée par l'organe qui diminue de volume sera énergique, plus aussi la courbe correspondante sera étendue. Nous pourrons de cette façon comparer entre elles, *au point de vue de leur débit*, une série de systoles ; nous n'aurons à tenir compte que des étendues relatives des courbes de diminutions systoliques de volume (1).

Les diminutions de la pression trachéale dues à la raréfaction de l'air contenu dans les bronches au moment des systoles du cœur, ont pour pendant les augmentations de la pression intra-trachéale produites par l'augmentation de volume du cœur recevant du sang au moment de la diastole.

Il est inutile d'insister sur le mode de production de ce phénomène inverse du précédent. Les conditions sont opposées,

(1) Nous retrouvons, dans cette étude des débits du cœur fondée sur les degrés variables d'aspiration de l'air contenu dans le poumon, les mêmes éléments qui nous ont déjà servi dans les précédents chapitres, où nous avons traité de l'exploration intra-péricardique. Les deux procédés sont à peu près identiques. Dans un cas, on explore les diminutions de la pression de l'air dans la cavité du péricarde mis en rapport avec un appareil enregistreur ; dans l'autre, on inscrit les variations de la pression de l'air dans la cavité trachéo-bronchique. L'aspiration exercée par le cœur pendant la systole agit directement sur l'appareil inscripteur quand on explore la cavité même du péricarde ; elle agit par l'intermédiaire du poumon quand on explore la cavité trachéale.

les indications obtenues par l'exploration trachéale le sont
aussi.

Il y a un moyen bien simple, négligé à tort dans ce genre
d'exploration, de s'assurer que les indications fournies par
l'exploration trachéale sont celles des changements de volume
et non pas celles des pulsations du cœur. Ce moyen consiste à
inscrire simultanément les pulsations extérieures du cœur
et les variations de la pression trachéale.

Dans ces conditions, l'examen des tracés obtenus permet
de saisir le sens des deux courbes. Je donne ici un exemple
des rapports qui existent entre les pulsations cardiaques enregistrées au moyen d'un appareil explorateur appliqué sur la
paroi thoracique, et les changements de volume du cœur inscrits à l'aide d'une canule trachéale.

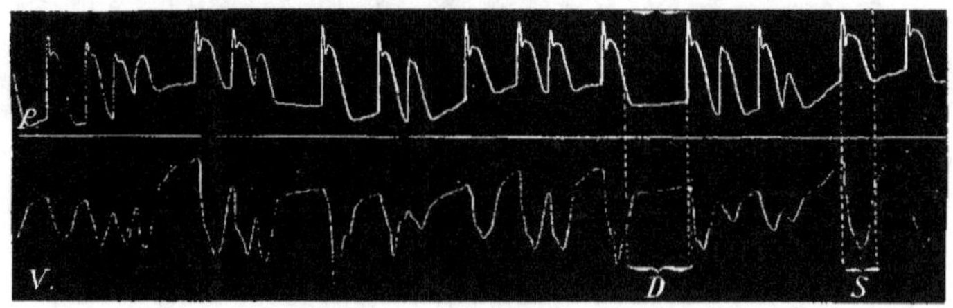

Fig. 115. — Courbes simultanées des variations de la pression trachéale (V) et des pulsations extérieures du cœur (P). — S, systole. — D, diastole.

On retrouve dans cette figure la même opposition des
courbes systoliques (S) que dans la figure de la page suivante
fournie par l'exploration directe des changements de volume
du cœur.

On voit bien nettement, grâce à la superposition des courbes
(fig. 115), que les variations affectent une marche inverse sur
chacune des deux lignes : la systole s'accuse sur la ligne supérieure par une ascension du tracé ; sur la ligne inférieure par
une descente. Le cœur se durcit et donne le choc extérieur
(pulsation), mais diminue de volume en créant autour de lui
l'aspiration dont nous avons parlé (rappel d'air de la trachée
vers la cavité thoracique). Que l'on compare ces résultats à ceux
que nous avons retirés de l'exploration intra-péricardique,
et de l'exploration simultanée des pulsations du cœur,

et l'on en pourra constater la parfaite ressemblance. Je reproduis ici, pour faciliter le rapprochement, un double tracé
des changements de volume du cœur (péricarde) et des pulsations extérieures.

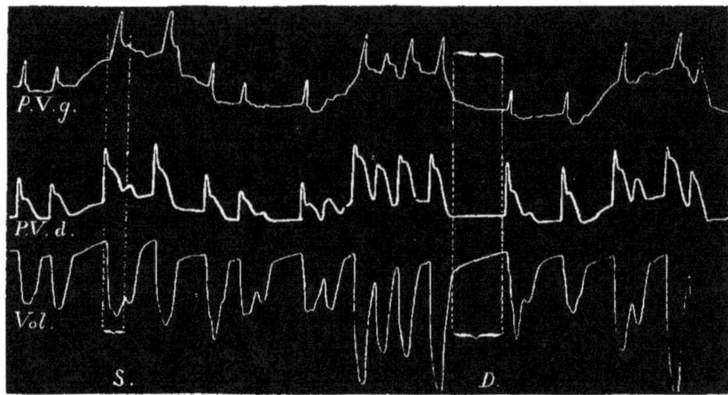

Fig. 116. — Superposition des courbes correspondant aux changements de volume du
cœur (ligne Vol), aux pulsations du ventricule droit PVd et du ventricule gauche
PVg. — On voit chaque systole S, accusée sur les lignes des pulsations PVd. — PVg.
par une ascension de la courbe (durcissement systolique), se traduire sur la ligne des
changements de volume (Vol) par un abaissement du tracé (évacuation dans les arté-
res). — La réplétion diastolique D correspond à une forte élévation de la courbe des
volumes qui commence au moment du relâchement ventriculaire.

Nous sommes donc fondés maintenant à repousser toute as-
similation entre les indications fournies par l'exploration trachéale et l'exploration des pulsations du cœur. Mais nous
devons nous arrêter un instant sur l'objection très-spécieuse
que voici :

Par l'exploration des pressions intra-trachéales sur un animal dont la respiration est suspendue, ce ne sont ni les changements de volume ni les pulsations du cœur dont on recueille
l'indication : on inscrit *les pulsations des artères pulmonaires.*

Il suffit d'examiner les tracés simultanés fournis par cette
exploration trachéale et par les pulsations du cœur (fig. 115)
pour rester convaincu que l'objection n'a de juste que l'apparence. S'il s'agissait des pulsations des branches des artères pulmonaires, nous verrions s'inscrire des courbes ab-

solument inverses de celles que nous obtenons : au moment de la systole ventriculaire, au lieu d'une chute du tracé correspondant à un rappel d'air dans la trachée, nous verrions s'inscrire des courbes *sphygmographiques*, absolument comme si nous explorions le pouls d'une artère.

Il n'y a donc pas lieu de discuter ce point ; l'objection tombe d'elle-même en présence du fait.

Il n'est cependant pas inutile de chercher pourquoi les pulsations des artères pulmonaires à la surface interne du poumon ne s'accusent pas sur les courbes des variations de la pression de l'air recueillies dans la trachée.

Les mouvements d'expansion et de resserrement des vaisseaux ont été étudiés avec détails dans les organes périphériques (1); on sait que la totalisation de ces petits mouvements partiels dans des appareils appropriés fournit les indications des changements du calibre des vaisseaux. Il est très-logique dès lors de se demander pourquoi la somme de ces mouvements d'expansion et de retrait ne détermine pas de variations appréciables dans la pression de l'air contenu dans le poumon, ces mouvements se produisant au sein du milieu qu'on explore.

La réponse à cette question est facile. Ces mouvements, quoique totalisés, constituent cependant une cause de variation peu importante, eu égard à la cause de variation qui dépend des mouvements étendus provenant des changements de volume de cœur. Ces derniers *dissimulent* les petits mouvements produits par les changements de calibre des vaisseaux intra-pulmonaires. Les variations dues aux changements de volume du cœur sont inverses, comme nous l'avons vu, des variations que produiraient les pulsations des artères pulmonaires; et, comme les variations de cause cardiaque sont infiniment plus étendues que les variations de cause artérielle, il en résulte l'absorption des petits mouvements par les grands. Le seul résultat de cette opposition entre les deux ordres de variations serait d'atténuer légèrement l'amplitude des courbes des changements de volume du cœur. L'air contenu dans l'appareil trachéo-bronchique, sollicité par deux forces antagonistes, l'une puissante, l'autre faible, obéit à la première,

____

(1) *Travaux du Laboratoire*, 1876. Mémoire 1.

la seconde étant tout au plus capable d'amoindrir l'effet de son antagoniste (1).

Mais il est une condition dans laquelle l'exploration *trachéale* ne nous fournit absolument plus que les variations dues aux *changements de calibre des vaisseaux intra-pulmonaires*. Cette condition essentielle, *c'est l'ouverture du thorax* et la *suppression du vide pleural* à la suite de cette communication avec l'atmosphère.

Pourquoi, en effet, quand la poitrine est fermée, obtenons-nous exclusivement l'indication des changements de volume du cœur en explorant les variations de la pression de l'air dans la trachée? C'est qu'il existe dans la cavité thoracique une pression diminuée (aspiration pleurale) que les évacuations et répletions du cœur font varier en plus et en moins. Le poumon subit directement les influences des variations alternatives de cette aspiration qui s'opèrent autour de lui.

Si, au contraire, nous ouvrons la cavité thoracique, la communication avec l'atmosphère étant largement établie, les changements de volume du cœur ne peuvent plus agir sur le poumon ; le thorax ne forme plus cavité close, et le cœur, en diminuant de volume pendant sa systole, ne peut pas plus exercer d'aspiration sur le poumon qu'il ne peut en refouler le contenu quand il augmente de volume pendant la diastole. Dès lors les dilatations des vaisseaux intra-pulmonaires produites par les afflux sanguins du ventricule droit, et les resserrements alternatifs de ces vaisseaux agissent *seuls* sur l'air contenu dans le poumon et au sein duquel ces doubles mouvements s'exécutent. C'est dans ces conditions que l'exploration trachéale devient une véritable exploration *sphygmographique*. Les pulsations des artères pulmonaires sont alors enregistrées par l'intermédiaire de la colonne d'air trachéo-bronchique, comme le seraient les pulsations d'une artère quelconque à l'aide du sphygmoscope. Le sphygmoscope, en effet, consiste, comme on sait, en un doigt de gant de caoutchouc dont la cavité est mise en rapport, à l'aide d'une canule, avec une branche artérielle, et qui est logé dans un tube rempli d'air.

(1) Ajoutons que les deux ventricules agissent simultanément pour produire l'aspiration par la diminution de volume, tandis que l'ondée du ventricule droit toute seule est poussée dans les vaisseaux pulmonaires.

Chaque variation de pression dans l'artère s'accompagne d'une dilatation du doigt de gant ; celui-ci, en se dilatant, refoule au dehors une partie de l'air contenu dans le tube qui le renferme. Cette colonne d'air comprimé agit à distance sur un tambour à levier inscripteur qui donne les courbes des variations de la pression artérielle. L'ensemble des branches de l'artère pulmonaire peut être considéré comme une vaste ampoule élastique dont les expansions et retraits s'opèrent dans une cavité remplie d'air, la cavité trachéo-bronchique. Comme dans le sphygmoscope, ces mouvements de l'air alternativement comprimé et raréfié par les changements de calibre des vaisseaux étant transmis à un appareil inscripteur, fournissent à distance des courbes de pulsations artérielles.

Le double tracé suivant montre, sur le chien *dont la poitrine est ouverte*, les résultats de l'exploration trachéale à côté des pulsations du cœur explorées directement.

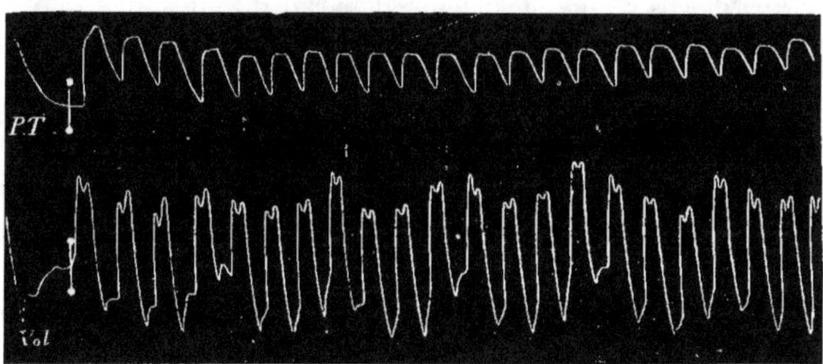

Fig. 117. — **Pulsations du cœur** (ligne inférieure Vol) recueillies en même temps que les pulsations intra-trachéales (pulsations des artères pulmonaires PT) sur un chien dont le thorax a été ouvert.

Cette exploration des variations de la pression intra-trachéale peut donc nous fournir deux indications absolument différentes suivant que la cavité thoracique est ouverte ou fermée.

1° Quand la cavité thoracique est *fermée*, l'aspiration produite par la diminution systolique du volume du cœur, entraîne un appel d'air de la trachée vers le poumon ; le refoulement de l'air hors du poumon vers l'extérieur est, au contraire, déterminé par l'augmentation diastolique du volume du cœur.

Dans ces conditions l'exploration trachéale fournit l'indication des changements de volume du cœur.

2° Quand le thorax est ouvert, les changements de volume du cœur ne peuvent plus agir sur l'air contenu dans le poumon ; ce sont les changements de calibre des vaisseaux intra-pulmonaires qui mettent en mouvement la colonne d'air trachéo-bronchique, à la façon des changements de volume de l'ampoule élastique d'un sphygmoscope dans le tube qui la contient *Dans ce second cas, ce sont donc les variations de calibre des rameaux de l'artère pulmonaire qui sont totalisées et transmises à l'appareil enregistreur.*

Il y aura, sans aucun doute, un parti sérieux à tirer de ces résultats dans les conditions qui viennent d'être précisées. L'étude de la circulation cardio-pulmonaire pourra être faite comme celle de la circulation générale et menée de front avec cette dernière. On ne saurait prévoir aujourd'hui ce qui ressortira de ces recherches, mais il paraît incontestable que ce nouveau moyen d'étude fournira sur les rapports des deux circulations et sur le fonctionnement comparé des cœurs droit et gauche, les plus utiles renseignements. J'ai cru devoir réserver ce point spécial et poursuivre les expériences avant d'en présenter les résultats encore incomplets. L'étude que j'ai faite s'est bornée jusqu'ici à déterminer le retard des pulsations des artères intra-pulmonaires sur la systole cardiaque : j'ai aussi commencé des expériences sur l'influence qu'exerce l'arrêt prolongé de la respiration sur la circulation cardio-pulmonaire et sur l'action de certaines substances capables de provoquer des variations de calibre des vaisseaux du poumon. Ces différents résultats seront probablement exposés l'année prochaine dans un travail à part qui servira de complément à celui-ci.

Je bornerai donc à ces détails techniques l'exposé de mes recherches sur l'exploration des changements du volume du cœur par l'exploration trachéale chez les animaux à thorax fermé et des variations du calibre des vaisseaux pulmonaires sur les animaux à thorax ouvert.

Le chapitre suivant sera consacré à l'étude des changements du volume du cœur chez l'homme.

§ 2. — CHANGEMENTS DE VOLUME DU CŒUR ÉTUDIÉS A L'AIDE DE L'EXPLORATION BUCCALE, CHEZ L'HOMME.

J'aurai peu de développements a donner sur le principe de ce mode d'exploration de la fonction cardiaque chez l'homme, cette étude se ramenant à celle que nous avons faite en explorant les pressions de l'air dans la trachée du chien.

Il est évident que la cavité buccale étant maintenue en communication avec la cavité tracheo-bronchique par l'ouverture de la glotte, ce sont les variations de pression subies par la colonne d'air trachéo-bronchique qu'on explore en plaçant un tube de transmission dans la bouche. Or nous savons (*voy.* p. 227) que chaque systole du cœur s'accompagnant d'une diminution de volume de l'organe, crée autour du cœur une aspiration à laquelle obéit le poumon et qui entraine un rappel de l'air renfermé dans la cavité trachéo-bronchique ; nous savons aussi que pendant la diastole un phénomène inverse se produit, d'où résulte le refoulement d'une certaine quantité d'air hors de la poitrine. Ces va-et-vient de la colonne d'air nous ont fourni des courbes exprimant les changements du volume du cœur quand nous explorions la cavité trachéale chez le chien : les mêmes variations de la pression de l'air dans le système clos représenté par la cavité buccale, le larynx, la trachée et les bronches, nous donnent chez l'homme des courbes identiques.

Si l'on recueille ces courbes des variations de la pression de l'air dans la cavité buccale sans inscrire en même temps soit les pulsations du cœur, soit les pulsations d'une artère, on peut facilement commettre une erreur d'interprétation sur laquelle nous devons insister.

Cette erreur consiste à considérer les mouvements de l'air qui se produisent dans la cavité buccale, quand la glotte est ouverte, les narines fermées et la respiration suspendue, comme déterminés par le choc du cœur sur le poumon au moment de la systole. Dès lors la ligne ascendante de la courbe correspondrait à la systole, la ligne descendante à la diastole, c'est-à-dire que ces tracés des variations de la pression de l'air auraient une signification inverse de celle que nous leur attribuons et que l'analyse va nous démontrer rigoureuse.

Dans un travail récent, M. Regnard a commis l'erreur dont nous parlons ; il a recueilli les tracés des pulsations buccales sans chercher à s'assurer du sens exact des courbes par l'inscription simultanée des pulsations du cœur ou du pouls carotidien. Il a dû, par suite, attribuer au choc systolique ce qui, en réalité, revient à la diastole, et réciproquement (1).

L'expérience de l'inscription des changements de volume du cœur par l'exploration buccale est assez délicate à exécuter sur soi-même, et il faut indiquer les précautions dont on doit s'entourer pour réaliser cette expérience dans les meilleures conditions.

Le point principal dont on doit tenir compte, *c'est l'ouverture permanente de la glotte* pendant un arrêt respiratoire.

Pour se bien assurer que cette condition est remplie, il est bon de procéder de la façon suivante :

Le tube qui est placé entre les lèvres et qui fait communiquer la cavité buccale avec l'appareil enregistreur présente une bifurcation sur laquelle est branché un manomètre à eau. Après avoir arrêté la respiration en inspiration et pincé les narines, on souffle légèrement dans le tube autour duquel sont appliquées les lèvres ; le manomètre subit une légère pression qui prouve que la glotte reste ouverte et que, par conséquent, les variations de la pression de l'air dans la trachée sont bien transmises à la cavité buccale et de là au tambour à levier inscripteur.

Il est indispensable d'inscrire, en même temps que les variations de la pression trachéo-buccale, les pulsations du cœur recueillies au niveau de l'espace intercostal où bat la pointe, ou bien les pulsations d'une artère, la carotide de préférence.

La superposition exacte de ces deux ordres de tracés permet

(1) *Revue mensuelle*, avril 1877. Le reste du travail n'en subsiste pas moins avec tout l'intérêt que l'auteur a su lui donner. La théorie des souffles extra-cardiaques dont s'est occupé M. Regnard, doit seulement être modifiée dans le sens indiqué, c'est-à-dire que le souffle attribué au refoulement de l'air hors du poumon au moment de la systole devient un souffle d'aspiration.

seule de se bien rendre compte du sens des courbes buccales.

C'est ainsi qu'a été obtenu le double tracé suivant.

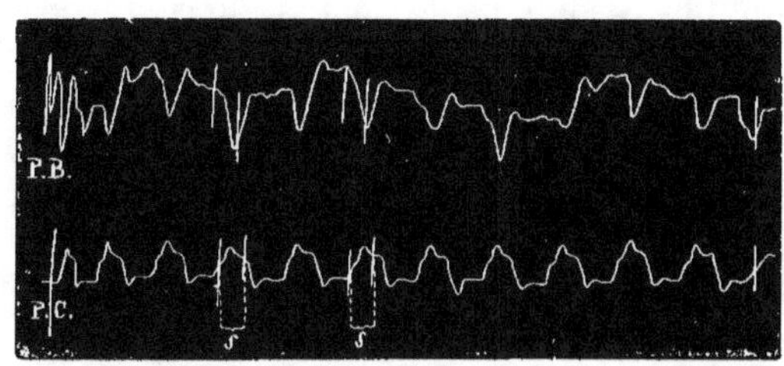

Fig. 118. — PB. variations de la pression trachéo-buccale inscrites en même temps que les pulsations du cœur PC. — S S systoles

La ligne inférieure présente une série de pulsations du cœur : la systole (*s*) s'accuse par l'ascension et le sommet plus ou moins incliné de chaque courbe, la diastole, par la ligne descendante et la ligne un peu oblique qui lui fait suite.

Sur la ligne supérieure, on voit des courbes qui alternent avec les précédentes. Ce sont celles des changements de volume du cœur : évacuation dans les artères, diminution de volume (ligne descendante) au moment de la systole *s* ; augmentation de volume, réplétion du cœur (ligne ascendante, et surbaissée pendant la diastole).

L'expérience précédente justifie déjà suffisamment ce que nous avons dit plus haut du sens des indications buccales par rapport aux pulsations du cœur. On peut cependant compléter la démonstration en recueillant en même temps les tracés des mouvements de l'air dans la cavité buccale et ceux du pouls artériel.

C'est ce qui a été fait dans l'expérience qui a fourni le double tracé suivant.

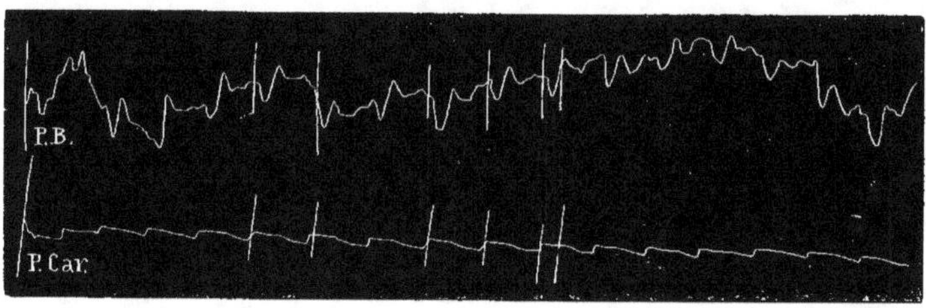

Fig. 119. — PB, variations de la pression trachéo-buccale inscrites en même temps que le pouls carotidien P. Car.

On voit, d'après les repères tracés sur chaque ligne, que le pouls carotidien se produit un court instant après le début de la diminution systolique de volume du cœur ; c'est-à-dire que nous observons ici, entre le début de l'élévation de la pression carotidienne et le début de la ligne descendante systolique, le même retard qu'entre le pouls carotidien et le commencement de la pulsation du cœur recueillie au niveau de la pointe.

Ces deux épreuves fournissent la démonstration directe de la proposition ci-dessus énoncée : *les variations de la pression de l'air dans la cavité buccale* maintenue en rapport avec la cavité trachéale, *expriment les changements de volume du cœur* (diminution systolique, augmentation diastolique).

La condition essentielle pour que les indications fournies par l'exploration buccale correspondent aux changements de volume du cœur, est *l'ouverture permanente de la glotte* pendant l'arrêt respiratoire.

Voyons maintenant quel est le sens des indications buccales quand la glotte est fermée. Un exemple de ces indications nous permettra d'abréger ce que nous devons en dire.

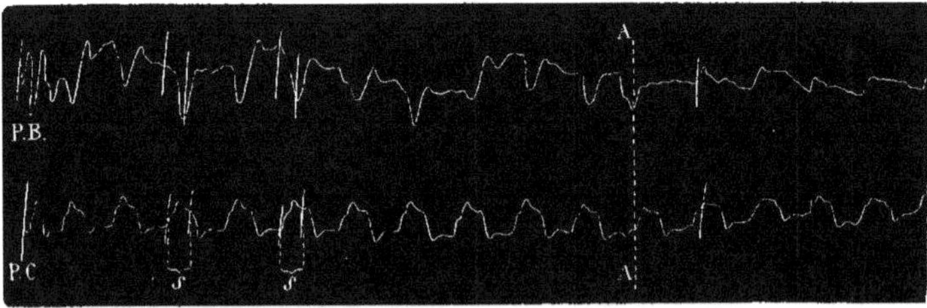

Fig. 120. — PB, variations de la pression buccale exprimant les changements de volume du cœur.—PC, pulsations du cœur.— S, systoles. Pulsations des artères bucco-pharyngiennes quand la glotte est fermée, à partir de AA.

Pendant la première partie du double tracé ci-joint (du début à la ligne AA), j'ai inscrit à la fois sur moi-même les pulsations du cœur (ligne inférieure) et les mouvements de l'air dans la cavité buccale (ligne supérieure) *la glotte étant ouverte*. A partir du trait vertical A A et jusqu'à la fin du tracé, la glotte a été fermée, ce qui s'opère facilement en faisant un léger effort : *immédiatement on voit se modifier le sens des indications buccales ; ce sont de véritables pulsations artérielles qui s'inscrivent*. Assurons-nous-en à l'aide des repères : nous voyons que les pulsations du cœur correspondent à des variations positives de la pression de l'air dans la bouche, au lieu d'être représentées sur le tracé buccal par des variations négatives. En somme, le double tracé qui s'inscrit à partir du moment où la glotte est fermée rappelle exactement celui qu'on obtiendrait en explorant à la fois les pulsations du cœur et le pouls d'une carotide.

C'est qu'en effet, quand la glotte est fermée, nous inscrivons *le pouls bucco-pharyngé ;* ce sont les *pulsations totalisées* de toutes les artères buccales, pharyngées, nasales, qui produisent des alternatives de compression et de raréfaction de l'air contenu dans la cavité buccale (1). Nous nous retrouvons ici en présence du même phénomène que j'ai longuement décrit dans mon travail de l'année dernière sur les *expansions et resserrements alternatifs des tissus*.

Il est donc établi que les changements de volume du cœur chez l'homme sont susceptibles d'être inscrits par l'exploration buccale, la glotte étant ouverte. Ces indications pourraient-elles nous permettre de répéter sur l'homme une série d'études analogues à celles qui ont été faites sur le chien, soit par l'exploration intra-péricardique, soit par l'exploration trachéale, quand la poitrine est fermée ? Théoriquement, cette étude semble possible ; mais quand on cherche à l'exécuter, on voit surgir des difficultés pratiques telles qu'il ne semble pas qu'on en puisse jamais tirer un profit réel (2).

(1) Cette expérience a été complétée par une contre-épreuve bien simple. J'ai inscrit en ce même temps les pulsations buccales, la glotte étant fermée, et les pulsations de l'artère carotide ; sur le même tracé s'enregistraient également les courbes des battements du cœur. Or, le retard du pouls buccal sur le début de la systole cardiaque était le même que celui du pouls carotidien. Le pouls des artères dans la cavité buccale n'est autre chose, en effet, que le pouls du bouquet artériel carotidien.

(2) Entre autres difficultés, j'en signalerai une qui me paraît capitale. Quand on arrête sa respiration en inspiration, on exécute un acte complexe dont l'un des facteurs est l'abaissement du diaphragme. Ce muscle ne reste point dans l'immobilité parfaite qui serait nécessaire pour qu'on pût ajouter foi aux différentes valeurs des courbes fournies par l'exploration bucco-trachéale. Le moindre mouvement du plan diaphragmatique crée, dans la cavité thoracique, des différences de pression telles, que l'air contenu dans le poumon est soumis à des mouvements complètement indépendants des variations d'origine

§ 3. — CHANGEMENTS DU VOLUME DE CŒUR INDIQUÉS CHEZ L'HOMME PAR CERTAINES FORMES DE LA PULSATION CARDIAQUE (*pulsation négative*).

L'aspiration produite par la systole ventriculaire sur le poumon *se fait sentir sur la paroi thoracique elle-même dans les régions voisines de la région précordiale proprement dite*.

Tel est le point qui doit maintenant fixer notre attention.

Quand on prend un petit entonnoir de verre comme celui dont se servait Buisson, et qu'au lieu de l'appliquer exactement sur la pointe du cœur chez l'homme ou chez l'animal, on le place un peu en dehors de cette pointe, on obtient un tracé *renversé*, c'est-à-dire que la systole, au lieu de s'accuser par une ascension, s'accuse par une descente de la courbe et la diastole par une ligne ascendante ; c'est cette forme de pulsation, *inverse de la forme normale*, qui a été désignée sous le nom de *pulsation négative* (1).

Il était tout indiqué d'utiliser, pour obtenir des faits qui précèdent une démonstration tout à fait directe, la situation superficielle du cœur chez la malade atteinte d'ectopie du cœur et qui fait l'objet du mémoire n° XIII.

Dans ce but, j'ai appliqué sur la surface des ventricules l'explorateur ordinaire de la pulsation qui m'a fourni le tracé des courbes normales du cœur.

Sur une petite surface de la peau qui des cartilages costaux se réfléchit sur la tumeur, j'ai placé un entonnoir de verre ayant 2 centimètres de diamètre et dont la tubulure fut mise en rapport avec un second tambour à levier inscripteur.

cardiaque. On voit la ligne des courbes buccales présenter des ondulations irrégulières, de véritables saccades qui faussent évidemment les résultats.

(1) M. Marey, dans son livre sur la physiologie de la circulation, avait donné de ce fait la véritable explication, celle que les recherches spéciales exécutées depuis n'ont fait que confirmer. « Au moment où le cœur diminue de volume pendant sa systole, il produit autour de lui une aspiration véritable : toutes les parties qui l'environnent viennent occuper la place que ses parois abandonnent. Ainsi le poumon se dilate, le diaphragme s'élève, *les espaces intercostaux s'enfoncent*, chacune de ces parties obéit à cette aspiration dans la limite de l'élasticité qu'elle possède. » Marey. *Physiol. méd. de la circul.*, p. 123.)

Si les ventricules, au moment de leur systole, exerçaient autour d'eux l'aspiration dont j'ai parlé, l'air contenu dans l'entonnoir devait nécessairement être raréfié : inversement, l'augmentation diastolique du volume du cœur devait comprimer l'air dans l'entonnoir, et la courbe, descendante pendant la systole, devait devenir ascendante pendant la diastole.

C'est ce que l'expérience a montré en effet, et le double tracé suivant, obtenu dans les conditions que je viens d'indiquer, fournit la démonstration rigoureuse de l'interprétation donnée pour la forme négative des pulsations.

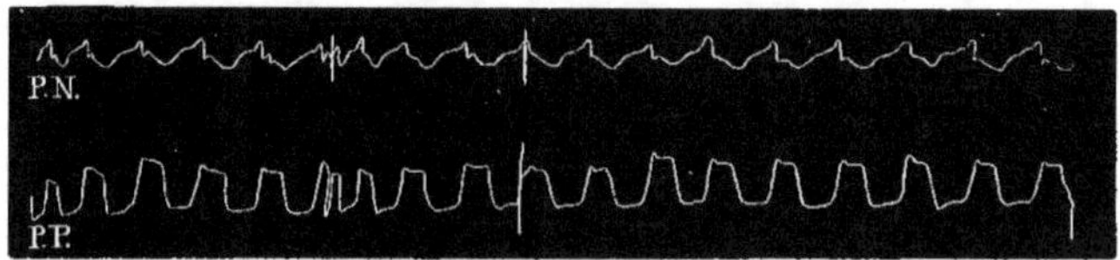

Fig. 121.—PP, pulsation cardiaque normale (positive, recueillie par l'exploration de la surface du ventricule droit chez la malade atteinte d'ectopie du cœur. — PN, pulsation cardiaque renversée (négative) obtenue par l'exploration faite dans le voisinage du cœur (zone d'aspiration systolique). Les repères montrent l'opposition des deux ordres de pulsations.

En considérant la ligne inférieure (PP) du double tracé ci-joint, on voit que toutes les pulsations du cœur s'accusent par les courbes connues, *ascendantes pendant la systole, horizontales ou un peu inclinées pendant la diastole.*

Les courbes de la ligne supérieure (PN) affectent une disposition exactement inverse : la diastole y est indiquée par une ligne ascendante, la systole par une ligne descendante. Si l'on veut bien se reporter aux détails que j'ai donnés sur l'opposition des courbes des changements de volume et des pulsations du cœur, on verra que les courbes de la figure précédente affectent exactement la même opposition.

Je puis dès lors conclure, après ces renseignements fournis par l'expérience directe 1° que l'exploration des mouvements du cœur pratiquée sur la paroi thoracique, en dehors de la région où bat la pointe, fournit des pulsations qui sont renversées, opposées aux pulsations fournies par la pointe elle-même ; 2° que ces pulsations négatives alternent avec les pulsations positives normales et que cette opposition est due à ce que les premières correspondent aux changements de volume du cœur, les autres surtout aux changements de forme et de consistance de l'organe dans les différentes phases de sa révolution.

En résumé, c'est la prédominance de l'influence des changements de volume du cœur qui produit la pulsation négative, et, comme je l'ai vu en recueillant des tracés sur moi-même, cette prédominance s'accuse à mesure qu'on soustrait l'explorateur à l'influence des pulsations positives, en l'éloignant progressivement de la région même de la pointe, tout en restant dans la zone de l'aspiration produite par les ventricules au moment de leur systole.

Nous pouvons maintenant, à l'aide de ces données que je crois suffisamment établies sur les faits, aborder une question un peu délicate de cardiographie sur l'homme malade et sur les animaux soumis à certaines influences qui modifient la fonction cardiaque.

Il s'agit encore de la forme *négative* de la pulsation du cœur : non plus de cette pulsation renversée qu'on obtient, en plaçant l'explorateur *en dehors de la région de la pointe, mais en le plaçant sur cette pointe elle-même.*

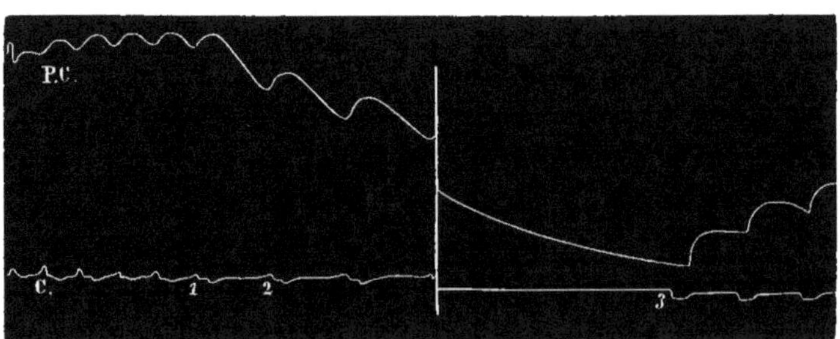

Fig. 122.—Pulsations du cœur (C) et pression carotidienne (PC) chez un lapin dont le cœur a été ralenti par voie réflexe. Les pulsations deviennent graduellement négatives (1, 2, 3.)

Nous avions noté l'année dernière, au cours d'expériences sur les effets cardiaques produits par l'application d'éponges de chloroforme sur les narines des animaux, nous avions, dis-je, observé, avec le professeur Marey, que quand la respiration des animaux s'était brusquement arrêtée et le cœur considérablement ralenti sous l'influence de l'excitation nasale, les pulsations du cœur changeaient graduellement de forme, et de *positives* devenaient *négatives*.

Longtemps le fait occupa M. Marey, et ce n'est que plus tard, quand la question des changements de volume du cœur fut remise à l'étude dans le laboratoire, que nous pûmes bien comprendre cette transformation graduelle des pulsations dans l'exploration pratiquée au niveau même du cœur.

Aujourd'hui nos feuilles d'expériences contiennent un nombre considérable d'exemples de ces phénomènes ; nous nous proposons de les utiliser complétement plus tard, et je ne veux qu'en rappeler ici un spécimen à l'aide duquel je pourrai poursuivre mon exposé.

Dans le double tracé de la figure **122** qui représente les pulsations du cœur (ligne inférieure) et les variations de la pression artérielle (ligne supérieure), on peut suivre aisément les phénomènes.

La respiration est arrêtée en inspiration ; le cœur, fortement ralenti, envoie dans les artères des ondées volumineuses, mais trop espacées pour empêcher la pression de tomber très-bas.

Pendant que durent ces troubles fonctionnels, les ventricules s'engorgent de plus en plus, comme j'ai pu m'en assurer directement et comme on peut le voir sur le tracé des pulsations du cœur , qui deviennent de moins en moins positives. A partir d'un certain degré d'engorgement, chaque systole se fait *en dessous*, pour ainsi dire. La réplétion diastolique est devenue tellement prédominante que les ventricules distendus à l'excès ne peuvent plus accuser leur systole que par une courbe d'évacuation ; c'est ce qu'on peut aisément constater sur la fin du tracé.

Nous voyons donc, en suivant de gauche à droite (1, 2, 3) les courbes des pulsations du cœur, *s'accentuer peu à peu les indications des changements de volume au détriment des indications des changements de consistance.*

Les pulsations, positives au début (1), sont devenues absolument négatives à la fin (3), et l'identité de ces pulsations négatives avec les courbes des changements de volume obtenues chez les animaux par l'exploration directe de la cavité du pé-

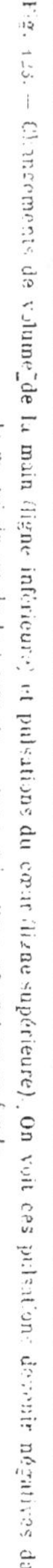
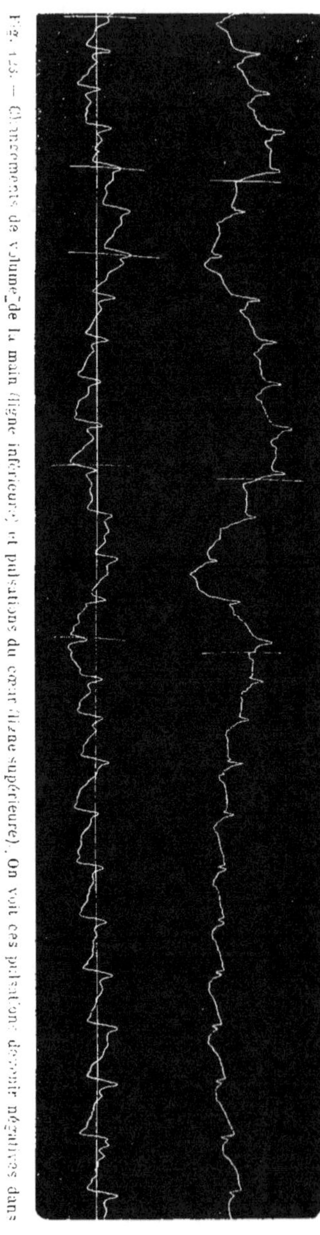

Fig. 125. — Changements de volume de la main (ligne inférieure) et pulsations du cœur (ligne supérieure). On voit ces pulsations devenir négatives dans la moitié droite de la figure qui correspond à une aspiration profonde.

ricarde ne peut laisser aucun doute sur leur signification commune.

Quand on suit l'expérience jusqu'à ce que les troubles cardiaques provoqués par l'excitation réflexe aient disparu, on assiste à des phases de restitution successive pendant lesquelles la forme négative des pulsations s'atténue de plus en plus jusqu'à ce que le type normal ait reparu.

Voilà donc un cas, entre beaucoup d'autres, où nous assistons à la formation et à la disparition de la pulsation négative.

Nous pouvons maintenant nous expliquer la raison de l'apparition des pulsations négatives que nous pouvons constater sur nous-mêmes quand nous explorons les pulsations de notre cœur pendant les profondes inspirations.

J'ai donné dans mon mémoire sur *les changements du volume de la main* (1876) une figure que je reproduis ici, et dans laquelle les pulsations du cœur, en même temps que les pulsations totalisées de la main, sont inscrites pendant une grande inspiration.

Cette grande inspiration

commence au milieu du tracé, et l'on peut voir que les pulsations du cœur (ligne supérieure de la figure) perdent peu
à peu leurs caractères normaux : la courbe systolique s'atténue, devient moins ample, et finit par devenir négative quand
l'inspiration est à son maximum. Au contraire, la courbe
diastolique devient prédominante à tel point que la systole
est indiquée à un moment donné par une ligne descendante.

Il est inutile d'insister sur la signification de ces courbes
modifiées ; les discussions faites plus haut ont établi que cette
transformation de la pulsation était due à la nature même de
la modification de la circulation intra-cardiaque, à l'engorgement graduel des ventricules.

Ces phénomènes, à la production desquels nous assistons, et
que nous pouvons reproduire à notre gré, en connaissant les
conditions, nous les voyons survenir dans certains cas pathologiques dans lesquels la fonction cardiaque est profondément
troublée par des lésions valvulaires.

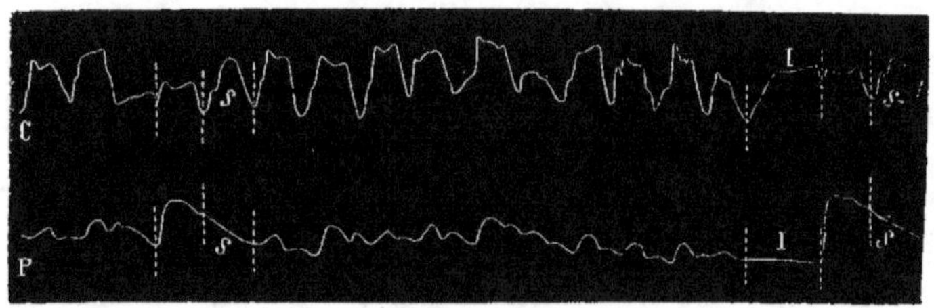

Fig. 124. — Ligne P, pouls radial; ligne C, pulsations du cœur chez une femme atteinte
d'insuffisance mitrale. On voit en I une grande intermittence pendant laquelle le cœur
se remplit : la systole suivante est négative.

Je citerai tout de suite un exemple de l'application des
notions qui précèdent à l'étude du malade.

Il s'agit d'une jeune fille que j'ai examinée l'année dernière à l'hôpital Necker, dans le service du professeur Potain. Elle était atteinte d'insuffisance mitrale, et présentait,
entre autres phénomènes intéressants, de grandes intermittences du cœur qui se reproduisaient toutes les huit ou dix
pulsations.

La figure 124 fournit le double tracé cardiaque et radial

recueilli sur cette malade avec le polygraphe du professeur Marey.

En considérant dans cette figure la ligne des pulsations de la radiale (P), on voit en I une intermittence du pouls qui correspond à une pause diastolique du cœur (ligne C). Cette pause diastolique s'accuse sur le tracé des pulsations cardiaques par une courbe *ascendante*, surbaissée, indiquant une grande réplétion pendant l'intermittence. Voilà donc sur le tracé cardiaque l'indication d'une augmentation de volume exagérée correspondant à un repos diastolique prolongé.

La systole qui vient ensuite est négative, c'est-à-dire qu'au lieu de s'accuser, comme la plupart de celles qu'on peut voir sur ce tracé, par une ascension du levier, elle est indiquée par une courbe d'évacuation. En raison même de la réplétion préalable des ventricules, la pulsation radiale correspondant à cette systole négative est très-ample, une ondée sanguine plus volumineuse que d'ordinaire ayant été lancée dans les artères.

Dans d'autres cas, la pulsation du cœur peut n'être pas complétement négative, mais affecter cependant le même type. Une diastole à grande réplétion s'accuse par une forte ascension du tracé, et quand la systole survient, elle ne provoque plus qu'une brève ascension de la courbe. A en juger par le tracé systolique tout seul, on pourrait supposer que la systole qui survient après une grande réplétion est moins énergique, moins efficace que la systole survenant après une diastole ordinaire. Il n'en est rien. Cette systole peu marquée sur le tracé des pulsations cardiaques, chasse, en réalité, une forte ondée dans les artères, comme on peut s'en assurer en examinant les tracés du pouls artériel recueillis en même temps.

On voit, par les exemples que j'ai rappelés entre beaucoup d'autres, que l'analyse des courbes des pulsations cardiaques permet dans certains cas pathologiques (1) d'acquérir d'importantes notions sur les détails de la fonction cardiaque ; cette analyse, faite au point de vue des changements de volume du cœur, nous renseigne en effet sur la manière

____

(1) V. Marey, Pulsations du cœur dans l'insuffisance aortique. In *Journal de l'Anatomie*, 1874.

dont le cœur se remplit et se vide, et cela comparativement dans une série de pulsations successives. Mais on comprend que pour tirer de cette étude le plus grand parti possible, il est nécessaire de recueillir, en même temps que les courbes des pulsations du cœur, celles des pulsations artéielles, surtout des pulsations carotidiennes.

Il serait facile d'ajouter aux détails qui précèdent un certain nombre de documents empruntés à la cardiographie sur le cheval. Les lésions des valvules auriculo-ventriculaires et aortiques produites soit sur le cheval (Chauveau et Marey), soit sur le schema (Marey), nous fourniraient encore de précieux matériaux d'études; mais, en outre de ce que ces expériences perdraient à être succinctement résumées ici, l'exposé de leurs résultats ne ferait qu'ajouter des preuves nouvelles à la proposition que je crois avoir suffisamment établie, à savoir que quand un trouble survient dans la fonction cardiaque, l'examen des courbes des pulsations *fait au point de vue du changement de volume du cœur* peut nous fournir les plus utiles renseignements sur la manière dont le cœur se vide à chaque systole et se remplit à chaque diastole.

Je me bornerai à l'étude qui vient d'être faite sur l'examen des changements de volume du cœur chez l'homme sain ou malade, croyant avoir démontré que les résultats des expériences sur les animaux sont susceptibles d'être rigoureusement appliqués à la physiologie normale et pathologique de la fonction cardiaque chez l'homme.

RÉSUMÉ ET CONCLUSIONS.

Ce travail forme la suite des recherches publiées dans le tome II, sur les «*changements de volume des organes périphériques dans leurs rapports avec la circulation.*»

Il y est traité des changements de volume du cœur correspondant aux réplétions diastoliques et aux évacuations systoliques.

La question du *débit du cœur à chaque systole* est abordée dans ces recherches : le débit ventriculaire ne pouvant être directement déterminé sur l'animal vivant, c'est par la diminution du volume du cœur qu'il a été étudié dans ce travail ; et la comparaison d'une série de débits a été faite en comparant entre elles les valeurs d'une série de diminutions systoliques du volume du cœur.

Ces recherches ont été tout d'abord exécutées sur le cœur de la tortue isolé et soumis à une circulation artificielle : le cœur étant suspendu dans un appareil à déplacement rempli d'huile, on pouvait établir facilement la proposition qui sert de point de départ aux recherches exécutées sur l'animal vivant et sur l'homme lui-même : *la diminution du volume du cœur au moment de la systole permet de déterminer le débit ventriculaire ; l'augmentation diastolique du volume du cœur correspond à son degré de réplétion.*

En utilisant chez les animaux la cavité du péricarde, complètement close de toutes parts comme appareil à changements de volume, nous avons pu étudier avec détail les modifications apportées à la fonction cardiaque par des influences variées, agissant sur le cœur par voie directe ou réflexe, retentissant sur son rhythme sans modifier son travail, portant leur action sur la circulation périphérique, et faisant ainsi varier soit la réplétion, soit le débit du cœur, etc.

Le procédé opératoire consiste à fixer à l'extrémité inférieure du péricarde un tube de verre qui établit la communication entre la cavité péricardique et l'extérieur : toutes les diastoles du cœur s'accompagnant d'une augmentation du volume de l'organe qui reçoit du sang, produisent l'expulsion d'une certaine quantité d'air ou le déplacement d'une certaine quantité de liquide suivant le genre d'expérience; dans l'un et l'autre cas, l'augmentation de volume est traduite par un appareil enregistreur qui donne une courbe ascendante directement proportionnelle aux degrés successifs de la réplétion du cœur. Pendant la diminution de volume qui accompagne la systole ventriculaire, le liquide introduit dans le péricarde subit une aspiration qui se traduit sur les tracés par une courbe descendante correspondant à l'évacuation dans les artères, c'est-à-dire au débit du cœur.

C'est à l'aide de cette nouvelle méthode d'étude qu'ont pu être déterminées les modifications de la fonction cardiaque dans une série d'expériences dont nous rappellerons quelques-unes.

L'accélération des battements du cœur produite par la section des pneumogastriques s'accompagne d'une élévation considérable de la pression artérielle ; au contraire, l'accélération provoquée par l'excitation directe des nerfs accélérateurs n'est pas suivie d'une augmentation de pression. L'étude des changements de volume du cœur dans ces deux conditions indique le mécanisme des différences observées : après la section des pneumogastriques, *chaque systole du cœur conserve son débit initial*, et l'augmentation du nombre des systoles produit, dans le même temps, un débit plus considérable ; au contraire, pendant l'excitation des nerfs accélérateurs, *chaque systole débite moins qu'avant l'excitation*, et la somme des débits dans le même temps n'étant pas plus grande, la pression artérielle ne varie pas. La même exploration a montré que pendant cette accélération le cœur est toujours ramené, par l'excitation des nerfs du premier ganglion thoracique, à un état de demi-resserrement, et débite moins parce que ses diastoles sont moins complètes : cet état est comparable au tétanos à secousses dissociées d'un muscle ordinaire.

Le débit de chacun des deux cœurs a été modifié par divers procédés : la compression directe des troncs aortique et pulmonaire, le resserrement des vaisseaux périphériques, ont agi sur chaque ventricule de la même façon ; leur débit a été diminué, leur volume général augmenté. Ces conditions se trouvent réalisées par l'influence des excitations vaso-motrices directes ou réfléchies, qui amènent le spasme vasculaire étendu, comme la douleur, le froid, etc. ; on arrive aux mêmes résultats en ralentissant la circulation pulmonaire par l'insufflation trachéale (Gréhant, Héger), par l'injection d'air dans les vaisseaux pulmonaires.

Les changements du volume du cœur ont encore été étudiés par l'exploration des pressions de l'air dans la trachée pendant l'arrêt respiratoire. Le principe est le même que précédemment : le cœur en se dilatant refoule l'air contenu dans le poumon ; pendant son resserrement systolique, il crée autour de lui une pression négative qui s'ajoute à l'aspiration thoracique et détermine un rappel d'air vers la poitrine. Si l'on explore en même temps les pulsations extérieures du cœur, on peut s'assurer de l'opposition des deux courbes trachéale et cardiaque pendant la systole.

Cette exploration trachéale étant faite sur un animal dont le *thorax est ouvert,* les indications correspondent aux variations de calibre totalisées des vaisseaux pulmonaires : le cœur ne peut plus agir sur le poumon à la suite de la suppression de l'aspiration pleurale.

Chez l'homme, on obtient les indications des changements de volume du cœur en plaçant dans la bouche, *la glotte étant ouverte pendant un arrêt respiratoire,* le tube de transmission d'un appareil inscripteur à air. On a pensé que ces indications correspondaient aux pulsations du cœur transmises par le poumon : il est facile de s'assurer du contraire, en superposant les deux ordres de courbes, pressions bucco-trachéales et pulsions extérieures du cœur. Si la glotte est fermée, les indications buccales correspondent aux pulsations totalisées des artères pharyngiennes, buccales, nasales.

L'étude des débits du cœur chez l'homme ne pouvant être faite avec une précision suffisante à l'aide de la cardiographie buccale, les changements de volume du cœur ont été étudiés en plaçant le bouton de l'explorateur sur la pointe, *dans la zone d'aspiration systolique.*

Les éléments que l'analyse permet de déterminer dans les courbes ainsi obtenues correspondent à la réplétion diastolique et à l'évacuation systolique du cœur, l'appareil explorateur n'étant plus influencé par les changements de consistance du cœur au moment de la systole. Les pulsations qu'on inscrit ainsi sont *négatives* par rapport aux pulsations recueillies au niveau du cœur lui-même, c'est-à-dire qu'elles ont avec ces dernières les mêmes rapports que les courbes fournies par l'exploration *directe* des changements de volume du cœur dans le péricarde : les tracés sont alternants ; c'est la prédominance de l'influence des changements de volume du cœur qui produit la pulsation négative, quand on explore les mouvements du cœur en dehors de la pointe, dans la zone d'aspiration systolique et de propulsion diastolique.

Chez les animaux dont on trouble profondément la circulation intra-cardiaque en ralentissant le cœur et en arrêtant la respiration, de même que chez l'homme en état d'inspiration profonde, l'exploration *directe* de la pulsation cardiaque fournit encore des *tracés négatifs*, c'est-à-dire des courbes *de changements de volume du cœur*, pour la même raison que plus haut ; les changements de volume deviennent prédominants, et les changements de consistance n'influencent que très-légèrement l'appareil explorateur.

C'est aux notions qui précèdent que nous devons de pouvoir tirer d'utiles renseignements sur la façon dont s'accomplit la fonction cardiaque chez l'homme atteint de lésions valvulaires.

L'intérêt médical (diagnostique et thérapeutique) des notions ci-dessus développées, semble évident dès l'abord. Mais pour s'en bien rendre compte, il est indispensable d'avoir présentes à l'esprit les conclusions que les expériences sur les changements de volume du cœur isolé, du cœur en place chez l'animal vivant, du cœur atteint d'ectopie chez la malade examinée à Colmar (V. mémoire XIII), ont permis d'admettre dans le cours de ce travail.

IX

DE L'ANÉMIE ET DE LA CONGESTION CÉRÉBRALES PROVOQUÉES MÉCANIQUEMENT CHEZ LES ANIMAUX, PAR L'ATTITUDE VERTICALE OU PAR UN MOUVEMENT GIRATOIRE.

par le Dr A. SALATHÉ.

INTRODUCTION.

L'homme vit alternativement dans les attitudes verticale et horizontale. Ces changements de situation se succèdent d'ordinaire, sans causer de troubles apparents dans l'organisme. Tout au moins, en est-il ainsi dans l'état de santé ; mais nul n'ignore que la maladie, l'affaiblissement, un décubitus prolongé, et mieux encore toutes ces influences réunies, peuvent rendre dangereuses et parfois mortelles les modifications rapides d'attitude.

Chez certains sujets anémiques, le passage de l'attitude horizontale à l'attitude verticale ne demeure jamais inaperçu ; aussi, les voit-on dans un état de demi-malaise, pendant les premières heures qui suivent le lever (1). Viennent-ils à relever

___

(1) On sait encore que la position horizontale est nécessaire à quelques personnes pour se livrer à un travail intellectuel, et l'on cite des savants qui ne pouvaient travailler autrement que dans cette position.

la tête, après l'avoir maintenue quelques instants baissée,
ils sont aussitôt pris de vertiges et parfois de vraies défail-
lances.

Ces accidents que l'on rencontre chez les convalescents et
chez les anémiques, dans la station debout, se rattachent à
une même cause : l'influence de la pesanteur. Celle-ci exerce,
en effet, une action très-différente sur le cours du sang, suivant la position du corps. Quand le corps est horizontal, la
pesanteur agit également sur toutes les parties de l'organisme.

Dans l'attitude verticale qui est la plus habituelle chez
l'homme, la pesanteur agit différemment sur le cours du sang
dans les différentes régions du corps. On sait que, pour les
régions sus-cardiaques, la pression du sang artériel est diminuée par la pesanteur, tandis qu'elle est augmentée dans les
artères infra-cardiaques. En outre, Rameaux a justement signalé la différence que la pesanteur produit dans le diamètre
des vaisseaux capillaires : les capillaires des régions déclives se
dilatent par la grande pression du sang à leur intérieur, et cette
dilatation permet dans ces vaisseaux une circulation plus rapide. Ainsi, malgré l'obstacle que la pesanteur oppose au cours
du sang veineux dans les parties déclives, obstacle qui, au premier abord, semble compenser et neutraliser l'influence favorable de la pesanteur sur le cours du sang artériel, on doit considérer la déclivité comme ayant un double effet sur la circulation : elle fait qu'un organe déclive contient plus de sang et que
le sang y circule plus vite. Le raisonnement inverse montre
que, dans les régions supérieures du corps, le sang se trouve
en quantité moindre et circule avec plus de lenteur. Mais à
cette influence s'ajoute celle de la contractilité des petits vaisseaux qui tempère les effets des forces mécaniques en s'adaptant à la pression artérielle. Quand la pression, trop forte,
tend à dilater outre mesure les petits réseaux vasculaires, la
contractilité des vaisseaux entre en jeu et lutte contre cette
cause de dilatation. Quand la pression artérielle faiblit outre
mesure, les petits vaisseaux se relâchent au-dessous du degré
normal et permettent au sang de circuler encore malgré la
diminution de sa force impulsive. Mais cette adaptation de la
contractilité des vaisseaux a besoin d'être entretenue par les
variations de la pression du sang. Aussi, après le décubitus pro-

longé, voit-on se produire un double phénomène quand le sujet se lève, l'anémie cérébrale et la congestion des jambes, parce que les vaisseaux désaccoutumés ne réagissent plus contre les effets de la pesanteur (1).

Il faut savoir gré à Piorry d'avoir insisté un des premiers sur l'influence si notable de la pesanteur sur le système circulatoire dans l'organisme en général, et dans l'encéphale en particulier (2). Cet auteur inaugura une réaction heureuse contre les idées de Bichat, pour qui la syncope tenait toujours à la suspension de l'action cardiaque. Piorry , sans contester l'existence de syncopes liées au défaut d'action cardiaque, insista pour établir ce fait que bien souvent la syncope n'est que le résultat de la diminution ou de l'abolition de l'action encéphalique. Il indiqua la position donnée au malade comme le *critérium* du diagnostic de l'apoplexie et de l'anémie cérébrales, dans le cas de perte de connaissance.

Piorry fit, du reste, quelques expériences importantes sur l'influence de la pesanteur sur la circulation chez le chien. expériences que nous ne croyons pas inutile de rappeler ici. Cet auteur commença par ouvrir les jugulaires de l'animal. jusqu'à rendre imperceptibles à la main les battements du cœur, et jusqu'à produire l'arrêt de la respiration avec anéantissement des sensations et des mouvements. « Si, dans cet état de mort apparente, on soulève, dit-il, le train de derrière, en même temps que l'on tient la tête basse, la respiration ne tarde pas à se ranimer, le cœur à se contracter sensiblement. la tête qui était pendante à se relever, les pattes à se soutenir, l'action céphalique à se manifester. » L'auteur donne ensuite la contre-partie de cette expérience, et s'exprime ainsi : « Si, chez l'animal qu'une position déclive de la tête avait fait revivre, toutes les parties du corps sont tenues dans une position opposée pendant quelques minutes (3), tous les accidents reparaissent et la syncope survient. »

(1) Voyez Marey, *Circulation du sang*, Paris, 1863.
(2) Piorry, *Recherches sur l'influence de la pesanteur sur le cours du sang*. (*Arch. génér. de méd.*, 1826, p. 527, t. XII.)
(3) Piorry, *loc. cit.*, p. 533.

Marshall-Hall vint encore confirmer plus tard (1) les idées développées par Piorry.

Un grand nombre d'auteurs les suivirent dans cette voie, et l'on s'accorde aujourd'hui à expliquer par l'anémie cérébrale, le mécanisme de la syncope, à la suite du passage de l'attitude couchée à l'attitude verticale.

On peut prouver directement qu'une turgescence se produit dans les vaisseaux de l'encéphale sous l'influence de la déclivité de la tête ; nous l'avons constaté nous-même dans des expériences faites sur des enfants nouveau-nés et sur des animaux trépanés (2). Si cette position se prolonge quelque temps, il en résulte des phénomènes congestifs.

Nous avons essayé de chercher les effets des changements de la circulation cérébrale sur les mouvements de la respiration et du cœur (3).

Non-seulement nous avons provoqué chez l'animal des dérivations sanguines, en faveur ou au détriment de l'encéphale, en modifiant son attitude ; mais nous les avons exagérées encore, en ayant recours à la force centrifuge.

Nous allons passer successivement en revue ces deux modes d'expérimentation, étudiant d'abord les effets déterminés par l'attitude, puis ceux qu'a amenés l'influence d'un mouvement giratoire. Les principaux résultats de nos recherches ont déjà été consignés dans une note présentée récemment à l'Académie des sciences (4).

(1) Marshall-Hall, *Exp. researches on the effects of loss of blood*, in *Med. chir. Transactions*, 1832, t. XVII, p. 250.

(2) *Travaux du Laboratoire du professeur Marey*, 1876, Mém. IX.

(3) Nos expériences, à l'inverse de celles de Piorry, ont porté sur *des animaux intacts*. (Remarquons qu'au point de vue statique, ces animaux organisés pour vivre horizontalement ne se trouvent pas dans les mêmes conditions que l'homme. Celui-ci cependant se rapprochera d'eux dans une certaine mesure, lorsque, à la suite d'un *decubitus* prolongé, il aura perdu *l'habitude* de la station verticale.)

(4) *Comptes rendus Acad. des sciences*, 20 août 1877.

ł

INFLUENCE DE L'ATTITUDE VERTICALE SUR LA CIRCULATION
ENCÉPHALIQUE.

Dans une thèse remarquable, soutenue par M. A. Regnard, en 1868 (1), nous avions lu le récit que donne l'auteur de deux expériences qu'il fit sur des lapins trépanés, placés successivement dans deux positions opposées, la tête élevée dans un cas, abaissée dans l'autre. Ayant laissé l'animal 5 minutes dans la seconde position, il constata que la sensibilité était demeurée intacte, tandis qu'au bout de 2 minutes elle avait déjà complètement disparu, quand la tête de l'animal était élevée. La respiration était courte et saccadée, l'animal paraissait en syncope. L'auteur ne poursuivit pas cette expérience.

Toutefois, nous avions été étonné des résultats qu'il citait (2), et nous nous étions promis de les vérifier.

Exécutant, l'an passé, nos recherches sur les mouvements du cerveau, dans le laboratoire du professeur Marey, nous en profitâmes pour renouveler l'expérience de A. Regnard sur deux de nos lapins trépanés; mais, au lieu de les laisser 2 minutes en situation verticale, la tête haute, nous les y maintînmes 10 minutes. Cependant, aucun phénomène remarquable ne s'étant manifesté, et les animaux ayant gardé toute leur sensibilité, nous fûmes porté à croire que l'auteur s'était trompé ou qu'une cause d'erreur s'était produite dans son expérience.

Nous abandonnâmes donc cette question, quand quelques semaines après, le hasard se chargea de nous y ramener, dans les conditions suivantes. Nous avions appliqué au crâne

(1) A. Regnard, *Recherches sur la congestion cérébrale.* (Th. de Strasbourg, 1868.)

(2) Chacun sait en effet que l'on porte d'habitude les lapins en les tenant par les oreilles, et cependant on n'avait point, que nous sachions, signalé la mort de ces animaux dans cette situation, dans laquelle ils sont souvent maintenus bien au delà de 2 minutes.

d'un lapin une large couronne de trépan ; une hémorrhagie osseuse qui suivit cette opération, nous empêchant d'étudier les oscillations cérébrales, nous plaçâmes le lapin en situation verticale de manière que sa tête fût plus élevée que le reste du corps. Voulant reprendre l'animal au bout de quelques minutes, nous vîmes qu'il était mort. Ni le traumatisme, ni l'hémorrhagie ne nous paraissant suffire pour expliquer cette mort, nous pensâmes qu'elle pourrait bien dépendre des mêmes causes qui avaient déterminé des manifestations syncopales chez le lapin de M. Regnard.

Nous reprîmes donc ces expériences en opérant sur des lapins trépanés. La théorie indique en effet que dans l'intégrité du crâne, l'attitude verticale produit, par l'intermédiaire du liquide céphalo-rachidien, une aspiration sur les vaisseaux de l'encéphale, aspiration qui doit contrebalancer, dans certaines limites, les effets de la pesanteur.

Si l'on considère la disposition générale de la cavité crânio-spinale, on conçoit que dans l'attitude verticale, le liquide contenu dans cette cavité tend à tomber vers les parties déclives. Pour qu'un pareil déplacement se produise, il faudrait que le crâne pût s'affaisser et la partie supérieure de l'axe rachidien se dilater.

Or, le professeur Richet a démontré que le canal vertébral est dilatable et qu'une certaine quantité de liquide céphalorachidien peut s'y loger encore lorsqu'il est déjà plein, le liquide céphalo-rachidien refoulant le sang des plexus veineux rachidiens dont les parois sont dépressibles. D'autre part, la cavité crânienne cesse d'être rigide chez les enfants dont les fontanelles ne sont pas encore fermées et chez les animaux trépanés. Chez eux, dans l'attitude verticale, on constate alors une concavité des fontanelles, ou un enfoncement de la dure-mère, qui indique une diminution de volume des organes intra-crâniens : cette diminution n'aurait assurément pu se produire dans le cas de complète occlusion du crâne (1). Que

(1) Cette dépression du niveau du cerveau dans la station verticale a été observée par M. Marey il y a plusieurs années, sur un malade, du service de Lorain, qui présentait une cicatrice frontale couvrant une vaste perte de substance osseuse. (*Voy.* Mém. Brissaud et Franck, même volume, *Mouvements du cerveau.*)

cette diminution tienne à une moindre turgescence de l'élément vasculaire, cela est certain, mais il n'est pas moins certain aussi que du côté du liquide céphalo-rachidien, un déplacement a dû se produire du crâne vers le rachis ; cela résulte de l'extensibilité de la cavité rachidienne dont nous venons de parler.

Dans le cas d'intégrité du crâne, la tendance à l'écoulement du côté du rachis fût restée à l'état de diminution de pression, de vide virtuel, comme on dit, et n'eût pu se produire qu'à la condition qu'une plus grande quantité de sang eût pénétré dans les vaisseaux encéphaliques.

On doit donc considérer les effets de la pesanteur sur la colonne du liquide céphalo-rachidien comme agissant à la façon d'une branche de siphon qui lutte d'une manière plus ou moins efficace contre les causes d'anémie cérébrale, quelles qu'elles soient : action de la pesanteur sur la circulation artérielle et veineuse du cerveau, contractilité vasculaire, etc.

Enfin, l'attitude verticale, en dilatant les vaisseaux des parties déclives, produit dans ces parties une accumulation du sang qui agit à la façon d'une saignée ou d'une ventouse Junod pour faire baisser la pression du sang dans les régions supérieures.

A) *Attitude verticale, tête élevée.* — Les animaux que nous avons maintenus dans cette situation, étaient fixés de deux façons différentes. Tantôt ils étaient simplement suspendus par les oreilles, tantôt, et le plus souvent, ils étaient attachés à la planche que l'on emploie d'ordinaire dans les expériences, leur tête étant retenue par un mors de Czermack. Quelquefois, une ceinture entourait l'abdomen pour empêcher le relâchement trop considérable de ses parois, sous l'influence du poids des viscères.

Un double explorateur du cœur (1), maintenu autour de la cage thoracique, permettait d'enregistrer, pendant toute la durée des expériences, les tracés cardiaques et respiratoires.

Pendant les premières minutes, on n'aperçoit généralement

(1) Voir pour la description de l'instrument, Marey, *La méthode graphique* in *Travaux du Laboratoire*, 1876, p. 213.

rien de notable; ce n'est guère avant dix à vingt minutes ordinairement, qu'on peut reconnaître sur les tracés graphiques un léger ralentissement du rhythme cardiaque, en même temps qu'une faible diminution de l'énergie respiratoire. Ces symptômes s'aggravent bientôt de plus en plus : la fréquence du cœur et surtout celle de la respiration diminuent progressivement. En même temps, on observe quelques phénomènes extérieurs qui vont en s'accusant graduellement. Ce sont la pâleur de la conjonctive et de la membrane nyctitante, celle des narines et de la muqueuse buccale. La respiration continue à se ralentir et à diminuer d'amplitude, en même temps que le tracé des pulsations du cœur indique un affaiblissement croissant.

À cette période, la sensibilité de l'animal s'est déjà considérablement émoussée : il ne répond presque plus aux excitations extérieures.

Bientôt survient un phénomène que l'on peut considérer comme un pronostic de mort. Ce sont des convulsions qui agitent le corps de l'animal. À ces phases convulsives succèdent des périodes de repos, pendant lesquelles la respiration et les systoles du cœur continuent à diminuer d'énergie et de fréquence. Quelquefois cependant, les convulsions entraînent une accélération momentanée du rhythme cardiaque, mais cette reprise est de courte durée.

L'animal est alors insensible, ses muscles sont dans le relâchement, il perd ses urines ; il ne respire plus à ce moment que 2 à 5 fois par minute (1), enfin sa respiration s'arrête. Les battements du cœur sont devenus de plus en plus rares et souvent intermittents ; néanmoins, *le cœur continue à se contracter, alors que la respiration est déjà arrêtée*, et le tracé graphique reproduit pendant deux minutes ou même davantage, après l'arrêt respiratoire, les systoles cardiaques, très-espacées, il est vrai. La figure suivante fournit un bon type de la décroissance graduelle des mouvements cardiaques et respiratoires.

La ligne la plus inférieure (ligne 1), correspond à la dixième

---

(1) Ces dernières respirations sont d'ordinaire purement diaphragmatiques, et les côtes demeurent immobiles.

minute de l'expérience. A cet instant, la respiration est encore rapide et énergique ; elle dissimule en grande partie, par suite de son ampleur même, le tracé des battements du cœur qui se marquent cependant d'une manière très-nette à la fin de chaque expiration. (La partie ascendante de chacune des grandes ondulations respiratoires, correspond à l'inspiration de l'animal, la partie descendante à la phase d'expiration.)

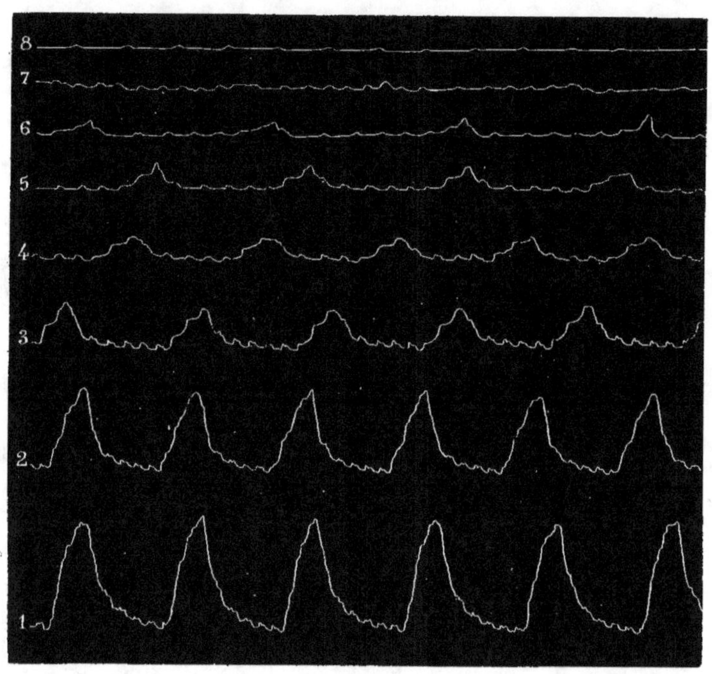

Fig. 123. — Courbes des mouvements respiratoires et des battements du cœur recueillis au moyen du double explorateur du cœur sur un lapin placé en attitude verticale, la tête élevée. Tracés recueillis de cinq en cinq minutes.

Les lignes suivantes (2, 3, 4, 5) représentent les modifications du rhythme cardiaque et respiratoire, recueillies de 5 en 5 minutes. La deuxième ligne indique déjà une diminution notable de l'énergie respiratoire.

La diminution d'amplitude et de fréquence des mouvements

respiratoires va croissant; les battements du cœur se ralentissent et deviennent onduleux (ligne 6).

Cet affaiblissement est bien plus accusé dans les deux lignes supérieures. L'avant-dernière (ligne 7) correspond à la période convulsive, et l'on voit les premières pulsations dont elle offre le tracé, présenter, à la suite des convulsions qui viennent de se produire, une accélération momentanée et des irrégularités auxquelles fait suite un ralentissement très-marqué. La respiration est à peine indiquée.

Enfin, dans la dernière ligne, elle s'est arrêtée ; les systoles du cœur, bien que très-rares, se traduisent encore par de très-faibles ondulations.

Ces tracés furent obtenus sur un animal qui mit 45 minutes à succomber.

D'une manière générale, la mort survint en moyenne au bout d'une demi-heure à trois quarts d'heure. Trois fois elle eut lieu en moins d'un quart d'heure ; dans d'autres cas, par contre, elle ne se produisit qu'au bout d'une heure et demie et même de deux heures et quart d'expérience. Le point essentiel c'est que dans tous les cas, sans exception, l'issue a été fatale pour l'animal.

En explorant la pression artérielle de quelques-uns des sujets de nos expériences, nous avons constaté l'abaissement de la pression carotidienne et l'élévation de la pression fémorale au moment où l'animal était placé la tête en haut. Au bout d'un temps variable la pression s'abaissait dans toutes les artères. Pendant la phase convulsive se produisaient des élévations très-considérables de pression, puis survenait une période de calme à la fin de laquelle la pression tombait graduellement à zéro, le cœur continuant encore à produire, pendant quelques instants, de petites oscillations.

A quel mécanisme faut-il rattacher la mort survenant invariablement chez le lapin dont la tête est élevée au-dessus du reste du corps? Les considérations dans lesquelles nous sommes entré au début de ce travail nous dispensent de revenir sur le rôle de la pesanteur dans la production de ces accidents. Nous ne pouvons cependant nous empêcher d'insister sur la réalité de l'anémie cérébrale comme cause de la syncope et de la mort dans le cas qui nous occupe. Nous n'invoquerons même pas la pâleur des muqueuses buccale et nasale et des conjonctives, attendu qu'on pourrait nous objecter que l'anémie faciale n'implique pas forcément celle de l'encéphale. Nous préférons nous en rapporter à l'état de cet organe lui-même dont la pâleur et l'effacement du calibre vasculaire sont des plus nets, à la suite du passage à la station debout; on peut s'en assurer sur les animaux trépanés, quand on rend au crâne sa rigidité normale par la clôture de la boîte crânienne, au moyen d'une fenêtre appliquée suivant la méthode de Donders.

Le raisonnement et les faits concourent à nous faire considérer l'anémie de l'encéphale comme amenant non-seulement l'abolition du sentiment et de la motilité, mais comme étant encore, dans ce cas, le point de départ du ralentissement et plus tard de l'arrêt de la respiration et du cœur, l'anémie bulbaire suffisant à expliquer l'un et l'autre (1).

Les convulsions que Kussmaul et Tenner ont déjà signalées comme phénomène ultime dans leurs expériences sur les effets de l'hémorrhagie et des ligatures des artères encéphaliques, viennent encore plaider en faveur de l'anémie bulbaire.

Avant l'apparition de la période convulsive, alors que la respiration et le cœur se sont déjà notablement ralentis, il suffit de ramener l'animal à l'horizontale, pour voir aussitôt les systoles cardiaques augmenter de fréquence et d'énergie et les actes respiratoires reprendre leur rhythme normal. C'est ce que montre avec évidence la figure suivante dont la première ligne correspond à l'attitude verticale. On y distingue encore, quoique assez difficilement, le tracé des battements du cœur mêlés aux courbes respiratoires.

A peine l'animal est-il replacé en horizontale, que l'on voit immédiatement sa respiration augmenter singulièrement de fréquence, et les systoles cardiaques qui ont repris leur éner-

---

(1) Il ne faut d'ailleurs point perdre de vue que si l'anémie encéphalique agit comme cause primitive en diminuant l'énergie et le nombre des systoles, cet affaiblissement du cœur dont les battements sont plus rares, entraîne à son tour la propulsion d'une moindre quantité du sang vers l'encéphale : ces phénomènes s'enchaînent et se commandent mutuellement.

gie, se marquer un peu plus nettement sur le tracé de la ligne inférieure.

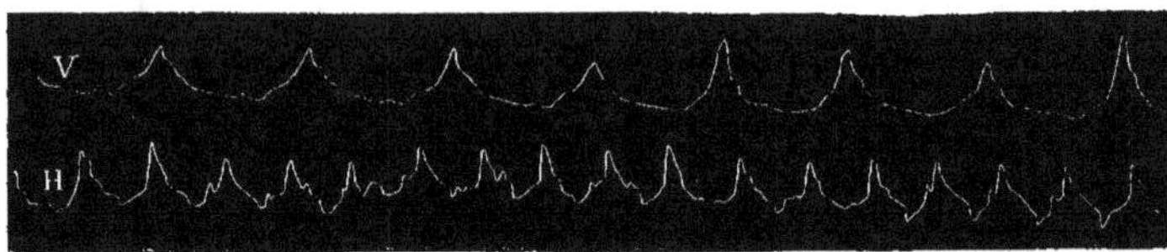

Fig. 126. — Influence du retour à l'horizontale (ligne H) sur le rhythme cardiaque et respiratoire d'un lapin placé en attitude verticale (ligne V. — Mouvement du cylindre enregistreur considérablement ralenti.

Quand l'animal a déja traversé la phase des convulsions et que sa respiration n'est plus qu'insignifiante, on peut encore le ranimer, en le ramenant à l'attitude horizontale. Chose curieuse, la fréquence de la respiration se rétablit aussitôt, traduisant d'une manière bien saisissante le retour soudain de l'ondée artérielle avec sa force d'impulsion primitive dans les vaisseaux encéphaliques.

On voit, dans la figure 127, qui donne le tracé respiratoire d'un lapin sur le point de succomber dans la situation verticale, l'influence favorable et soudaine qu'exerce l'attitude horizontale à laquelle on le ramène en H.

Fig. 127. — Respiration d'un lapin sur le point de succomber dans la position verticale (V); le retour à l'horizontale (H) rend aussitôt sa respiration plus fréquente et plus ample.

Dès qu'il se trouve dans cette nouvelle position, sa respiration redevient à la fois plus fréquente et plus profonde.

Cette reprise n'est toutefois que bien peu stable, car il suffit de ramener l'animal en attitude verticale, pour voir immédiatement se dissiper les bons effets de l'attitude hori-

zontale, avec la même promptitude qu'ils avaient mise à paraître. Cette nouvelle expérience est la contre-partie fidèle de
la précédente, ainsi qu'en témoigne le tracé suivant.

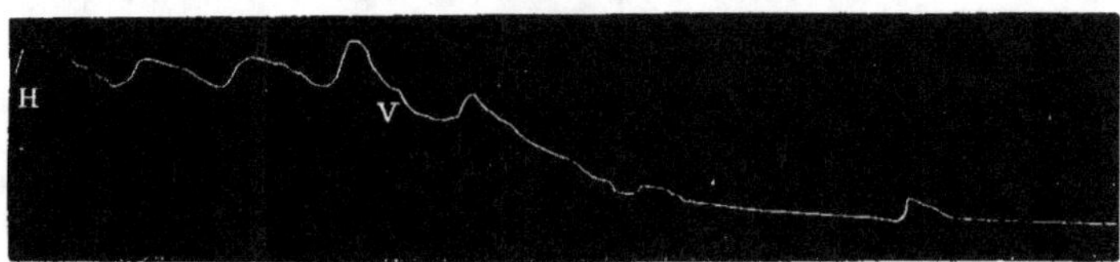

Fig. 128. — Respiration d'un lapin dont l'attitude horizontale avait rétabli la régularité
respiratoire H. Le retour à la verticale V abolit presque complètement la respiration.

À peine la tête de l'animal est-elle relevée que l'on voit
diminuer sur-le-champ la respiration qui devient tout à la
fois lente et très-faible.

Dans les cas où la respiration était complètement arrêtée
et où les battements du cœur n'étaient plus perceptibles à la
main, nous avons pu souvent ramener l'animal à la vie, en
comprimant d'une façon rhythmée sa cage thoracique, de
manière à imiter le jeu de la respiration, en replaçant en
même temps l'animal en position horizontale ou mieux
encore en baissant sa tête vers le sol, pour élever l'arrière-
train.

Au bout de quelques instants la respiration redevenait
spontanée et les systoles du cœur reprenaient leur énergie.
Cependant l'animal restait encore pendant assez longtemps
comme inerte ; bien que délié, il gardait l'attitude qu'on lui
donnait et réagissait à peine aux excitations. Ces symptômes
disparaissaient peu à peu, plus ou moins vite suivant les
sujets. Ordinairement, en moins d'une heure, l'animal était
absolument remis.

Ce singulier état que présentent les animaux après une
attitude verticale trop prolongée peut tenir à deux causes
qu'il sera intéressant de déterminer expérimentalement. Le
cerveau peut se congestionner comme il arrive à tout organe
qui a été anémié pendant longtemps soit par attitude élevée,
soit par compression, soit par oblitération passagère de ses
artères.

D'autre part ces troubles peuvent tenir à une compression du cerveau par hypersécrétion du liquide céphalo-rachidien. On sait par les expériences de Donders que le liquide s'absorbe et se sécrète avec une grande facilité, suivant que la pression intra-crânienne s'abaisse ou s'élève.

Le liquide céphalo-rachidien s'adapte en quelque sorte au volume du cerveau de manière à occuper sous une pression moyenne l'espace que la masse nerveuse et vasculaire laisse libre dans la cavité cérébro-spinale.

Nous avons essayé sur le chien l'influence de l'attitude verticale la tête en haut ; nous nous attendions à voir cet animal beaucoup moins sensible que le lapin aux effets de la déclivité, car nous avions déjà constaté qu'il résiste souvent à la ligature des deux carotides et des vertébrales (1).

En effet, il nous arriva plusieurs fois de maintenir des chiens dans l'attitude verticale la tête élevée, pendant 4 heures, sans constater aucun trouble, si ce n'est l'agitation naturelle à un animal gêné dans ses liens. Deux fois cependant nous avons observé des vomissements qu'on pourrait peut-être rattacher à l'anémie cérébrale. Il sera intéressant d'étudier les effets des attitudes sur différentes espèces animales.

B) *Attitude verticale, tête basse.* — L'attitude verticale opposée à la précédente, dans laquelle on élève l'arrière-train de l'animal, entraîne en vertu de l'action de la pesanteur, l'augmentation de l'afflux du sang artériel vers l'encéphale. Les expériences sur les animaux trépanés montrent la congestion de cet organe, que l'animal ait d'ailleurs le cerveau mis à nu ou recouvert par une fenêtre transparente fermant la cavité crânienne.

En soumettant des lapins à cette attitude, nous avons pu les y maintenir pendant plusieurs heures, sans amener la mort. Ils s'agitaient bien de temps en temps ; mais la circulation et la respiration ne se montraient pas troublées ; tout au plus cette dernière était-elle parfois un peu plus rapide. Leur sensibilité demeurait intacte.

Du côté de la face, on remarquait constamment les signes

(1) Voir notre mémoire sur les mouvements du cerveau. *Travaux du Laboratoire.* 1876, p. 368.

les plus caractérisés de la congestion. La conjonctive palpébrale et la membrane nyctitante (1) étaient très-rouges et injectées; les muqueuses buccale et nasale également présentaient une coloration rouge foncé très-manifeste. Mais à part ces phénomènes extérieurs, l'animal ne présentait pas de symptômes importants.

Sur un lapin, nous avons prolongé l'expérience au delà de 6 heures. A peine l'animal était-il détaché qu'il se mit aussitôt à marcher puis à courir et à prendre la nourriture qu'on lui offrait.

La différence si frappante des résultats présentés dans nos expériences par des animaux dont l'encéphale est anémié dans un cas, congestionné dans l'autre, sous l'influence de la même cause, la pesanteur, plaide en faveur de l'opinion soutenue aujourd'hui par beaucoup d'auteurs, qui nient la congestion cérébrale, non point en tant que symptôme, bien entendu, mais en tant qu'entité morbide (2).

II

GIRATION.

Dans les expériences dont nous allons nous occuper maintenant, nous avons produit une dérivation sanguine au détri-

(1) Pas plus dans ces expériences que dans les précédentes, nous n'avons cru devoir relater l'état de la pupille, dont les variations ont été des plus contradictoires, et souvent absolument opposées à celles qu'indiquait la théorie. Nous nous proposons de reprendre cette étude, en nous servant du pupillomètre du Dr Dandolt, afin d'être sûr de la précision de nos mesures.

(2) La vie de l'homme est conciliable avec l'attitude verticale, la tête basse, ainsi que le prouvent suffisamment les nombreux exemples que l'on voit quotidiennement dans les cirques et sur les places publiques. Et cependant, ainsi que le fait observer A. Regnard (*loc. cit.*), il est difficile d'imaginer une cause plus puissante de congestion encéphalique chez l'homme. Cette position peut même se prolonger quelques heures sans que l'issue en devienne fatale, comme l'a prouvé un récent exemple qui s'est passé dans un village de Bretagne. Un individu avait été chargé de réparer la croix de l'église. L'une de ses jambières se rompit, il perdit l'équilibre, et demeura suspendu dans l'espace par l'un de ses pieds pendant plus de 3 heures, avant qu'on ne parvînt à le délivrer. On pourrait citer, il est vrai, par opposition, le cas d'un gymnaste qui, s'étant suspendu par les jambes au trapèze d'un cirque de Flo-

ment ou en faveur de l'encéphale en substituant à l'action de
la pesanteur, celle d'une force que nous pouvions rendre bien
plus énergique, tout en la modérant à notre gré : la force centrifuge (1).

Pour la développer, nous nous sommes servi d'un appareil
que le professeur Marey avait employé autrefois dans ses recherches sur le vol de l'oiseau. Cet appareil est essentiellement
constitué par un axe central métallique maintenu par quatre
solides montants de bois. Près de l'extrémité supérieure
de cet axe fixe se trouve une poulie qui se meut autour
de lui, et est mise en mouvement au moyen d'une corde sans
fin aboutissant au volant d'un moteur à gaz Bischop (2).

Sur cette poulie, qui tourne autour de l'axe vertical de l'appareil, nous avons fixé une planche d'un mètre et demi de
longueur que l'axe traversait en son milieu. C'est sur l'une
des moitiés de cette planche que nous fixions l'animal.

Afin d'enregistrer la respiration, nous avons eu recours à
un procédé dont M. Marey s'était déjà servi pour inscrire un
mouvement malgré la marche de l'appareil : l'axe est creux
et s'ouvre inférieurement de façon à pouvoir communiquer
avec un tambour à levier au moyen d'un tube de caoutchouc.
C'est par un tube latéral communiquant avec la cavité de
l'axe que nous avons pu transmettre à l'extérieur les mouvements respiratoires et les battements du cœur de l'animal.

Nous avons réglé la vitesse du moteur, de telle sorte que
l'appareil qui tournait toujours de gauche à droite eût toujours
une vitesse uniforme de 75 tours par minute, soit un tour et
quart par seconde, afin que les conditions des diverses expériences fussent bien assimilables.

rence, garda si longtemps cette attitude qu'on finit par comprendre qu'elle n'a-
vait rien de voulu. Quand on le détacha, il avait cessé de vivre. La mort peut
fort bien s'expliquer dans ce cas par une hémorrhagie cérébrale, favorisée par
la congestion même du cerveau.

(1) Rappelons que dans sa *Zoonomie* (Trad. de Kluyskens, 1803, t. IV,
p. 507), Darwin avait émis l'idée d'une sorte d'appareil giratoire, le lit rotatoire, dont il donnait le dessin et qu'il proposa d'appliquer à l'homme en posant
la tête du patient à la périphérie pour lui procurer le sommeil d'après les idées
de l'époque; en la plaçant au contraire dans le voisinage du centre, pour diminuer l'action du cœur, pour combattre les fièvres. Nous ne croyons pas qu'un
tel appareil ait été jamais essayé chez l'homme dans un but thérapeutique.

(2) Pour la description de ce moteur, voir *La Nature*, 16 juin 1877, p. 41.

Tantôt la tête de l'animal était placée près du centre de mouvement, tantôt elle était dirigée vers la périphérie. Dans les deux cas, en ne faisant tourner l'animal que quelques instants, on déterminait des phénomènes de vertige qui ont été analysés par Purkinjé, de Græfe, Czermack, Breuer, tous travaux dont on trouve l'indication dans l'ouvrage du professeur Mach, de Prague (1), lequel s'est aussi occupé de l'étude de ces phénomènes sur les animaux, et surtout sur lui-même.

Quand on a fait tourner quelques instants un lapin, et qu'on le replace sur le sol, on le voit décrire, ainsi que nous l'avons souvent vérifié nous-même, un ou plusieurs mouvements de manége, dans le même sens que l'appareil de rotation sur lequel il se trouvait auparavant. Mach attribua ces phénomènes, ainsi que les mouvements convulsifs de la tête et des yeux, aux déplacements de l'endolymphe dans les canaux demi-circulaires du labyrinthe, assimilant les accidents qu'il observait à ceux qu'avait signalés Flourens dans ses expériences, sur la section des canaux demi-circulaires. Cette théorie ne serait pas justifiée, d'après Cyon (2), qui a constaté que ces phénomènes déterminés par un mouvement giratoire, persistent malgré la section des deux nerfs acoustiques.

Sans nous arrêter à ces manifestations du début des mouvements de giration, nous allons envisager les phénomènes que nous pourrons suivre jusqu'à la mort de l'animal, laquelle s'est toujours produite, soit que sa tête fût voisine du centre, soit qu'elle occupât la région opposée, à la condition qu'on prolongeât suffisamment la rotation. Seulement, tandis que chez le lapin la mort arrivait en moyenne après 6 ou 15 minutes dans la première position, elle ne survenait qu'après un temps bien plus considérable, et, en général, au moins double, quand l'animal avait la tête dirigée vers la circonférence.

De même la mort qui survint, la tête étant au centre, au bout de 10 minutes chez un chien, au bout de 25, chez un

(1) Mach, *Grundlinien der Lehre von den Bewegungsempfindungen.* Leipzig 1875.

(2) E. Cyon, *Comptes rendus. Ac. sciences*, 1876, t. LXXXII, p. 858.

autre, n'eut lieu qu'au bout de 45 à 55 minutes, chez deux chiens qui avaient été placés dans la situation opposée.

Ici, les phénomènes sont plus difficiles à suivre que dans nos expériences sur l'altitude, le mouvement de rotation empêchant d'observer exactement l'animal, dont on ne pourrait même connaître le moment de la mort, si l'on n'avait pour se guider, l'inscription graphique de la respiration. Cette dernière, dans le cas où la tête est voisine de l'axe de l'appareil, présente une série de modifications analogues à celles que nous avons observées chez les animaux placés dans la station debout.

La respiration se ralentit graduellement en perdant de son énergie. Puis surviennent les convulsions, suivies d'un ralentissement plus accentué encore des actes respiratoires qui s'arrêtent bientôt après.

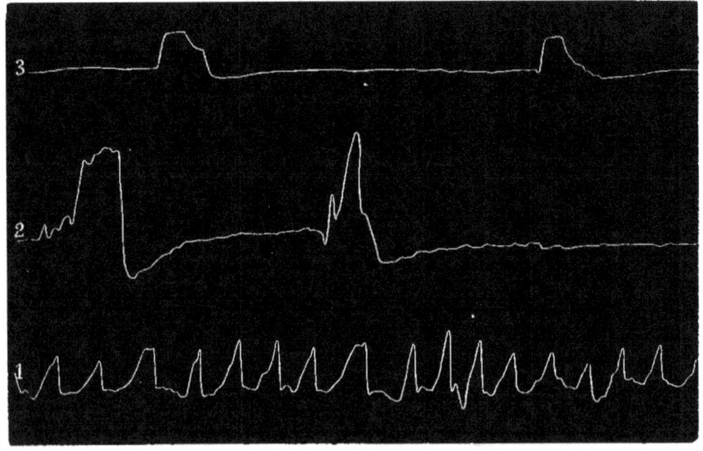

Fig. 129. — Tracé des modifications de la respiration allant en s'éteignant à la suite d'un mouvement de rotation imprimé à l'animal.

La figure 129 montre la respiration au début de l'expérience (ligne inférieure), dans la phase convulsive (ligne moyenne), enfin, quelques moments avant la mort (ligne supérieure).

Nous désirions inscrire également le tracé des systoles du cœur, mais de petites oscillations inhérentes à la marche de l'appareil ne nous ont pas permis d'en obtenir la reproduction fidèle.

Chez les animaux dont l'arrière-train est dirigé du côté de la périphérie, la mort liée à l'anémie cérébrale se produit par suite de la dérivation qui tend à propulser le sang dans les extrémités postérieures aux dépens de l'encéphale et des organes thoraciques.

Elle se produit dans ce cas au même titre que dans une autre expérience que nous avons répétée sur le lapin ou le chien dont nous enfermions les extrémités inférieures et la région abdominale dans un vase fermé au niveau de cette région par un manchon de caoutchouc. Lorsqu'on raréfiait l'air dans cet appareil, au moyen d'une trompe, l'animal succombait bientôt par suite de l'appel exagéré du sang dans les parties enfermées dans le vase, comme dans une ventouse de Junod.

Dans le cas où la tête occupait la périphérie de l'appareil giratoire (1), la mort, en général plus tardive que dans le cas opposé, s'explique en partie par la stase du sang dans l'encéphale ; il ne faut pas oublier en effet que si dans cette position l'afflux du sang artériel vers le cerveau est notablement facilité, le reflux du sang veineux vers le cœur est par contre singulièrement entravé. Le cerveau est congestionné à la dernière limite, et, en outre, le sang ne peut pour ainsi dire se renouveler dans cet organe. Les poumons placés près de la périphérie, quoique plus rapprochés du centre, sont aussi notablement engorgés ; enfin, le cœur a peine à vaincre la pression aortique, et ne peut vider son contenu dans les vaisseaux des régions abdominales et dans les extrémités postérieures.

L'autopsie pratiquée aussitôt après les expériences, confirme pleinement cette opinion. Dans le dernier cas, en effet, le cerveau et les méninges sont le siège d'une congestion des plus intenses ; la section des os du crâne suffit à donner lieu à l'écoulement d'un sang abondant ; les poumons également offrent une congestion des plus manifestes.

---

(1) Nous avons à peine besoin de dire que dans ce cas aussi les muqueuses des ouvertures faciales étaient le siège d'une congestion des plus accusées ; les yeux sortaient littéralement de l'orbite.

Quand la mort avait eu lieu par derivation dans le train postérieur, on trouvait, au contraire, l'encéphale et les méninges très-anémiées. Les muscles de l'extrémité du corps placée vers la circonférence étaient rouges et saignants et contrastaient avec la pâleur des muscles des régions opposées du tronc. Ces résultats n'étaient obtenus avec une grande netteté qu'à la condition de placer aussitôt après la mort, comme l'avait fait Burrows, un lien serré autour du cou de l'animal pour empêcher les déplacements du sang.

CONCLUSIONS.

I

L'*attitude verticale* combinée avec l'élévation de la tête, détermine au bout de quelque temps chez le lapin et peut-être chez d'autres animaux, un ralentissement et un affaiblissement progressif de la respiration et du rhythme cardiaque, comme le prouve l'inscription graphique. En même temps, on observe quelques phénomènes accessoires, tels que la pâleur de la muqueuse buccale, des narines, de la conjonctive, etc.

II

La syncope est bientôt constituee, l'animal devenant insensible, et des convulsions répétées viennent encore témoigner en faveur de l'anémie bulbaire.

III

Ces convulsions sont rapidement suivies de l'arrêt de la respiration; cet arrêt précède celui du cœur qui ne tarde pas à se produire.

IV

La mort met en moyenne, dans ces conditions, de une demi-heure à trois quarts d'heure à se produire. Elle peut survenir en moins d'un quart d'heure, et peut, d'autre part, tarder plus de deux heures.

V

Alors que la respiration est déjà arrêtée, l'animal peut être rappelé à la vie, quand on le replace en situation horizontale ou, mieux encore, la tête en bas.

VI

La position verticale opposée, dans laquelle la tête de l'animal est dirigée vers le sol, n'est pas incompatible avec l'existence, et peut être prolongée très-longtemps sans que l'animal, dont la sensibilité et la motilité sont conservées, présente d'autres symptômes que l'exophthalmie, la rougeur prononcée de la conjonctive et de la membrane nyctitante, etc.

VII

En substituant l'action de la *force centrifuge* à celle de la pesanteur, on peut produire des dérivations sanguines bien plus rapides, déterminant l'anémie ou la congestion de l'encéphale, suivant la position de l'animal. Un appareil ayant un mouvement de rotation uniforme autour d'un axe vertical a servi dans ce but, ce mouvement ayant pu, du reste, se concilier avec l'inscription des courbes respiratoires.

VIII

La mort s'est produite en peu de minutes, chez des animaux tels que le chien, le lapin, le cobaye, dont la tête était dirigée vers le centre de l'appareil.

IX

Les animaux ont encore succombé, mais au bout d'un temps bien plus considérable et, en général, au moins double, quand leur tête était tournée du côté de la périphérie.

X

Une même force appliquée tour à tour dans deux directions opposées, *amenant une dérivation sanguine au détriment de l'encéphale dans un cas, en sa faveur dans un autre*, produit donc, — toutes choses égales d'ailleurs, — *une anémie cérébrale bientôt funeste dans le premier cas*, ainsi que l'ont montré les expériences d'attitude et de giration ; *une congestion cérébrale qui ne devient mortelle, dans le second cas, qu'après avoir été poussée bien plus loin*, ainsi que l'ont prouvé l'innocuité des expériences d'attitude dans ces conditions et la durée prolongée qu'on a dû donner au mouvement rotatoire pour qu'il entraînât la mort de l'animal.

X

RECHERCHES SUR L'INFLUENCE QUE LES VARIATIONS DE LA PRESSION INTRA-CRANIENNE ET INTRA-CARDIAQUE EXERCENT SUR LE RHYTHME DES BATTEMENTS DU CŒUR.

par le Dr FRANÇOIS-FRANCK (1)

I

Dans un précédent travail (mémoire n° VIII. — Sur les changements de volume du cœur), j'ai indiqué très-succinctement les effets produits sur la fonction cardiaque par une augmentation notable de la pression artérielle. L'étude des changements de volume du cœur chez le chien a montré que la compression de l'aorte au-dessous du diaphragme produit l'engorgement des cavités gauches, puis, de proche en proche, la distension des cavités droites. Ces mêmes phénomènes se sont montrés quand l'obstacle au débit du ventricule gauche, au lieu de siéger sur le trajet même du tronc aortique, a été déterminé à la périphérie de l'arbre artériel, soit par le resserrement direct des petits vaisseaux, soit à la suite de leur excitation réflexe. Mais j'ai dû me borner, pour ne pas sortir du cadre de mon sujet, à étudier l'influence sur le débit ventriculaire de ces obstacles à l'écoulement du sang artériel; je n'ai fait que mentionner leur action sur le rhythme des battements du cœur.

C'est sur ce dernier point que j'insisterai dans ce mémoire.

Dans toutes les expériences où l'augmentation de la pression artérielle a été déterminée par l'intervention d'une

(1 Les résultats de ces recherches ont été communiqués à la Société de biologie dans la séance du 24 novembre 1877.

cause *agissant à la périphérie* du système aortique, sans pouvoir influencer *directement* l'innervation cardiaque, j'ai noté un ralentissement plus ou moins considérable des battements du cœur.

En d'autres termes, la subordination de la fréquence des battements du cœur au degré d'élévation préalable de la pression artérielle, s'est montrée dans mes expériences telle qu'elle avait été constatée par M. Marey dans des recherches déjà anciennes.

M. Marey avait cru pouvoir formuler, comme résultant des faits qu'il avait observés, cette loi bien connue que « la fréquence des battements du cœur est, toutes choses égales d'ailleurs, en raison inverse de la pression artérielle ». On sait quelles discussions a soulevées cette proposition ainsi énoncée, et à quel degré de confusion nous sommes aujourd'hui arrivés sur ce point. On a pris en masse tous les faits qui n'étaient point d'accord avec la loi énoncée par M. Marey, sans tenir compte de ce point essentiel, que la formule précédente s'applique seulement aux cas où le cœur n'est point primitivement en cause, et dans lesquels le phénomène *initial* consiste dans l'élévation de la pression artérielle. On a dit, ce que personne ne songe à contester, que bien souvent le cœur s'accélère quand la pression artérielle s'élève, que, souvent aussi, il se ralentit quand la pression artérielle s'abaisse.

Mais ce qu'on n'a point indiqué, et ce qui était capital dans le débat, c'est le point de départ de la modification observée : M. Marey n'avait en vue que le cas bien déterminé d'élévation *préalable* de la pression artérielle, et on lui a opposé des expériences dans lesquelles le cœur était primitivement en cause, par exemple la double section des pneumogastriques, ou bien des expériences dans lesquelles le cœur et les vaisseaux étaient soumis simultanément à une influence perturbatrice : tel est le cas de l'excitation des nerfs sensibles qui produit un réflexe cardiaque et un réflexe vasculaire simultanés. Évidemment ce n'est plus le rapport simple que visait la loi que je viens de rappeler. Sans insister davantage sur les détails de la discussion que j'aborderai dans un autre travail actuellement en voie de préparation, je présenterai ici quelques résultats d'expériences sur le mécanisme du ralentissement du cœur qui s'observe, comme l'a indiqué Marey, quand on produit une élévation notable de la pression arté- rielle. Je dirai tout d'abord que les conditions de ce ralentis- sement des battements du cœur sont en réalité plus complexes que ne le comporterait une théorie purement mécanique : la fré- quence du moteur cardiaque n'est point seulement subordon- née à la résistance représentée par la charge sanguine qui pèse sur les valvules sigmoïdes de l'aorte. L'appareil nerveux intra- cardiaque et extra-cardiaque semble jouer le rôle principal dans les variations de rhythme que présente le cœur quand la pression artérielle vient à subir d'importantes modifications. C'est surtout à l'étude de l'influence qu'exer- cent les modifications importantes de la pression artérielle sur le fonctionnement de ces appareils nerveux que nous devons nous attacher.

Tel a été le but des recherches dont je présenterai ici le résumé (1). Ces recherches n'ont encore porté que sur un côté de la question, sur le mécanisme du ralentissement du cœur quand on produit l'augmentation de la pression artérielle. J'espère pouvoir les compléter en étudiant l'influence souvent inverse des diminutions de la pression artérielle.

Les deux propositions suivantes seront successivement examinées :

1° *L'augmentation de la pression intra-crânienne produit le ralentissement des battements du cœur.*

2° *L'augmentation de la pression intra-cardiaque détermine le même résultat.*

Ces deux conditions réunies paraissent concourir à pro- duire la diminution du nombre des battements du cœur quand la pression artérielle s'élève.

---

(1) Les conditions des expériences dont il est question sont tout à fait dif- férentes de celles des recherches faites sur le même sujet par divers au- teurs, notamment par M. Navalichin (de Kazan) et M. Tschiriew (de Saint- Pétersbourg).

Ii.

Circulation artificielle; augmentation de la pression dans les vaisseaux de la tête; effets produits sur le cœur.

Si l'on isole entièrement l'encéphale de la circulation générale en soumettant cet organe à une circulation artificielle de sang défibriné (1), on constate que les variations essentiellement locales qui se produisent alors dans le cours du sang à l'intérieur du cerveau agissent sur les mouvements du cœur, pourvu que les troncs vago-sympathiques intacts maintiennent la communication entre l'encéphale et le cœur.

Dans ces conditions, les battements du cœur prennent, au bout d'un certain temps, un rhythme régulier; les intermittences normales du chien disparaissent : le nombre des pulsations primitivement à 88 se maintient à 58; la pression carotidienne oscille autre 13 1/2 et 14 1/2 c. Hg.

(1) Les deux artères vertébrales d'un chien sont liées à l'entrée du canal osseux et à leur point de réflexion en arrière de l'atlas, de manière à supprimer toute circulation collatérale. On place dans les bouts périphériques des carotides les extrémités d'une canule bifurquée qui est en rapport avec un réservoir de sang défibriné, sous pression constante de 14c.Hg. (chiffre de la pression fémorale). La température du sang défibriné est maintenue entre 26 et 27° C. Les deux veines vertébrales sont liées, et l'écoulement du sang en circulation dans les vaisseaux de la tête s'opère par les jugulaires munies de canules de petit calibre.

La circulation de l'encéphale et de la partie supérieure de la moelle est donc déjà rendue aussi indépendante que possible de la circulation générale. Pour assurer cette indépendance, on sectionne la moelle au-dessous du bulbe, et on serre fortement autour du cou une chaîne d'écraseur qui ne laisse libres que les vaisseaux afférents (carotides), efférents (jugulaires) et les deux cordons vago-sympathiques du chien.

Sur le trajet du tube qui conduit le sang défibriné du réservoir aux carotides, est placée une ampoule élastique munie de soupapes s'ouvrant dans le sens du courant. Cette ampoule est destinée à être comprimée à un moment donné pour produire une augmentation brusque ou graduelle de la pression dans les vaisseaux encéphaliques. La variation ainsi provoquée est indiquée par un petit manomètre à mercure placé au voisinage du tube carotidien.

On inscrit les variations de la pression fémorale avec le manomètre métallique contrôlé par un manomètre à mercure à colonne fine.

L'animal est soumis à la respiration artificielle.

On comprime brusquement l'ampoule élastique et on augmente ainsi la pression dans les vaisseaux encéphaliques
de 4 c. Hg. Aussitôt se produit un arrêt du cœur avec
grande chute de pression artérielle. Cet arrêt dure 3 secondes
et les battements du cœur reprennent ensuite par degrés leur
fréquence.

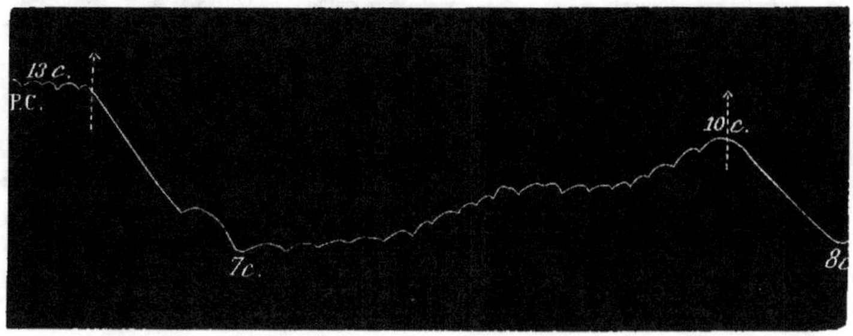

Fig. 130.— Circulation artificielle faite dans les vaisseaux de la tête d'un chien, par les deux
carotides, les vertébrales étant liées en deux points. — Quand on augmente la pression
encéphalique (1re flèche à gauche), la pression explorée dans la carotide (bout cardiaque), tombe de 13 à 7 c. Hg à la suite d'un arrêt du cœur. — Les battements du
cœur reprennent : on augmente de nouveau la pression encéphalique (2e flèche à
droite): arrêt du cœur, chute de la pression carotidienne de 10 à 8 c. Hg.

La figure 130 donne un exemple de ces phénomènes ; mais
bien souvent les arrêts du cœur consécutifs à l'augmentation
brusque de la pression dans les vaisseaux de l'encéphale
sont beaucoup plus prolongés que ceux qu'on observe dans
le cas précédent, surtout quand l'élévation de la pression intra-crânienne a été plus forte et a duré plus longtemps.

Cette expérience peut être répétée sur un animal n'ayant
subi d'autre opération que l'introduction d'un tube en T
dans une carotide. Par la branche libre du T, on fait arriver
du sang dans le réseau encéphalique sous une pression plus
forte que la pression artérielle générale, en pinçant l'artère au-dessous de la canule.

Cette introduction de sang dans le bout périphérique de la
carotide s'obtient soit par le même procédé qui sert dans la
circulation artificielle et qui a été décrit plus haut, soit, et
plus simplement, au moyen d'une seringue munie d'un robinet à deux voies : l'une des branches du robinet communique
avec le tube en T introduit dans l'artère, l'autre est en rapport avec un manomètre à mercure. On sait ainsi de combien

l'injection sanguine poussée vers le cerveau dépasse le chiffre de la pression normale. 2 centimètres au-dessus de ce chiffre produisent une augmentation de pression encéphalique suffisante à entraîner l'arrêt du cœur, quand le sang est poussé brusquement.

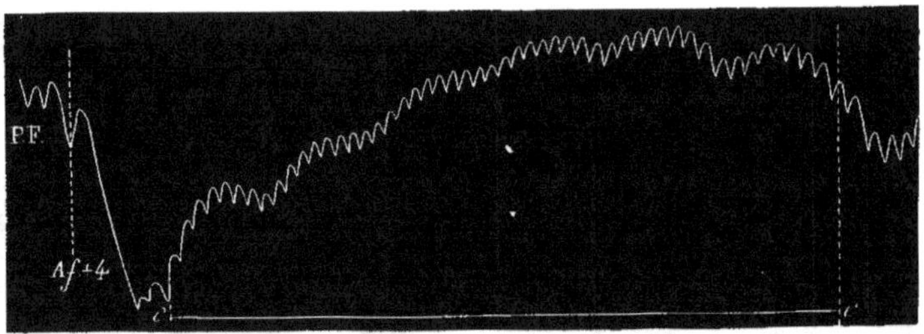

Fig. 131.—Brusque arrêt du cœur produit sur un chien, dans le bout périphérique de la carotide duquel on injecte brusquement (Af. + 4) 2 centimètres cubes de sang défibriné, sous une pression supérieure de 4 c. Hg, à la pression fémorale. — De C en C, période de réparation avec grande accélération du cœur et spasme vasculaire.

Les faits qui précèdent démontrent un premier point : *l'élévation brusque de la pression dans les vaisseaux encéphaliques détermine un brusque arrêt du cœur.* (*Voir* Mémoire XII.)

Il était naturel de supposer dès lors qu'une augmentation notable de la pression dans les vaisseaux encéphaliques, produite plus lentement, entraînerait non plus l'arrêt, mais le ralentissement des battements du cœur.

C'est en effet ce qui s'observe quand on reprend les deux expériences précédentes (circulation artificielle sous pression variable et injection de sang dans le bout périphérique de la carotide), mais quand on augmente graduellement la pression encéphalique, au lieu de produire son élévation brusque, comme dans les cas précédents.

Il est facile de démontrer d'une façon différente la subordination du ralentissement des battements du cœur à l'augmentation de la pression intra-crânienne, en diminuant l'écoulement du sang veineux au lieu d'augmenter l'afflux du sang artériel. Dans l'expérience de circulation artificielle dans les vaisseaux de la tête, la pression à laquelle est soumis le sang défibriné est réglée à un chiffre déterminé, à la condition que l'écoulement par les jugulaires représente un certain débit. Si on diminue ce débit en rétrécissant l'orifice des canules fixées aux jugulaires, la pression intra-crânienne augmentera en arrière de l'obstacle : l'effet produit sur la circulation intra-crânienne est le même dans cette expérience que quand une égale augmentation de pression est obtenue par la voie artérielle : par suite, l'effet cardiaque est identique : le ralentissement des battements du cœur est la conséquence commune de l'une et l'autre expériences.

Dans ces différents exemples, l'arrêt ou le ralentissement du cœur se montre lié à l'augmentation brusque ou graduelle de la pression dans les vaisseaux cérébraux. Or, le seul trait d'union entre le cœur et l'encéphale était constitué, dans nos expériences de circulation artificielle, par les nerfs vago-sympathiques chez le chien, pneumogastriques chez le lapin ; la modification de la circulation intra-crânienne ne pouvait donc retentir sur le cœur que par cette voie nerveuse. En effet, la section des deux nerfs supprime toute perturbation cardiaque.

Les résultats précédents permettent, je crois, de considérer comme nécessaire, dans l'interprétation du ralentissement des battements du cœur observé à la suite de la compression de l'aorte, du resserrement des vaisseaux périphériques, etc., l'intervention du facteur augmentation de la pression intra-crânienne. C'était la première proposition que nous devions établir.

Mais ne pouvons-nous pas pénétrer plus avant dans le mode d'action de cette élévation de pression intra-crânienne? Si, comme on doit le supposer tout d'abord, c'est par la pression plus forte à laquelle on soumet les éléments nerveux, qu'on détermine l'arrêt ou le ralentissement des battements du cœur, il doit être indifférent que cette pression exagérée s'exerce du dedans au dehors par les vaisseaux, ou bien du dehors au dedans à la surface de l'encéphale.

C'est cette considération qui m'a fait entreprendre, sur la compression du cerveau, une série d'expériences dont je donnerai maintenant les résultats, en ne m'attachant qu'aux points qui peuvent servir au parallèle que je viens d'indiquer.

III

Augmentation de la pression intra-crânienne produite par une compression graduellement croissante exercée à la surface du cerveau. Effets cardiaques.

Procédé opératoire. — Je ne puis rappeler ici, pour les discuter au point de vue de la technique, les différents procédés qui ont été jusqu'ici employés à produire expérimentalement la compression du cerveau. Tous sont, je crois, également bons, quand ils permettent de savoir exactement à quel degré de compression on soumet l'organe, qu'on apprécie cette pression avec des poids ou en centimètres de mercure. Si je me suis attaché au procédé que je vais indiquer, c'est que, comparaison faite, il m'a paru le plus simple pour obtenir à volonté des compressions croissant lentement ou rapidement, des décompressions graduelles ou brusques, etc.

J'ai employé l'air comprimé de la façon suivante :

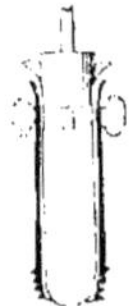

On visse dans l'orifice d'une couronne de trépan plus ou moins large, suivant l'animal sur lequel on opère, une virole de cuivre munie de deux ailettes, celle même dont M. Salathé s'est servi l'année dernière dans ses recherches sur les mouvements du cerveau (1). Dans cette virole, prolongée extérieurement par un tube de verre, on introduit, jusqu'au niveau du cerveau, une fine membrane de caoutchouc en forme de poche, qui est maintenue fixée par un bouchon de caoutchouc appliquant fortement ses parois à la face interne du tube de verre. Ce petit appareil est représenté dans la figure ci-jointe (fig. 132).

Fig. 132.

Le bouchon qui fixe le manchon élastique est traversé par un tube de verre destiné à transmettre à l'intérieur du petit appareil la pression de l'air obtenue dans un système extérieur, au moyen de l'élévation d'un réservoir d'eau. La figure 133 montre la disposition de l'expérience dans son ensemble.

(1) Salathé, Mém. n° IX. *Comptes rendus du laboratoire.* 1876.

Quand on élève le réservoir R, l'ascension de l'eau dans le bocal B produit la compression graduelle de l'air dans tout le système du manomètre et de l'appareil vissé dans le crâne. La compression du cerveau doit-elle être brusque, de façon à produire un choc cérébral, une commotion, on commence par élever le réservoir, en fermant le robinet A, jusqu'à ce que l'air soit comprimé au degré de pression manométrique auquel on veut soumettre le cerveau. Quand on ouvre le robinet A, la pression s'exerce brusquement dans l'appareil P. Si, au contraire, la compression doit être graduelle, au début de l'expérience le robinet A est ouvert, et on élève progressivement le réservoir en suivant de l'œil la colonne du manomètre, ou mieux en inscrivant les déplacements du mercure avec un flotteur ou par transmission à distance.

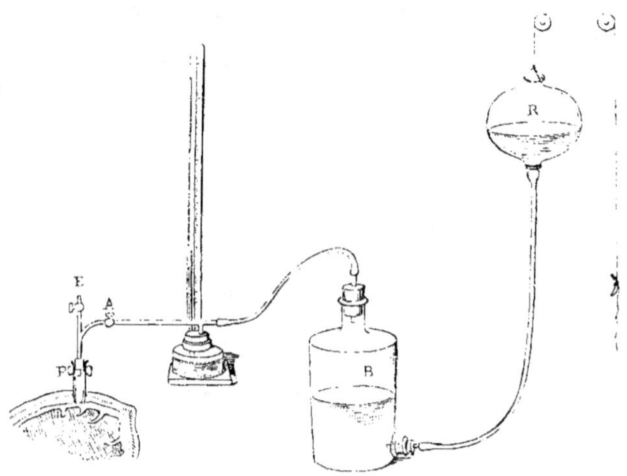

Fig. 135. — Disposition de l'appareil pour la compression du cerveau. R, réservoir dont l'élévation produit la compression de l'air dans le bocal B. — Sur le trajet du tube de transmission de la pression, un robinet A permet d'interrompre la communication avec le tube crânien P. — Un autre robinet E sert à décomprimer brusquement ou lentement.

Quant à la décompression, on l'opérera tout d'un coup en ouvrant le robinet d'échappement E, ou graduellement, en laissant redescendre le réservoir.

Tel qu'il est disposé, l'appareil que j'ai employé peut donner des pressions positives allant jusqu'à +24 c.Hg. et des pressions négatives descendant jusqu'à —8 c.Hg., quand on abaisse le réservoir au-dessous du niveau du bocal à compression.

Je dois dire maintenant : 1° pourquoi l'air comprimé a été employé de préférence à une pression liquide ; 2° quel est le but de la membrane élastique introduite dans la virole crânienne.

1° Quand on emploie un liquide, une colonne d'eau, par exemple, on ne peut jamais se rendre compte du degré de compression auquel on soumet le cerveau, la *dure-mère étant incisée*. En effet, l'eau s'insinue dans l'espace sous-arachnoïdien et passe dans la cavité rachidienne : c'est ce qui arrivait, je crois, dans les expériences de Malgaigne qui injectait successivement 1, 2, 3, etc., centimètres cubes d'eau dans le crâne. En outre, la température de cette eau, mise ainsi en contact avec les centres nerveux, n'est pas sans importance, soit qu'elle se mélange au liquide céphalo-rachidien, soit qu'elle reste entre la dure-mère et les os du crâne, si la dure-mère n'est pas incisée. Enfin, dans l'un et l'autre cas, on ne peut pas faire de décompression brusque, ce qui est important à certains points de vue.

L'air comprimé ne présente pas ces inconvénients. On gradue facilement le degré de la pression à laquelle il est soumis ; on peut comprimer tout d'un coup ou très-lentement et décomprimer de même.

2º Mais pour retirer de la compression par l'air tous les effets désirables, il faut se mettre à l'abri de certains accidents, comme l'entrée de l'air dans les canaux veineux du diploé. Cet accident est survenu deux fois dans mes premières expériences, la virole n'ayant pas été vissée suffisamment pour déborder le diploé ; les animaux sont morts, et j'ai suivi les bulles d'air dans les canaux osseux et de là dans les vaisseaux veineux du cou, dans le cœur, etc. Si on emprisonne cet air dans un manchon élastique, on évite la possibilité de l'accident et on peut être assuré de la marche régulière de l'expérience pendant la compression et la décompression.

On peut objecter, il est vrai, à ce procédé, que la compression porte sur un point trop localisé de l'encéphale ; mais je crois que tout en faisant quelques réserves, on peut considérer cette pression exercée en un point assez circonscrit, comme transmise à la totalité du contenu crânien en raison de la quantité de liquide qui en fait partie.

L'animal en expérience fournit une série de tracés simultanés, respiration, cœur, pression artérielle, mouvements musculaires, dont l'étude, aux différents instants de l'expérience, fournit des renseignements détaillés sur l'état des fonctions explorées. Je n'utiliserai ici que les indications relatives aux modifications circulatoires, me bornant à indiquer, à titre de renseignement, les particularités que je n'ai point à discuter.

———

EXPÉRIENCES (1).

Quand on élève graduellement la compression exercée à la surface du cerveau, on voit se produire un ralentissement graduel des battements du cœur et des mouvements respiratoires.

Bien avant que la compression cérébrale n'atteigne le chiffre

(1) Une partie de ces expériences a été faite avec M. Brissaud, interne des hôpitaux.

de la pression sanguine, ces troubles commencent à se manifester (1). Dans l'exemple que je donne plus loin, on voit qu'à +8 c. Hg. (la pression artérielle de l'animal oscillant entre 15 et 16 c. Hg.) la compression du cerveau commence déjà à produire le ralentissement du cœur (fig. 135).

Le double effet cardiaque et respiratoire s'accuse quand la compression cérébrale est portée à 14 c. Hg. ; enfin la respiration est complétement supprimée, le cœur ralenti (de 14 à 4) quand cette compression est poussée à 19 c. Hg. (2).

Le type présenté dans la figure 135 se retrouve dans toutes les expériences conduites de la même manière.

Il faut remarquer que le ralentissement du cœur survient avant que la compression du cerveau ait atteint la valeur ma-

(1) Ordinairement, on n'observe pas de modifications du rhythme cardiaque, dans la compression graduellement croissante du cerveau, avant que cette compression ne soit arrivée à 6 ou 7 c.Hg. Cependant, dans quelques cas, on voit le cœur s'accélérer quand la compression cérébrale atteint 2 ou 3 c.Hg. L'exemple suivant est emprunté à l'une de ces expériences.

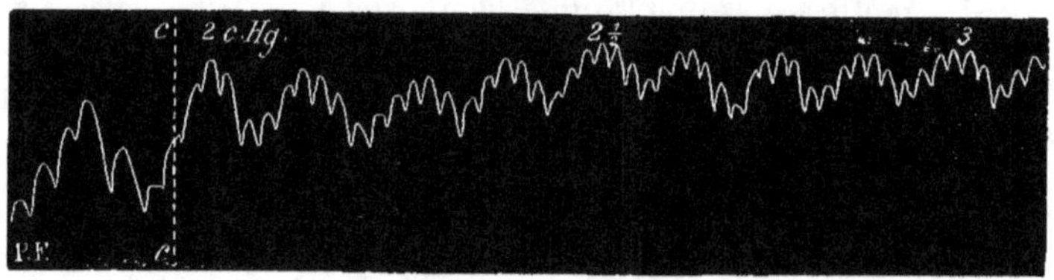

Fig. 134. — Exemple d'accélération des battements du cœur, survenue dans une expérience de compression cérébrale, entre 2 et 3 ½ c. Hg. La pression fémorale (P.F.) dont ce tracé donne les variations, s'élève en même temps que le cœur s'accélère : ce double effet paraît dû aux efforts de l'animal.

Il ne faut pas considérer ces cas comme exceptionnels : L'animal, calme avant la compression, s'est agité et a fait quelques efforts pendant les premiers instants de l'expérience ; c'est vraisemblablement à cette intervention des mouvements musculaires et de l'augmentation de la pression thoracique qu'on doit rapporter le double effet cardiaque et vasculaire indiqué ici. Quand l'animal reste calme ou quand on supprime ses mouvements par une légère curarisation, la première modification du rhythme cardiaque consiste dans le ralentissement.

(2) Ces résultats s'accordent avec ceux qu'avaient obtenus Leyden *Virchow's Archiv*, t. XXXVIII. 1866) et Pagenstecher (*Exp. u. Stud. über Gehirndruck*. Heidelberg, 1869).

nométrique de la pression artérielle, ce qui ne manque pas
d'importance au point de vue du mode d'action de cette compression.

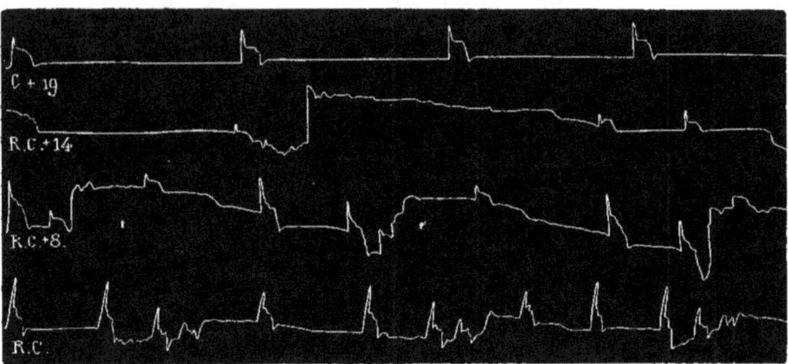

Fig. 135. — Effets de la compression graduellement croissante du cerveau sur la fréquence des battements du cœur et sur les mouvements respiratoires. La ligne inférieure R C indique les mouvements respiratoires et les battements du cœur avant la
compression. A une pression de + 8 c.Hg. le cœur et la respiration sont déjà ralentis;
à + 14. le ralentissement est plus marqué ; à + 19. la respiration est suspendue,
le cœur ne donne plus que 4 battements au lieu de 14 dans le même temps. (Pression
artérielle de l'animal à 15. 16 c. Hg. au début.)

Si, en effet, on admet que la compression du cerveau n'a-
git sur les fonctions de l'encéphale qu'en en déterminant
l'anémie par l'obstacle qu'elle apporte à l'afflux sanguin, il est
difficile de comprendre comment on observe des troubles cardiaques et respiratoires avant que cette contre-pression n'ait
acquis une valeur suffisante pour faire équilibre à la pression
artérielle. Dans ces expériences, nous voyons le ralentissement du cœur et de la respiration survenir chez des animaux
dont la pression *fémorale* est de 15, 16 c.Hg., alors que la
compression du cerveau n'a pas atteint 8 c.Hg. Leyden, dans
ses expériences, a vu les mêmes troubles cardiaques et respiratoires se produire quand la compression cérébrale ne dépassait pas 5 c.Hg.

Il nous semble donc que si nous ne devons pas nous en tenir exclusivement à l'opinion émise par Burrows, que les
accidents de la compression cérébrale sont dus à la pression
exercée sur les éléments nerveux eux-mêmes, il faut du moins
en tenir compte, et ne point l'éliminer au profit de l'anémie.

N'est-ce pas à la pression exercée sur les éléments nerveux qu'il faut attribuer les arrêts ou les ralentissements du cœur dont il a été question dans le chapitre précédent, et qui s'observaient quand on augmentait la pression dans les vaisseaux de la tête ? Il ne saurait être ici question d'anémie, et tout semble devoir faire admettre que les troubles notés alors étaient bien sous la dépendance de la pression subite ou progressivement augmentée à laquelle on soumettait les éléments nerveux.

Dans ces conditions, la pression s'exerçait de dedans en dehors ; dans le cas de compression cérébrale, elle s'exerce de dehors en dedans. En cela paraît résider toute la différence.

J'ajouterai que le même mécanisme semble pouvoir être admis pour les résultats suivants dont les conditions de production se ramènent à celles que nous connaissons :

1. Quand on a comprimé le cerveau, si on le décomprime brusquement, on facilite l'afflux du sang à son intérieur, on le soumet encore à une pression vasculaire plus ou moins grande suivant le degré préalable de la compression extérieure qu'on vient de faire disparaître. Dans ce cas, encore, le cœur se ralentit.

En voici un exemple :

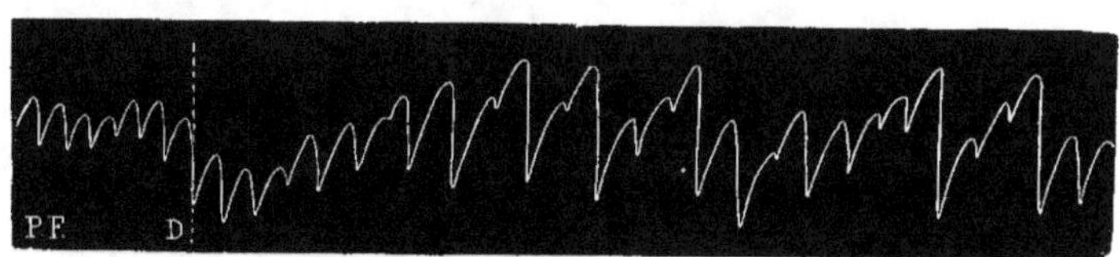

Fig. 136. — Ralentissement du cœur produit par la décompression brusque du cerveau faite en D. (Tracé des variations de la pression fémorale.)

Dans cet exemple, le chien avait été soumis à une compression du cerveau égale à 12 c. Hg. ; après les premiers troubles, la compression ayant été maintenue, le cœur avait repris son rhythme initial comme cela s'observe quand on prolonge quelque temps la compression à un degré modéré. On a décomprimé tout d'un coup (en D, fig. 136). Il est facile de constater que les battements du cœur se sont très-notablement ralentis à la suite de cette décompression.

2. C'est encore à un excès brusque de pression intra-crânienne, que je crois pouvoir rapporter l'intermittence du cœur qui s'observe chez le chien au moment où on cesse brusquement la compression des deux carotides. Sans insister sur les phénomènes qui accompagnent la compression carotidienne *chez les animaux non curarisés, normaux, du reste* (et qui consistent en une grande accélération des battements du cœur et une élévation souvent considérable de la pression artérielle), je donnerai seulement un exemple de l'arrêt brusque et passager du cœur qui s'observe constamment *au moment même* où on cesse le pincement des deux vaisseaux.

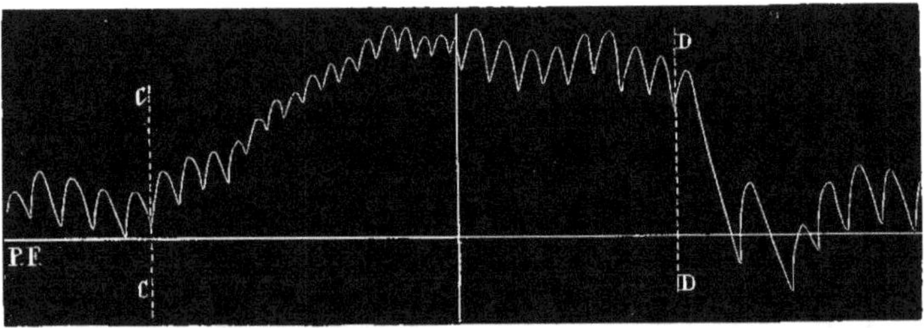

Fig. 137. — Intermittence du cœur au moment de la décompression des deux carotides chez le chien en DD. — Les deux artères ont été comprimées (par pincement, sans soulèvement, après isolement de leur gaîne à partir de CC. (Tracé des variations de la pression fémorale PF). Le tracé a été suspendu 10 secondes au moment indiqué par le trait vertical plein.

Cette suspension brusque de la compression carotidienne s'accompagne de l'afflux d'une forte ondée sanguine dans les réseaux encéphaliques, et l'effet produit se montre identique à celui qu'on observe quand on augmente la pression encéphalique dans les expériences de circulation artificielle dans les vaisseaux de la tête.

De ces différents exemples, il nous semble résulter que la compression exercée à la surface du cerveau, tout comme la pression exagérée produite à l'intérieur des vaisseaux encéphaliques, déterminent les troubles cardiaques indiqués (ralentissement ou arrêt momentané du cœur) en agissant mécaniquement sur les éléments nerveux eux-mêmes.

D'après ce que nous savons des effets produits sur la circulation d'un organe par la contre-pression extérieure à laquelle cet organe est soumis (1), l'anémie complète du tissu ne peut être produite que quand la contre-pression dépasse le chiffre de la pression intra-vasculaire.

Or, dans toutes les expériences de compression graduelle sur le cerveau, l'apparition des troubles cardiaques bien avant que la valeur manométrique de la compression ne soit égale à celle de la pression artérielle, montre bien qu'il ne peut s'agir d'une anémie provoquée par un obstacle mécanique s'opposant à l'afflux du sang.

Mais, ces réserves faites, il n'en reste pas moins acquis qu'à partir d'un certain degré de compression, l'anémie encéphalique intervient et ajoute alors son influence à celle de la pression subie par les éléments nerveux. Ce que je tenais à établir, c'est qu'avant d'être suffisante pour produire l'anémie du cerveau en faisant équilibre à la tension des vaisseaux intra-encéphaliques, la compression exercée à la surface de l'organe agit mécaniquement sur les éléments nerveux ; plus tard, quand cette contre-pression extérieure est arrivée au même degré que la pression intra-vasculaire, elle empêche le sang d'affluer dans le cerveau, mais n'en continue pas moins à agir par elle-même en tant qu'influence mécanique.

L'une des conditions de l'expérience n'exclut pas l'autre.

On peut même démontrer directement la production de l'anémie du cerveau par la contre-pression exercée à la surface de l'organe.

On sait que les mouvements du cerveau sont subordonnés à la double influence du cœur et de la respiration, et qu'il est tout aussi facile de les enregistrer que les mouvements alternatifs d'expansion et de retrait d'un autre tissu vasculaire comme la main.

Pour cela, on fixe dans le crâne d'un animal, d'un chien de préférence, une virole métallique surmontée d'un tube de

<hr>

(1) V. Marey. *Comptes rendus des travaux du laboratoire*, 1876. — Lépine. *Revue mensuelle de médecine et de chirurgie*, août 1877.

verre dans lequel on verse de l'eau : les augmentations et
diminutions de volume du cerveau dues à la dilatation et au
retrait successifs des vaisseaux qu'il contient s'accusent par
les déplacements du niveau de l'eau dans le tube, et on uti-
lise ces changements de niveau pour agir à distance sur la
plume d'un tambour à levier inscripteur (1). Tant que le cerveau reçoit du sang, ces mouvements existent ; si on supprime l'afflux du sang dans le cerveau, par la compression
des artères, les oscillations d'origine cardiaque disparaissent,
mais on continue à observer les ondulations plus lentes et
plus amples produites par la respiration, celle-ci agissant par
l'intermédiaire du système veineux. Il est clair que la disparition des oscillations cardiaques du cerveau doit également
se produire si on suspend l'afflux du sang dans les vaisseaux
cérébraux par une contre-pression extérieure capable de surmonter la pression sanguine : il se produira alors exactement
ce que Marey a observé sur la main, soumise à une pression
supérieure à celle de la pression sanguine : les vaisseaux
affaissés ne permettront plus l'abord du sang dans le tissu.
(Marey, *loc. cit.*)

En appliquant ce moyen d'étude à l'effet produit sur la circulation encéphalique par la compression du cerveau, j'ai pu
m'assurer, en effet, qu'*à un moment donné, la compression
graduellement croissante exercée à la surface du cerveau supprime dans un tube fixé au crâne les oscillations cérébrales
d'origine cardiaque.*

Ces oscillations disparaissent au moment où la compression du cerveau arrive à dépasser la valeur manométrique
de la pression artérielle générale. D'après ce qui vient d'être
rappelé tout à l'heure, nous sommes jusqu'ici autorisé à penser
que si les pulsations des vaisseaux cérébraux ne sont plus
sensibles à l'appareil totalisateur, c'est que ces vaisseaux,
affaissés par la contre-pression qui leur est transmise, ne permettent plus au sang d'aborder l'encéphale.

Telle est la conclusion à laquelle étaient déjà arrivés Pagenstecher et Leyden (*loc. cit.*), sans avoir directement de-

---

(1) Pour les détails de ces expériences, voyez le *Mémoire* de M. Salathé,
Comptes rendus du laboratoire, 1876.

montré la production de l'anémie du cerveau produite par la compression. L'opinion de Leyden est formellement exposée dans ses remarques sur ses expériences : « Chez les animaux, la pression extérieure qui interrompt complétement les fonctions cérébrales est exactement celle qui peut faire équilibre à la pression artérielle, et par conséquent peut empêcher complétement l'abord du sang dans les capillaires (1). »

La conclusion des remarques qui précèdent est que, dans la compression graduellement croissante exercée sur le cerveau, deux conditions interviennent pour produire, entre autres troubles fonctionnels, les accidents cardiaques que nous avons spécialement en vue : l'action mécanique de la compression sur les éléments nerveux et, à un degré plus avancé, l'anémie encéphalique unie à la première influence qui l'a déterminée et qui continue à s'exercer.

IV

Augmentation de la pression intra-cardiaque. — Ses effets sur le rhythme des battements du cœur.

Dans les deux chapitres qui précèdent nous avons vu que l'augmentation de la pression intra-crânienne produite par un excès d'afflux sanguin dans l'encéphale, suffisait à déterminer le ralentissement des battements du cœur ; les expériences dans lesquelles la pression intra-crânienne a été augmentée au moyen d'une compression graduellement croissante exercée sur le cerveau, ont montré que c'était par le fait d'un excès de pression sur les éléments nerveux que l'augmentation de la pression artérielle agissait pour produire les effets cardiaques que nous connaissons.

(1) V. Potain, article ANÉMIE du *Dict. encyclopédique des sciences méd.*

Cette intervention de l'encéphale dans les modifications apportées au rhythme du cœur par l'élévation initiale de la pression artérielle, n'exclut pas la participation de l'appareil cardiaque lui-même. Si nous pouvons, en effet, produire le ralentissement du cœur en agissant à distance sur les centres nerveux encéphaliques, sans que le cœur puisse être directement influencé (expériences de circulation artificielle dans les vaisseaux de la tête), il est également possible de produire le même phénomène en agissant sur le cœur lui-même, abstraction faite des centres nerveux *extra-cardiaques*.

Le procédé le plus simple pour démontrer l'influence que l'augmentation de la pression intra-cardiaque exerce sur la fréquence des battements du cœur, avait été employé par M. Marey dans des expériences qu'il fit sur ce sujet, notamment en 1873 (1). Ce procédé consiste à enlever le cœur d'une tortue et à le soumettre à une circulation artificielle de sang défibriné, *sous des charges graduellement croissantes*.

On voit les battements diminuer de fréquence à mesure qu'on élève le réservoir de sang veineux.

Le même phénomène s'observe quand on rétrécit l'orifice d'écoulement du sang artériel, ou, ce qui revient au même, quand on force le cœur à chasser le sang à une plus grande hauteur en élevant le tube d'écoulement.

Ces résultats sont connus; je n'y insiste donc pas. Mais, au point de vue théorique, il est un fait qui doit attirer l'attention : le ralentissement des battements du cœur produit par l'augmentation de la pression intra-cardiaque dans les deux conditions que je viens d'indiquer, est dû à l'*allongement des phases diastoliques* et non à la plus longue durée des systoles. Or, s'il s'agissait seulement d'un ralentissement d'ordre mécanique, comparable à celui qu'éprouve le piston d'une machine à laquelle un effort exagéré est imposé, la force motrice restant constante, c'est sur la période systolique que devrait porter le ralentissement. Il faut donc admettre, dans le trouble apporté par l'excès de pression intra-cardiaque au rhythme des battements du cœur isolé, l'intervention d'un autre facteur : c'est dans l'appareil nerveux intra-cardiaque

(1) Marey, *Comptes rendus Acad. sciences*, 1873.

que nous devions chercher la raison du ralentissement observé.

On sait qu'en soumettant cet appareil ganglionnaire à l'action de l'atropine, on produit la paralysie des terminaisons cardiaques des nerfs pneumogastriques. Le cœur ne peut plus être arrêté ou ralenti par les influences qui en déterminaient l'arrêt ou le ralentissement par l'intermédiaire de l'appareil nerveux modérateur.

Or, s'il s'agit d'une influence de cet ordre dans le ralentissement des battements du cœur produit par l'augmentation de la pression intra-cardiaque, le ralentissement ne doit plus se produire, après la suppression du système nerveux d'arrêt par l'atropine.

J'ai donc soumis le cœur isolé à une circulation artificielle de sang défibriné additionné d'atropine, et, quoique les troubles de rhythme spéciaux à cet empoisonnement altèrent évidemment les résultats de l'expérience, je crois pouvoir tirer des esssais dirigés dans ce sens, cette conclusion que l'excès de pression intra-cardiaque produit le ralentissement des battements du cœur, au moins autant en agissant sur les appareils nerveux intra-cardiaques, que sur le muscle cardiaque lui-même.

Des expériences du même genre ont été répétées sur des animaux à moelle coupée, dont les pneumogastriques avaient été sectionnés et qu'on faisait respirer artificiellement : la compression de l'aorte au-dessous du diaphragme, la suppression d'un réseau artériel périphérique important (réseau abdominal), etc., produisaient un ralentissement considérable des battements du cœur. (*Voy.* p. 209.)

Dans ces conditions, l'intervention de l'encéphale était supprimée par la section préalable des troncs vago-sympathiques et de la moelle. L'augmentation de la pression intra-cardiaque semble avoir été seule en cause, et le ralentissement observé paraît subordonné à cette unique influence.

Quand on avait supprimé par l'atropine les fonctions de l'appareil nerveux ganglionnaire du cœur, les mêmes élévations de la pression artérielle n'étaient plus suivies de ralentissement.

Il est légitime de rapprocher ces résultats de ceux qu'ont

fournis les expériences de circulation artificielle sur le cœur
de tortue isolé, et d'y voir la preuve du mécanisme invoqué
plus haut pour la production des troubles cardiaques consécutifs à l'élévation initiale de la pression artérielle.

Sans doute, cette dernière partie des recherches sur le rapport qui existe entre l'augmentation de la pression intra-cardiaque et le ralentissement des battements du cœur a besoin
d'être poursuivie. Mais les résultats déjà obtenus me paraissent suffisants pour faire admettre les deux propositions énon-
cées au début de ce travail:

1° *L'augmentation de la pression intra-crânienne produit le
ralentissement des battements du cœur.*

2° *L'augmentation de la pression intra-cardiaque détermine
le même résultat.*

*Ces deux conditions réunies paraissent concourir à produire la
diminution du nombre des battements du cœur quand la pression
artérielle s'élève.*

XI

EXPÉRIENCES PHYSIOLOGIQUES ET SYNTHÉTIQUES SUR LE MÉCANISME DU VOL,

par M. V. TATIN (1).

J'ai continué cette année mes études sur le vol des oiseaux (2), tantôt en me plaçant au point de vue de la physiologie proprement dite, observant le vol des oiseaux ou des cheiroptères et expérimentant sur ces différentes espèces d'animaux; tantôt m'attachant à la synthèse ou reproduction artificielle du vol au moyen d'appareils mécaniques. Ces dernières expériences avaient surtout pour but de contrôler l'exactitude des théories que suggère l'observation du vol naturel.

Si la partie synthétique de mes expériences a donné cette année peu de résultats, j'espère qu'au point de vue physiologique mes recherches n'ont pas été infructueuses et qu'elles éclaireront certains points de la fonction du vol. Les questions qui ont plus spécialement attiré mon attention sont les suivantes : *Quelle est la forme des ailes la plus avantageuse pour le vol des oiseaux ? — Y a-t-il une taille maximum que les oiseaux ne puissent dépasser en conservant la faculté de voler ? — Les ossements d'oiseaux fossiles montrent-ils qu'il existait des êtres volants gigantesques ? Comment s'effec-*

---

(1) Le mémoire n° XI devait renfermer les recherches de MM. Cuffer et François-Franck sur certains troubles respiratoires (Apnée, phénomène de Cheyne-Stokes, arrêts réflexes de la respiration). Ce travail a été publié *in extenso* dans le *Journal de l'anatomie et de la physiologie*, novembre 1877.

(2) *Voir* pour l'exposition de mes premières recherches, *Travaux du laboratoire*, 1876.

tue le changement du plan des ailes de l'oiseau? — Quelles sont les
particularités du vol des cheiroptères? — La relevée de l'aile est-
elle active ou passive chez les oiseaux?

J'exposerai sommairement ce que l'observation et l'expérience m'ont démontré sur ces différents points et je mentionnerai en terminant ce qui est relatif à mes expériences sur la synthèse du vol.

I

1. Quelle est la forme d'aile d'oiseau la plus avantageuse pour le vol?

On a souvent signalé l'avantage que présente pour l'oiseau une aile longue et étroite qui, en lui donnant une large envergure, lui assure par cela même un large point d'appui sur l'air. Mais cette forme d'aile, si favorable qu'elle puisse être, ne suffit pas pour assurer la possibilité du vol quelle que soit la taille de l'oiseau. En effet, si nous imaginons que les dimensions linéaires d'un oiseau bon volateur soient doublées, la couche sur laquelle l'oiseau s'appuiera sera doublée de largeur il est vrai, mais comme le poids de l'oiseau sera devenu 8 fois plus grand, son point d'appui pourra n'être plus suffisant (1). Il m'a semblé que chez les grands oiseaux, une particularité de la forme de l'aile agissait d'une manière extrêmement favorable : je veux parler de la séparation des pennes qui, écartées les unes des autres, forment pour ainsi dire une série de petites ailes distinctes dont la fonction s'exerce dans des conditions plus favorables.

Cette supposition que chacune des pennes ainsi détachée des voisines agit plus favorablement que si elle faisait partie d'un large voile indivisible, est confirmée par certaines expériences dont je parlerai plus tard. De ces expériences il résulte qu'une machine volante, d'une force constante, mais à

(1) Nous ne considérons pas comme une condition deux fois plus favorable, la largeur de l'aile qui sera doublée dans l'oiseau agrandi, car dans une aile d'oiseau, l'accroissement de cette largeur, au delà d'un certain degré, deviendrait nuisible.

laquelle on pouvait adapter des ailes tantôt formées d'un voile unique et tantôt faites de plumes séparées les unes des autres, volait mieux dans le second cas que dans le premier.

Enfin, la nature elle-même semble confirmer cette vue, en nous montrant que chez les plus grand oiseaux, l'extrémité de l'aile est ainsi divisée. Constatons encore que chez les cheiroptères, dont l'aile est indivisible, la taille maximum est beaucoup moins grande que celle que les oiseaux peuvent atteindre.

Toutefois, il ne faudrait pas admettre que cette influence avantageuse d'une aile divisée à son extrémité permette à un oiseau de se soutenir sur l'air quelle que soit sa taille. Tout porte à croire, au contraire, que nos grands oiseaux volateurs sont bien près d'avoir le maximum de taille que puisse atteindre un être volant dont les forces motrices sont bornées au pouvoir spécifique des muscles de l'oiseau.

II

Limites de la taille des oiseaux volateurs.

Les remarquables expériences de notre maître, M. le professeur Marey, ont fait connaitre que la force spécifique des muscles chez la plupart des animaux à sang chaud est sensiblement la même ; en d'autres termes, qu'on peut comparer l'effort musculaire que deux oiseaux sont capables de développer en comparant la surface de section transversale de leurs muscles, cet effort étant proportionnel à cette surface.

Étant donné que 1^{cc} de muscle a, chez l'oiseau, une force de 1^k,300, nous appliquerons cette valeur à l'estimation de la force musculaire d'un falconidé (*Buteo vulgaris*), pesant de 700 à 750 grammes.

Il est évident que cet oiseau ne pourrait voler s'il lui était impossible de se soulever en s'appuyant sur le centre d'action de ses ailes, qui est ordinairement situé entre le tiers externe et le tiers moyen de la longueur de l'aile.

Or, la surface de section de ses muscles abaisseurs de l'aile est d'environ 30^{cq}, qui, multipliés par la force de 1^k,300 de chaque centimètre carré, donnent un effort total de 39 kilogrammes; mais comme l'aile considérée avec son point de rotation et son point d'insertion musculaire est un levier dont les bras sont comme 1 : 20, on a donc 39 kilogrammes divisés par 20 ou 1^k,700 comme poids maximum que pourrait avoir l'oiseau. Au delà, il ne pourrait plus se soulever en s'appuyant sur le centre d'action de ses ailes, même si le point d'appui était un solide ; faisons pour le moment cette simple remarque que cet oiseau a plus du double de la force que l'on pourrait regarder comme rigoureusement nécessaire.

Supposons maintenant le même oiseau que la nature aurait fait comme dimensions linéaires 8 fois plus grand. La puissance de ses pectoraux croîtrait comme leur section, c'est-à-dire qu'elle serait elevée à 8^2, et le poids, qui croîtrait comme le cube, à 8^3. Nous aurions donc un oiseau qui pèserait 360 kilogrammes et qui, bien que ses muscles soient spécifiquement aussi puissants que ceux des petits oiseaux, ne pourrait soulever qu'un poids de 125 kilogrammes en s'appuyant sur le centre d'action de ses ailes. Il serait évidemment fort loin de pouvoir voler.

D'après les calculs que nous faisions tout à l'heure l'envergure de cet oiseau eût été d'environ 8 mètres. Bien qu'une pareille envergure ne s'observe de nos jours chez aucun oiseau, il m'a semblé intéressant de chercher si, parmi les oiseaux fossiles, quelques-uns n'ont pas acquis de pareilles dimensions, ce qui devrait faire admettre, chez ces animaux disparus, une force musculaire spécifique plus grande que celle qui appartient aux oiseaux de la faune actuelle.

III

De la taille probable du Pelagornis.

M. le professeur Alph. Milne Edwards m'a signalé le *Pelagornis miocænus* (Lortet) comme un des plus grands oiseaux dont on trouve les débris fossiles, et m'a confié le moule en

plâtre d'un humérus de cet animal. Cet os mesure environ
$0^m,60$ de longueur. A voir les saillies des attaches musculaires, on reconnaît que cet os appartenait bien à une espèce
volante; son aspect grêle et léger rappelle entièrement celui
des oiseaux grands voiliers qui existent de nos jours. Quelle
pouvait être la taille d'un pareil oiseau ?

Si nous supposions que le Pelagornis fût construit sur le
type de la Frégate, le squelette tout seul de l'oiseau eût eu
$4^m,20$ d'envergure. Qu'on juge des dimensions totales en sup-
posant que la longueur des plumes se fût ajoutée à celle du
squelette. Mais tous les types d'oiseaux n'ont pas les mêmes
dimensions relatives de l'humérus par rapport aux os de
os de l'avant-bras, au métacarpe et aux phalanges. Il est probable que chez le Pelagornis l'humérus constituait une partie
plus importante de la longueur de l'aile que chez la Frégate,
de sorte que la taille de cet oiseau fossile était moins grande
que ne l'indique notre première évaluation.

En effet, l'humérus qui ressemble le plus à celui du Pelagornis, au point de vue de sa forme et de ses proportions,
est celui du Fou austral, oiseau chez lequel l'humérus représente une notable partie de la longueur totale de l'aile. En
admettant que le Pelagornis eût été construit sur un type
voisin de celui du Fou austral, ce qui semble assez probable,
l'envergure du squelette n'eût pas atteint 3 mètres. On conçoit donc que cet oiseau pût voler très-bien, car il n'excédait
pas les dimensions où le vol est possible avec les forces musculaires qui appartiennent aux autres oiseaux, et l'on n'a pas
même besoin de supposer qu'à une époque où notre planète
plus jeune portait des animaux géants, la vie fut plus intense
et que la force exubérante se traduisit alors par un pouvoir
musculaire plus grand que de nos jours.

IV

Observations sur le changement de plan des ailes des oiseaux pendant le vol.

En partant de l'hypothèse ci-dessus mentionnée, que la division et l'écartement des remiges transforme, pour ainsi

dire, l'extrémité, portion active de l'aile de l'oiseau, en une série de petites ailes dont chacune agit isolément, on arrive à cette conclusion que chez les oiseaux où une pareille division existe, il n'est pas nécessaire qu'à chaque relevée et à chaque abaissement, le plan de l'aile change dans son ensemble. Il suffirait d'une série de changements de plan portant sur chacune des plumes individuellement.

M. Marey a signalé le changement du plan total de l'aile sur le goéland qu'il a pu observer en suivant des yeux un oiseau qui volait dans le prolongement du rayon visuel, et qui montrait alternativement le dessus de son aile éclairé par le soleil et le dessous de couleur plus sombre. Nous ne contestons pas l'exactitude de l'observation de M. Marey sur le goéland ni de l'explication qu'il en a donnée, mais nous ferons remarquer que chez les oiseaux dont les pennes sont écartées les unes des autres, un jeu de lumière pareil à celui dont il vient d'être question peut et doit se produire par le changement de plan de chacune des pennes.

Je suppose donc que chez les grands oiseaux, le changement du plan de l'aile n'est pas absolument complet, et que la rotation de chaque plume séparée vient compléter la perfection d'un vol qui, sans cela, serait assimilable à celui des chéiroptères, c'est-à-dire incomparablement moins puissant.

A côté de ces remarques sur la fonction de la partie active de l'aile, je crois utile de placer certaines réflexions sur la partie dite passive, celle qui est située le plus près du corps de l'oiseau.

Il semble que, dans cette partie de l'aile, la face inférieure doive toujours regarder en avant afin de produire, même pendant l'abaissée, un effet de cerf-volant. Mais il y a, à cette inclinaison, une autre raison très-importante; en effet, lorsque l'oiseau abaisse son aile, son corps reçoit une vigoureuse impulsion de bas en haut et, sans une inclinaison très-accentuée, cette partie de l'aile frapperait inévitablement l'air par sa face supérieure, ce qui est inadmissible. Cette inclinaison doit donc être d'autant plus sentie que l'oiseau a les ailes plus longues et le corps relativement plus léger. C'est en effet ce qu'on peut constater chez les oiseaux de mer qui ont, relativement à leur poids, la plus grande envergure.

V

Vol des cheiroptères.

Chez les cheiroptères, l'aile est toujours formée d'une seule
membrane maintenue étendue dans le sens de sa largeur par
les métacarpiens et les phalanges. Ici, le changement
de plan doit s'opérer avec certitude sous peine de voir le
vol aboli; mais, comme les grands cheiroptères sont à peu
près voilés dans les mêmes proportions que les petits, il doit
en résulter pour eux une plus grande fatigue à soutenir le
vol pendant un certain temps, et enfin, la limite de leur gran-
deur doit être beaucoup plus restreinte que chez l'oiseau;
c'est en effet ce qui existe. Les individus les plus grands
qu'il nous ait été donné de connaître en fait d'animaux dont
l'aile est ou était formée d'une simple membrane, sont les
ptérodactyles dont, comme leur nom l'indique, l'aile avait un
doigt pour toute charpente. Je reprendrai plus tard l'étude
que j'ai commencée sur ces curieux spécimens de la faune fossile. Chez les cheiroptères, il est probable que, lorsque l'aile
est étendue, elle a toujours sa face inférieure tournée en avant,
et que ce n'est que sous l'influence de la pression de l'air
sous l'aile pendant l'abaissée qu'elle prend la position utile,
grâce à la flexion des articulations du carpe. C'est, on le
voit, le mécanisme du vol réduit à sa forme la plus simple.

Quant à la fonction de la queue, elle semble être la même
chez le cheiroptère que chez l'oiseau; le principal mouvement semble s'effectuer dans le sens vertical.

VI

Probabilité de la relevée passive de l'aile.

J'admets que chez l'oiseau et chez le cheiroptère, les changements du plan de l'aile sont entièrement passifs, c'est-à-

dire que la résistance de l'air suffit, sans aucun effort de l'animal, pour produire ces mouvements que l'on pourrait appeler automatiques. Ne se produirait-il pas quelque chose d'analogue dans la relevée de l'aile? J'ai déjà signalé l'an dernier la possibilité que la relevée fût passive dans une certaine mesure, grâce à l'orientation en avant de la face inférieure de l'aile à la fin de chaque abaissée. J'ai poursuivi cette année cette recherche et je suis tout disposé à regarder la relevée comme entièrement passive. J'entends que cela se passe ainsi en plein vol, car il est bien évident qu'au départ, si l'oiseau n'a pas de vitesse, il est impossible que cette vitesse relève son aile. J'ai revu les anciens travaux de M. Marey dans lesquels il signale un fort gonflement des pectoraux pendant l'abaissée, puis, pendant la relevée, un gonflement plus faible qu'il a regardé comme dû au muscle releveur.

M. Marey croit avoir remarqué que ce gonflement, qu'il attribue au moyen pectoral, disparaît quand on place l'explorateur à la partie externe du thorax de façon que le grand pectoral agisse seul sur l'appareil. Peut-être y aurait-il lieu de contrôler ces résultats par des expériences nouvelles, car on pourrait supposer que le grand pectoral produisît à lui seul les deux mouvements qu'on note dans les tracés. De ces deux mouvements, le premier serait produit par l'effet d'abaissée de l'aile, le second par un acte du même muscle destiné à modérer la relevée de l'aile et à l'empêcher de se faire trop brusquement sous l'influence de la résistance de l'air contre le plan incliné de l'aile quand la translation est rapide.

VII

Expériences synthétiques sur le vol.

Je n'ai que peu de choses à dire sur les expériences que j'ai faites cette année sur la reproduction artificielle du vol, quoique ces expériences aient été fort nombreuses; mais la plupart étant faites en vue de contrôler certaines vues théoriques, les résultats en ont été exposés déjà dans les paragraphes qui précèdent.

Mes essais ont été nombreux au sujet des changements de plan de l'aile.

J'ai pu me convaincre de la supériorité du type de l'aile d'oiseau sur celui de l'aile de cheiroptère en adaptant à une même machine motrice les deux sortes d'ailes. Ainsi, une disposition dans laquelle le changement du plan de l'aile se faisait dans la région du carpe, ne m'a donné que de mauvais résultats à l'air libre, bien qu'au manége l'appareil soulevât la totalité de son poids. Tandis que les résultats furent meilleurs avec des ailes construites sur le type oiseau et formées chacune de six plumes. Ces plumes factices étaient faites en soie, nervées en rotin filé, le tout d'une très-grande légéreté.

Les nombreuses expériences que j'ai faites avec ma première machine à air comprimé l'ayant mise à peu près hors de service, j'en ai construit une autre que j'ai réussi à rendre plus légère encore. L'air y étant comprimé à une tension moindre, les inconvénients du froid qui accompagne la détente sont à peu près nuls.

J'ai réussi à obtenir le vol d'une machine à ressort moteur construite sur le type du cheiroptère en donnant aux ailes et à la queue la forme et les dimensions qui existent chez la chauve-souris ; les ailes présentent toujours leur face inférieure en avant, sauf lorsque la résistance de l'air en modifie le plan comme il a été dit plus haut. Cet appareil vole bien, mais ne présente pas un équilibre aussi parfait que ceux que j'ai construits sur le type de l'oiseau.

Enfin, pour étudier expérimentalement le phénomène de la relevée passive de l'aile, j'ai construit un appareil volant muni d'ailes du type cheiroptère et dans lequel il n'y a aucun organe releveur de l'aile. Le ressort moteur, après avoir produit l'abaissement, s'embraye, et l'aile devient libre ; il faut que la résistance de l'air ait produit la relevée complète de l'aile pour que le ressort se débraye et produise une abaissée nouvelle. Ainsi que je le prévoyais, cet oiseau peut voler, mais il faut, au départ, lui imprimer une certaine impulsion pour que ses ailes, fonctionnant à la manière de cerfs-volants, trouvent sur l'air la force qui produit leur relevée passive.

On voit que les expériences sur la synthèse du vol sont encore loin d'être terminées, mais qu'elles paraissent entrer dans une phase où les tâtonnements sont moins nombreux et où le succès est déjà en partie obtenu.

XII

NOTE SUR LES EFFETS CARDIAQUES ET VASCULAIRES DU CHOC CÉRÉBRAL (1).

par le Dr FRANCOIS-FRANCK.

L'effet de l'augmentation de la pression intra-crânienne sur le rhythme des battements du cœur a été étudié dans le Mémoire n° X. J'ai insisté dans ce travail sur l'action mécanique de la compression des éléments nerveux.

Je veux ici appeler l'attention sur les effets que le *choc cérébral*, qu'on est convenu d'appeler *commotion cérébrale*, exerce sur les mouvements du cœur et le calibre des vaisseaux.

Les expériences semblent devoir faire admettre que *le choc cérébral produit l'arrêt du cœur par l'anémie brusque de l'encéphale, cette anémie étant elle-même la conséquence d'un spasme vasculaire réflexe.*

Avant d'entrer dans les détails de cette recherche, il est nécessaire de bien établir les conditions de l'expérience.

Disposition des appareils. — La commotion du cerveau est obtenue en faisant communiquer, par l'ouverture brusque d'un robinet, la cavité du tube fixé au crâne avec un réservoir d'air comprimé. (*Voyez* la description et le dessin de l'appareil, mémoire X, p. 281.) En même temps que le choc cérébral se produit, une soupape latérale s'ouvre automatiquement, de

(1) Note communiquée à la Société de biologie dans la séance du 3 novembre 1877.

telle sorte que le cerveau ne supporte pas de pression au delà
du temps nécessaire à produire la commotion.

Si j'ai préféré au choc sur le crâne l'emploi de ce mode de
commotion, avec compression brusque et décompression subite, directement appliquée au cerveau, c'est qu'il est beaucoup plus facile de régler les conditions de l'expérience. Le
coup sur la tête de l'animal n'agit pas toujours avec la même
intensité suivant la direction plus ou moins perpendiculaire
du corps contondant ; la force employée à produire ce
traumatisme se perd en partie dans les os du crâne qui
cèdent devant elle, et le cerveau lui-même n'en ressent
que des effets variables presque impossibles à déterminer à l'avance ; si le choc est trop fort, il en résulte des
fractures, des épanchements de sang dans les méninges et
dans le cerveau, tous accidents qui compliquent l'expérience
en créant des conditions nouvelles dont on ne saurait tenir
un compte exact. En opérant avec une colonne d'air, on dispose d'une force connue, qui agit et cesse d'agir brusquement.

1. — Le choc cérébral produit l'arrêt immédiat et passager du cœur.

Quand on soumet le cerveau d'un chien à un choc produit
par l'arrivée brusque d'une colonne d'air comprimé à + 12
c. Hg., le cœur présente un arrêt immédiat qui dure quelques secondes et qui est suivi de la reprise des battements,
si la compression est aussitôt supprimée que produite.

La figure 138 donne un exemple de ces accidents.

Le chien qui a fourni ce tracé n'avait subi d'autre opération que l'application d'une couronne de trépan sur le pariétal
gauche, au voisinage de l'occipital, et l'introduction d'une canule de manomètre dans la fémorale. Il n'avait point été endormi, ce qui est à noter comme nous le verrons tout à
l'heure. Au moment même du choc cérébral, l'animal a fait un
mouvement brusque, aussitôt suivi de repos ; sa respiration, su-

bitement arrêtée par le choc, a repris son rhythme en même temps qu'ont reparu les battements du cœur. En un mot, aucune perturbation étrangère à l'expérience n'est intervenue ici.

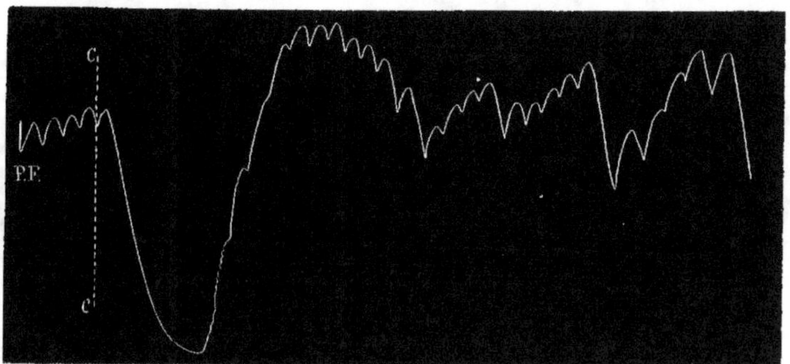

Fig. 138.—PF, variations de la pression fémorale d'un chien qui reçoit en CC le choc d'une colonne d'air comprimé à + 12 c.Hg. Le cœur s'arrête aussitôt, son arrêt dure 2″, la pression artérielle tombe de 15 à 8 c.Hg. Elle se répare ensuite rapidement après la reprise des battements du cœur.

Dans tous les cas où les animaux ont été pris dans les mêmes conditions relativement normales et n'ont pas présenté de convulsions au moment du choc cérébral, le même phénomène s'est produit : *arrêt brusque du cœur et de la respiration*.

Cherchons maintenant à analyser l'action de ce choc cérébral et à déterminer au moins quelques points du mode de production des accidents cardiaques.

Remarquons d'abord que la compression brusque à laquelle a été soumis le cerveau de l'animal ne dépassait pas 12 c.Hg., tandis que la pression artérielle explorée dans la fémorale s'élevait à 15 c.Hg. (moyenne entre les minima et les maxima). Il résulte de ce simple rapport que le choc cérébral n'a pu agir en provoquant l'effacement mécanique des vaisseaux cérébraux, puisque sa valeur manométrique était inférieure à celle de la pression artérielle. (*Voir* mémoire X. Dirons-nous que c'est en raison du fait mécanique de la compression brusque des éléments nerveux que l'arrêt du cœur s'est produit ? que c'est à la commotion en tant que « secousse nerveuse » qu'il faut rapporter les accidents observés? Ce sont là évidemment les conditions premières de l'expérience, mais ce ne sont point les conditions prochaines des troubles cardiaques : la preuve en est facile à donner.

Quand l'animal (toutes les conditions restant semblables), est pris de convulsions tétaniques *au moment du choc* ou, ce qui revient au même au point de vue des effets circulatoires, se débat et fait de violents efforts, *l'arrêt du cœur ne se produit pas.* (Fig. 139.)

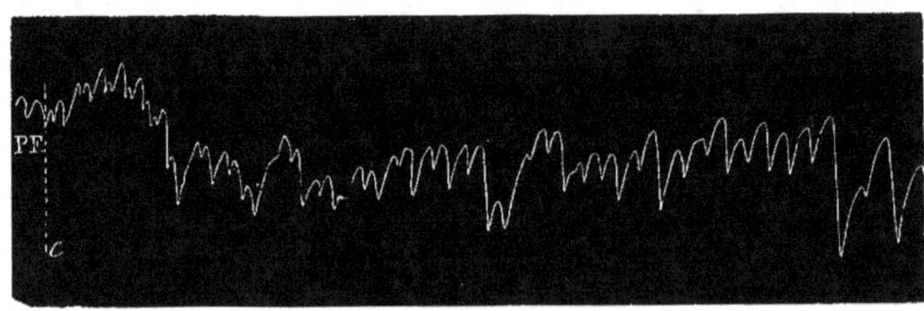

Fig. 139. — Commotion du cerveau à +12 c.Hg. faite en C sur un chien qui est pris de convulsions au moment du choc et fait ensuite de violents efforts. L'arrêt du cœur ne se produit pas. — La pression fémorale PF s'élève après la commotion et les variations cardiaques deviennent plus fréquentes.

Il semble que les violents mouvements musculaires avec suspension respiratoire survenus aussitôt après le choc cérébral, créent une condition nouvelle qui vient lutter avec avantage contre les effets cardiaques de la commotion du cerveau.

Nous savons que l'effort violent produit l'accélération des battements du cœur et l'élévation de la pression artérielle : or, dans les circonstances actuelles, ces effets sont précisément inverses de ceux que produirait la commotion brusque du cerveau si l'animal restait calme (*Voy.* fig. 138). Il en résulte que nous pouvons supposer que la persistance de la circulation encéphalique, grâce à la projection forcée du sang dans les vaisseaux de la tête, suffit à annihiler les effets du choc cérébral. Ce choc entraînerait, comme toutes les secousses nerveuses violentes appliquées au centre ou à la périphérie des nerfs sensibles, un spasme vasculaire passager, lequel serait la condition prochaine de l'arrêt passager du cœur.

En définitive, nous admettrions pour expliquer les accidents cardiaques immédiats l'anémie cérébrale, non plus, comme dans le cas de contre-pression exagérée, par affaissement mécanique des vaisseaux, mais par resserrement vasculaire réflexe.

Cette interprétation a, du reste, pour elle un certain nombre de faits expérimentaux et cliniques.

1° Les animaux qui ont été soumis à une *curarisation poussée assez loin pour supprimer la contractilité réflexe des vaisseaux* ne présentent pas d'arrêt du cœur dans les conditions où cet arrêt survient chez des animaux non empoisonnés;

2° Si le chien a été anesthésié par le chloroforme, mais surtout endormi avec des injections intra-veineuses de chloral, il ne présente pas plus d'arrêt du cœur que l'animal curarisé. Or, nous savons par des expériences faites dans le laboratoire du professeur Vulpian, par M. Carville, que *le chloral entraîne la paralysie vaso-motrice.*

Nous voyons donc, d'une part, que les animaux qui exagèrent par des efforts la circulation dans leur cerveau ne présentent pas l'arrêt cardiaque qui s'observe, sous l'influence du choc cérébral, chez les chiens qui restent calmes; d'autre part, ceux dont l'excitabilité vaso-motrice a été suspendue par le curare ou le chloral, n'ont pas non plus d'arrêt du cœur. Que manque-t-il aux uns et aux autres pour que cet accident cardiaque de la commotion se produise? Rien autre chose, à ce qu'il semble, que la possibilité d'une anémie encéphalique par resserrement vasculaire réflexe sous l'influence du choc cérébral.

Si nous jetons maintenant un regard sur les accidents immédiats des embolies cérébrales qui surviennent chez les malades, ou qu'on produit expérimentalement sur les animaux, nous constatons que la chute avec perte de connaissance est immédiatement consécutive au choc embolique, et les accidents s'atténuent rapidement et disparaissent quand le premier effet est dissipé. Cet effet initial du choc embolique, attribué par les cliniciens et les physiologistes tout autant à l'anémie brusque du réseau oblitéré qu'au spasme vasculaire réflexe, résultat du choc lui-même, semble tout à fait comparable à l'effet immédiat du choc exercé à la surface du cerveau : dans l'une et l'autre conditions, c'est un traumatisme subit de l'encéphale amenant à titre de phénomène réactionnel immédiat le spasme vasculaire (1).

CONCLUSIONS

1. — Le choc cérébral produit l'arrêt passager du cœur et de la respiration.

2. — Dans les cas où les vaisseaux ont perdu la propriété de se contracter sous l'influence des excitations réflexes (curare à hautes doses, chloroforme avec morphine, chloral en injections intra-veineuses) l'arrêt du cœur ne se produit pas sous l'influence de la commotion cérébrale.

(1) J'ai cherché à vérifier directement cette contraction réflexe des vaisseaux en employant le procédé de Donders, la fenêtre crânienne, mais je n'ai retiré de cet examen des vaisseaux de la pie-mère aucune certitude, pas plus dans le cas de compression brusque du cerveau que dans le cas d'embolie carotidienne : je n'ai point non plus constaté le resserrement réflexe que Nothnagel a observé à la suite de l'excitation des nerfs sensibles et que Riegel et Jolly attribuent à l'influence des efforts de l'animal (? *Virchow's Archiv*, 1871, Bd. III.) — En poursuivant cette recherche, j'ai essayé de contrôler l'interprétation ci-dessus discutée en étudiant le volume du cerveau au moyen du tube crânien à niveaux variables. Le résultat m'a paru plus précis : le niveau du liquide s'est abaissé dans le tube explorateur, aussitôt après le choc. Mais la coïncidence d'un arrêt respiratoire le plus souvent en inspirations, m'engage à faire quelques réserves au sujet de l'interprétation de cette diminution de volume du cerveau. Est-elle directement liée à l'anémie cérébrale par resserrement vasculaire réflexe ou tient-elle surtout à l'augmentation de l'aspiration thoracique pendant l'arrêt respiratoire ? Ces points restent à éclaircir.

J'espère cependant obtenir quelques indications en examinant le fond de l'œil à l'ophthalmoscope d'une part, en mesurant d'autre part les variations du diamètre de la pupille, avec le diplomètre de Landolt. Quoique ces changements du diamètre pupillaire ne me paraissent pas, en général, mériter toute l'importance qui leur est attribuée, je crois que dans les conditions spéciales de cette étude, en raison même de la rapidité des variations et de la précision nouvelle apportée par Landolt à leur comparaison, on pourra tirer parti de leur examen.

3. — Il semble donc que l'anémie brusque du cerveau par resserrement réflexe des vaisseaux soit la condition nécessaire de l'arrêt du cœur par choc cérébral.

4. — Si, en effet, cette anémie cérébrale est rendue impossible par l'afflux du sang artériel sous forte pression dans le cerveau, pendant l'effort et les convulsions de l'animal, l'arrêt du cœur ne survient pas.

5. — La syncope qui se produit chez les malades atteints d'embolie cérébrale est assimilable, dans son origine et son mécanisme, à celle que provoque la commotion du cerveau : le choc cérébral existe dans les deux cas, et le spasme vasculaire réflexe des vaisseaux encéphaliques paraît en être la conséquence de part et d'autre.

XIII

RECHERCHES SUR UN CAS D'ECTOPIE CONGÉNITALE DU CŒUR OBSERVÉ CHEZ UNE FEMME DE 24 ANS [1].

par le Dr FRANÇOIS-FRANCK.

Le cas d'ectopie congénitale du cœur qui fait l'objet de ce travail a été observé au mois de juillet de cette année chez une fille de 24 ans, deux fois mère et d'une bonne santé habituelle. Le fait d'une hernie presque totale du cœur sous la peau de l'abdomen, avec une large éventration sus-ombilicale, méritait d'être étudié au point de vue anatomique et présentait un grand intérêt à cause de la rareté de la survie chez les sujets atteints d'une semblable anomalie.

Mais le point le plus important de cette étude était évidemment l'analyse physiologique des mouvements et des bruits du cœur que la lésion congénitale permettait d'explorer presque directement.

Je passerai successivement en revue les renseignements fournis par l'exploration à l'aide de la vue, du toucher et de l'auscultation : (§ 1) : j'exposerai ensuite les résultats de l'examen des pulsations des ventricules et de l'oreillette droite, (§ 2), en insistant sur l'identité des détails ainsi obtenus

[1] Résultats communiqués à l'Académie des sciences dans les séances du 15 et du 20 juillet 1877.

et de ceux qu'a fourni à MM. Chauveau et Marey la cardiographie sur les grands animaux. Dans un troisième paragraphe, je rapprocherai l'exploration des changements du volume du cœur chez les animaux (Mémoire VIII) de celle que la situation superficielle du cœur m'a permis de faire sur la femme de Colmar. Enfin, dans une note additionnelle, je présenterai quelques renseignements bibliographiques qui pourront servir à établir certains détails anatomiques relatifs à la lésion observée chez la malade dont il s'agit.

§ I.

Examen du cœur par la palpation, la vue et l'auscultation.

La nommée Marie Fl..., âgée de 24 ans, habitant Ribeauvillé (Alsace), fut soupçonnée d'infanticide au mois de mai 1877, et le Dr Klée, médecin cantonal, ayant eu à l'examiner au point de vue d'un accouchement récent, constata l'existence d'une ectopie du cœur à la région épigastrique et d'une large éventration de l'abdomen. Il considéra le cas comme assez important pour mériter un examen détaillé, et en écrivit au professeur Marey. M. Marey voulut bien me confier le soin d'aller étudier le fait signalé par M. Klée, et j'en fis l'examen détaillé en présence des docteurs Wimpffen et Küsse, avec le concours bienveillant du Dr Klée, à la prison de Colmar, du 5 au 8 juillet.

Voici quels sont les principaux points constatés lors de notre premier examen :

Le cœur forme au creux épigastrique une tumeur du volume d'un œuf de dinde ; la peau le recouvre et, par sa laxité, ne gêne en rien ses mouvements. On saisit à pleine main la masse ventriculaire, qui seule fait hernie, les oreillettes restant cachées par l'extrémité inférieure du sternum et le rebord des cartilages costaux. L'extrémité des doigts engagés au-dessous du cœur, en déprimant la peau, pénètre

a une profondeur de 8 centimètres et arrive sur la face inférieure du diaphragme : on constate alors l'existence d'une
large ouverture du diaphragme, circonscrite en arrière par
un rebord fibreux semi-annulaire à concavité antérieure, en
avant par la face postérieure du sternum dont l'appendice
xyphoïde fait défaut, et, sur les côtes, par les cartilages costaux soudés entre eux. C'est par cet orifice anormal que le
cœur s'est partiellement engagé dans la cavité abdominale ;
la masse auriculaire est restée dans la cavité thoracique, de
telle sorte que le cœur est à cheval, par sa face postérieure,
sur le rebord fibreux qui limite en arrière l'orifice anormal
du diaphragme. La tumeur forme une saillie conoïde, dont
le grand axe est dans le plan médian antéro-postérieur du
corps ; la pointe est légèrement déjetée vers la gauche ; la
masse ventriculaire soulève la peau à chaque systole, en
même temps qu'elle présente une torsion de gauche à droite
autour de son grand axe ; elle se redresse alors, devient
dure, globuleuse, et la pointe forme la partie culminante, le
soulèvement total s'opérant autour d'un axe transversal qui
passerait par la base. Pendant ce mouvement de projection
en avant et en haut, on note une augmentation de longueur
du diamètre vertical : ce diamètre qui est de 7 centimètres a
la fin de la diastole, acquiert 8 cent., 5 au début de la systole.

En explorant avec le doigt le bord droit de la masse ventriculaire, on rencontre, a 5 centimètres au-dessus du niveau
de la pointe, une petite saillie alternativement molle et rigide, qui donne à l'extrémité du doigt un petit choc se confondant, au toucher, avec le début de la systole ventriculaire.
L'examen graphique a démontré que cette saillie mobile appartient à l'oreillette, et, d'après sa position, on doit la considérer comme formée par l'extrémité inférieure de l'auricule droite.

Ici pourrait être discutée la question de la présence ou de
l'absence de péricarde. Je supposais que le péricarde devait
faire défaut puisque, en suivant le bord du ventricule droit,
on pouvait insinuer le bout du doigt entre l'auricule et le ventricule droit au niveau du sillon auriculo-ventriculaire. Si le
péricarde eût existé, disais-je, il aurait formé à ce niveau
un pont fibreux qui n'aurait pas permis l'introduction du

doigt dans le sillon auriculo-ventriculaire. Mais M. Marey m'a fait remarquer que le péricarde pourrait cependant exister et former un sac en forme de cône, à base inférieure, s'insérant tout autour de l'anneau diaphragmatique. Dès lors, la main pénétrerait dans la cavité même du péricarde largement ouvert par en bas.

Je ne puis donc trancher cette question, d'autant plus que les observations tératologiques ont montré que le cœur déplacé était tantôt muni de péricarde et tantôt en manquait (1).

À la base de la face antérieure de la tumeur, on trouve, vers la partie moyenne, une saillie arrondie de la grosseur du petit doigt, se détachant de la surface ventriculaire droite et remontant obliquement de droite à gauche pour disparaître sous le sternum. Cette saillie fournit, à chaque systole un frémissement très-appréciable au doigt ; ce frémissement, comparable au *thrill*, s'accuse davantage quand on comprime légèrement ; il cesse avec la systole ventriculaire. En appliquant sur ce point le pavillon étroit d'un stéthoscope, on entend au début du deuxième temps, quand s'opère le relâchement brusque des ventricules, un bruit de clapet de la plus grande netteté, qui correspond à l'abaissement des valvules sigmoïdes. Ces différents indices devaient faire considérer cette saillie comme la portion initiale de l'artère pulmonaire : c'est ce qu'ont en effet démontré les tracés obtenus en comparant les mouvements d'expansion et de retrait de ce corps pulsatile aux différentes phases de la révolution cardiaque.

L'auscultation de la région de la pointe fait entendre deux bruits : le premier coïncide avec le durcissement systolique du cœur, et consiste en un bruit bref de soupape qui se détache sur un bruit plus prolongé, durant pendant la systole tout entière ; ce dernier est vraisemblablement un bruit musculaire ; le second bruit de la pointe n'est qu'une propagation du second bruit de la base, comme on peut s'en assurer en constatant son renforcement à mesure qu'on remonte avec le stéthoscope de la pointe vers la base.

Je n'ai pu déterminer un foyer d'auscultation distinct

(1) V. Forster. Jena, 1881.

pour chaque ventricule en suivant les bords droit et gauche
du cœur.

En appliquant le pavillon du stéthoscope au niveau de
l'articulation des derniers cartilages costaux du côté droit
avec le bord correspondant du sternum, on entend un souffle
anémique, doux et filé, au premier temps ; au second temps,
on retrouve le bruit de clapet signalé au foyer de l'artère pulmonaire. Je crois que le point chondro-sternal, au niveau duquel on perçoit le souffle du premier temps, correspond au
foyer d'auscultation aortique, car le souffle se perd quand on
remonte la ligne des articulations chondro-sternales droites,
et se retrouve avec tous ses caractères dans la carotide droite,
au niveau du bord antérieur du sterno-mastoïdien.

Cette femme présente, en outre de l'ectopie congénitale
du cœur, une éventration congénitale de 8 centimètres de
diamètre, siégeant au-dessus et au niveau de l'ombilic ; la
peau recouvre directement l'intestin ; on introduit facilement
la main dans la cavité abdominale et l'on peut suivre le bord
antérieur du foie, comprimer l'aorte et ses branches. L'absence de paroi abdominale résistante explique sans doute
pourquoi la malade est incapable de soutenir un effort, et
pourquoi cet effort ne s'accompagne pas des modifications
cardiaques et artérielles ordinaires.

§ II.

Exploration graphique.

Le point le plus important de l'étude du cœur ainsi placé
à la portée de l'observateur, consistait dans le rapprochement des résultats obtenus par l'examen graphique et de
ceux qu'avait fourni à MM. Chauveau et Marey la cardiographie sur les grands animaux.

Les ventricules faisant saillie au creux épigastrique,
l'application simultanée de plusieurs appareils à leur surface
était des plus faciles.

L'exploration de la pulsation ventriculaire a été faite à
l'aide de deux appareils de même sensibilité appliqués l'un
à droite, l'autre à gauche de la masse ventriculaire, et de
telle sorte que l'un correspondît au ventricule gauche, l'autre
au ventricule droit.

Cette double exploration a fourni un grand nombre de
tracés desquels j'extrais le type suivant :

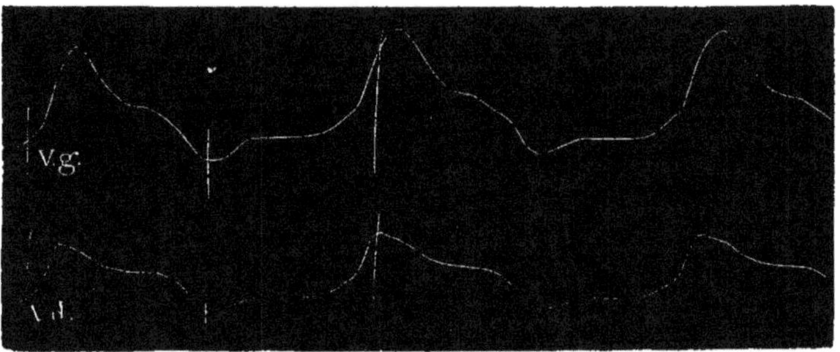

Fig. 140. — Pulsations simultanées du ventricule droit (Vd) et du ventricule gauche (Vg).

On voit dans cette figure la pulsation des deux ventricules,
celle du ventricule gauche (Vg) plus énergique, produisant
une impulsion plus violente de la membrane du tambour à
explorateur; on peut s'assurer, à l'aide des lignes de repère, que
le synchronisme des deux systoles ventriculaires est parfait,
le début de chaque pulsation se trouvant être sur une même
verticale.

La méthode graphique seule pouvait permettre de préciser
en toute certitude la nature d'une petite saillie mobile qu'on
rencontrait avec le doigt en remontant le long du bord droit
du cœur. Cette petite saillie, alternativement molle et rigide,
donnait sur la pulpe de l'index un battement qui semblait, au
toucher, coïncider avec le battement ventriculaire. L'inscription simultanée des deux pulsations, celle de la petite saillie
et celle du ventricule droit, a permis de les dissocier et d'affirmer que le battement de la première correspondait à la
systole de l'oreillette.

En appliquant le bouton d'un premier explorateur sur la
saillie latérale mobile, et celui d'un autre explorateur à la

surface même du ventricule droit, j'ai recueilli le double tracé
suivant :

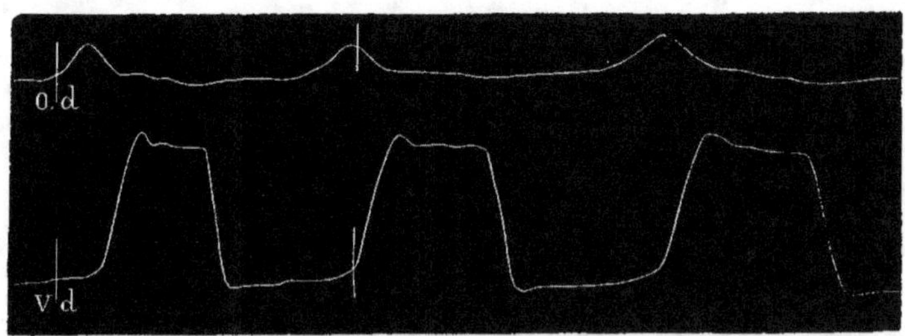

Fig. 14. — Systoles de l'auricule droite (Od) précédant le début des systoles du ventricule
droit (Vd).

Le soulèvement de la ligne Od correspond aux chocs de
la petite saillie ; ceux de la ligne Vd aux pulsations du ventricule droit.

Or, en examinant le tracé inférieur, nous voyons que chaque systole du ventricule droit est précédée d'un soulèvement
plus petit, soulèvement que les expériences de cardiographie
de MM. Chauveau et Marey nous ont appris à considérer
comme le résultat de la systole de l'oreillette qui précède immédiatement celle du ventricule. En suivant la verticale
qui passe par le sommet du soulèvement auriculaire sur le
tracé de pulsations du ventricule droit, nous tombons sur le
grand soulèvement de la ligne supérieure, lequel représente
évidemment la systole de l'oreillette droite.

C'est donc au choc systolique de l'oreillette que doit être
attribuée la pulsation perçue en appliquant le doigt sur la
petite tumeur mobile qu'on trouve quand on remonte le long
du bord droit du cœur.

La démonstration devient évidente si l'on rapproche le
double tracé qui précède du double trace suivant recueilli sur
le cheval par MM. Chauveau et Marey.

On retrouve ici exactement la même disposition des courbes
l'une par rapport à l'autre ; or, dans les expériences de
MM. Chauveau et Marey, une première ampoule de la sonde
cardiaque était engagée dans l'oreillette et donnait le tracé
de la ligne supérieure, une seconde ampoule, engagée dans le

ventricule fournissait le tracé de la ligne inférieure. Les soulèvements de l'une et de l'autre ligne correspondaient par
conséquent aux augmentations de pression qui se produisaient
dans chaque cavité, c'est-à-dire aux systoles successives de
l'oreillette et du ventricule.

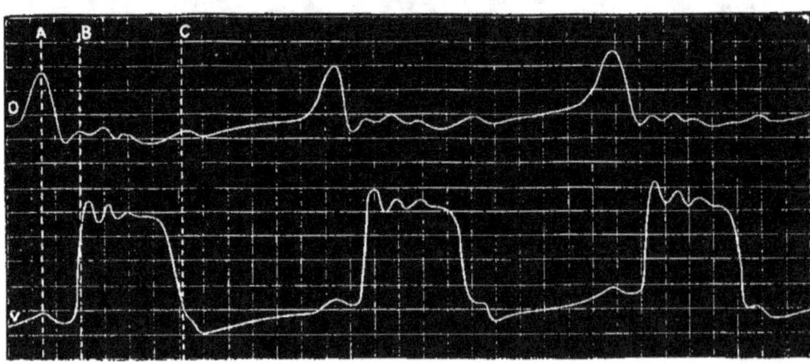

Fig. 142 —Systoles de l'oreillette droite (A. ligne O' précédant le début des systoles du
ventricule droit (V).

Nous sommes donc en mesure d'affirmer déjà que le double
tracé (fig. 141) recueilli sur notre malade correspond aux systoles de l'oreillette droite (Od), et aux systoles du ventricule
droit (Vd).

On remarquera de plus que sur la ligne Od de notre tracé,
aussi bien que, sur la ligne O du tracé recueilli sur le cheval,
les grands soulèvements déterminés par la systole de l'oreillette sont suivis de soulèvements plus petits, d'ondulations, qui
correspondent à la période d'état de la systole ventriculaire.
Ces ondulations communes aux deux courbes ont été attribuées par MM. Chauveau et Marey aux vibrations des valvules auriculo-ventriculaires.

Si nous n'avons pas obtenu des courbes plus amples pour
le tracé des systoles de l'oreillette et des ondulations commu-
niquées qui leur font suite, la raison en est sans doute dans ce
fait que nous ne pouvions explorer que l'extrémité inférieure
de l'auricule droite.

§ III.

Étude des changements de volume du cœur.

J'indiquerai maintenant les résultats de l'exploration des changements de volume du cœur chez la femme de Colmar, en rappelant les points essentiels des recherches faites sur les animaux et développées dans le mémoire VIII.

Comparaison des procédés. — Pour étudier les changements du volume du cœur chez les animaux, j'ai utilisé la disposition naturelle qui fait de leur péricarde un appareil à déplacement. Un tube était fixé à la partie inférieure du sac péricardique dans lequel l'air se trouvait ainsi accidentellement introduit, et le tambour à levier mis en communication avec le tube péricardique, inscrivait très-rigoureusement toutes les augmentations diastoliques de volume et tous les resserrements systoliques du cœur.

Dans d'autres expériences, j'ouvrais largement le péricarde, j'en réséquais la partie inférieure et je coiffais, avec la partie supérieure faisant manchette, le rebord d'un petit bocal en verre soufflé dans lequel le cœur se trouvait ainsi enfermé. En liant autour du collet de ce bocal le péricarde rabattu sur lui on obtenait une cavité complètement close, à parois incompressibles et dans laquelle s'opéraient librement les augmentations et diminutions successives du volume du cœur. Au fond de ce nouvel appareil à déplacement était soudé un tube de verre recourbé que l'on mettait en communication avec un tambour à levier inscripteur.

C'est avec un procédé tout semblable que j'ai étudié les changements de volume du cœur chez la femme de Colmar. La masse ventriculaire faisant saillie à l'épigastre a été coiffée d'un entonnoir en verre dont les bords s'appliquaient exactement sur la peau, et dont le goulot aminci fut mis en continuité avec le tube de communication d'un tambour à levier inscripteur.

Un peu en dehors de la base de l'entonnoir était réservée

une petite surface de la portion ventriculaire sur laquelle on maintenait appliqué le bouton d'un explorateur de la pulsation.

De cette façon, les changements de volume des ventricules et les pulsations étaient explorés simultanément et inscrits en même temps, l'un au-dessus de l'autre, sur le cylindre enregistreur.

Je me retrouvais par conséquent exactement dans les mêmes conditions que quand j'étudiais, sur l'animal à poitrine ouverte, les changements de volume et les pulsations du cœur.

Les tracés obtenus sur la malade ont été de tous points comparables à ceux qu'avait fournis la même exploration sur les animaux.

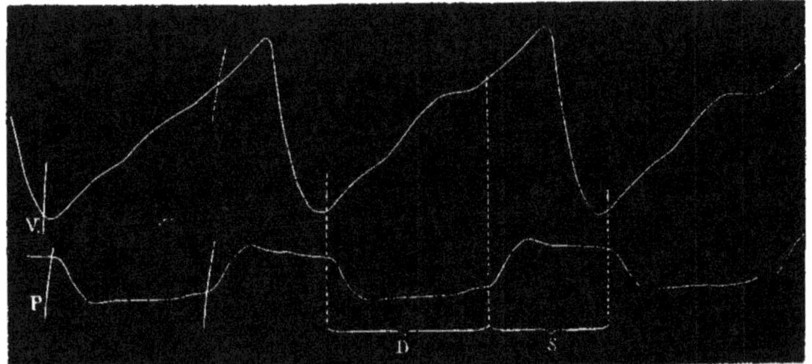

Fig. 113 —Changements du volume du cœur (ligne V) pendant les périodes de diastole (D) et de systole S. Ligne P. pulsations ventriculaires recueillies simultanément sur la malade·

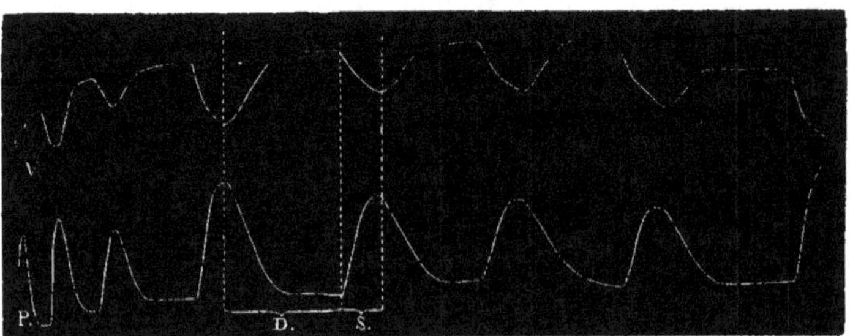

Fig. 114.—Changements du volume du cœur (ligne V) et pulsations (ligne P) chez le chien : augmentation de volume diastolique (période D) et diminution systolique (période S).

Il sera facile de s'en assurer en comparant les deux figures 143 et 144.

La figure 143 a été obtenue sur la malade, la figure 144 sur
le chien.

Sans revenir sur l'analyse détaillée des courbes des changements de volume du cœur, il est cependant indispensable
d'en rappeler ici les points principaux :

1° Pendant la diastole les ventricules se remplissent en
deux temps : une première réplétion graduelle commence au
moment du relâchement ventriculaire et dure jusqu'à l'instant de la systole de l'oreillette ; la réplétion se complète par
l'ondée sanguine envoyée dans le ventricule par l'oreillette
au moment de la systole auriculaire.

La réplétion diastolique tout entière est donc représentée,
dans les courbes des changements de volume, par la portion
D du schéma suivant, et correspond à la ligne légèrement
oblique ascendante de la courbe des pulsations.

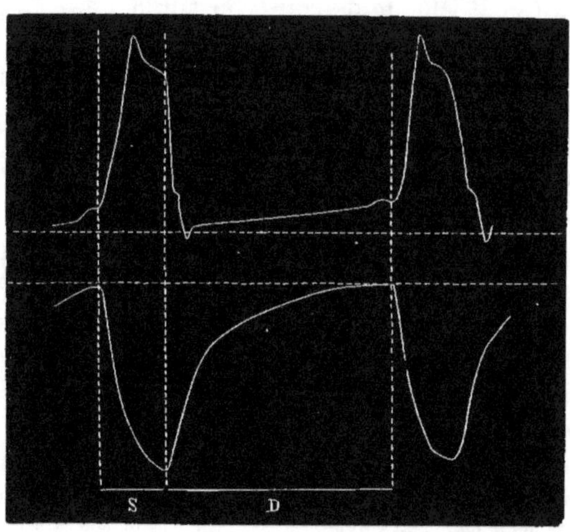

Fig. 145. — Schéma de l'opposition des courbes des pulsations du cœur (ligne supérieure), et des courbes des changements de volume (ligne inférieure) D, période de
réplétion diastolique ; S, période d'évacuation systolique.

Cette phase D (réplétion diastolique) se retrouve dans les

courbes des changements de volume et des pulsations du cœur obtenues soit sur notre malade, soit sur les animaux (1).

Quand la systole succède à la diastole, la masse ventriculaire durcit, change de forme en devenant brusquement globuleuse et donne la pulsation proprement dite. Cette pulsation s'accuse sur nos tracés comparatifs par l'ascension de la courbe inférieure (fig. 143 et 144). Mais au moment même de la systole, les ventricules évacuent leur contenu dans les artères et diminuent par conséquent de volume. Cette diminution s'accuse, sur les courbes des changements de volume, par la descente de la ligne; son plus ou moins de rapidité, correspondant à une évacuation plus ou moins facile, est décélée par la forme même de la courbe.

Si, dans une série de révolutions cardiaques, les réplétions diastoliques et les évacuations systoliques des ventricules viennent à varier, l'amplitude plus grande des courbes annonce un degré de réplétion ou d'évacuation plus énergique, et réciproquement.

C'est ce qu'il est facile de constater sur la figure 144 fournie par le cœur du chien ; j'ai du reste insisté longuement (Mémoire VIII) sur les conditions de ces modifications. Mais pareils changements ne se rencontrent point sur les courbes fournies par notre malade, quoique nous l'ayons fait respirer de manières différentes, quoiqu'elle ait fait, pendant l'exploration, de grands efforts d'inspiration et d'expiration.

Je crois que la situation anormale de ce cœur, soustrait aux influences mécaniques du milieu thoracique, doit entrer largement en ligne de compte dans l'interprétation de l'absence de modifications que ces variations du rhythme respiratoire font forcément subir à la fonction cardiaque dans les conditions normales.

(1) Je ferai ici une remarque au sujet d'une particularité présentée par les courbes des changements du volume du cœur chez la malade. On voit (fig. 143) qu'au début de la systole ventriculaire, la portion du cœur enfermée dans l'appareil *semble* encore augmenter de volume ; mais ce n'est là qu'une apparence, car, comme il est facile de le constater en examinant les mouvements du cœur, l'organe est projeté en avant au moment même de la systole ; il s'engage alors dans l'appareil à déplacement, et, y occupant un espace plus grand, continue à en expulser de l'air alors que sa réplétion est complétement terminée et que son évacuation commence.

En résumé, l'occasion qui m'a été offerte d'examiner, avec
des procédés comparables à ceux dont j'avais fait usage sur
les animaux, les changements du volume du cœur chez cette
femme atteinte d'ectopie congénitale, me permet de confirmer
l'opinion émise dans le Mémoire VIII *que les résultats obtenus
sur le cœur des animaux sont directement applicables à l'homme.*

Comme complément à cet examen rapide des changements
de volume du cœur chez notre malade, j'ajouterai quelques
détails relatifs à la signification des *pulsations négatives.*

J'ai indiqué dans le dernier paragraphe de mon travail sur
les changements du volume du cœur chez les animaux et
chez l'homme (page 238) la signification de ces courbes
renversées qu'on obtient en appliquant un explorateur des
battements du cœur *au voisinage de la surface ventriculaire.* Les
tracés ainsi obtenus sont l'expression, non plus des changements de consistance des ventricules au moment de la systole
et de la diastole, mais des changements de volume du cœur.
Ceci s'explique facilement, si l'on se rappelle qu'en diminuant
de volume pendant leur systole, les ventricules créent autour
d'eux, dans un rayon plus ou moins étendu, une véritable
aspiration à laquelle obéissent, dans la mesure de leurs résistances propres, les différents tissus qui avoisinent le cœur.
De là, une dépression de la peau de l'espace intercostal *en
dehors de la pointe* du cœur, dépression qui, sur le tracé fourni
par un explorateur appliqué à ce niveau, s'accuse par une
ligne de descente.

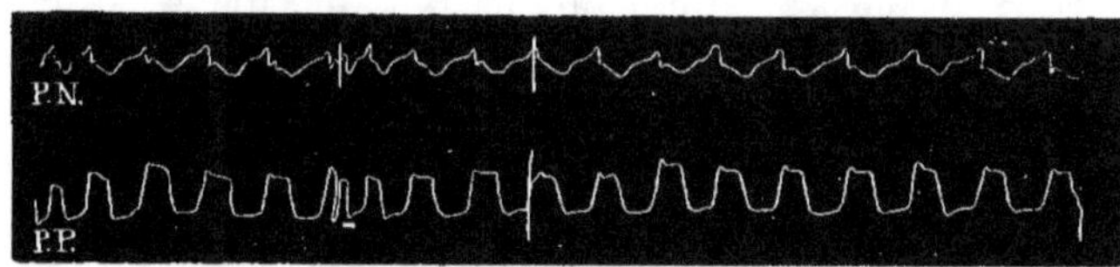

Fig. 116. P N. Pulsations *négatives*, et pulsations positives P, P recueillies simultanément.
Opposition des courbes des changements de volume P N et des changements de
consistance P P.

Sur le tracé des pulsations simultanément recueillies au niveau de la pointe elle-même, cette ligne descendante correspond
à une ligne de sens inverse. La première exprime la diminution
de volume du cœur pendant son évacuation systolique ; la

seconde est due au durcissement ventriculaire pendant la même phase de la révolution cardiaque.

Or, chez la femme de Colmar il était facile de recueillir des pulsations négatives en appliquant sur la peau, un peu en dehors de la région occupée par le cœur, la base d'un petit entonnoir en verre. Au moment de la systole ventriculaire (évacuation, diminution de volume, aspiration), l'air contenu dans l'entonnoir était raréfié, et la plume du tambour à levier conjugué avec la cavité de l'entonnoir traçait une courbe descendante. C'est ce qu'on peut constater facilement, à l'aide des repères, dans la figure 146 qui donne une série de pulsations négatives P. N. recueillies en même temps qu'une série de pulsations positives P. P.

———

§ IV.

**Note additionnelle. — Renseignements bibliographiques
sur les ectopies du cœur.**

Les détails suivants m'ont paru offrir un certain intérêt à être présentés à la suite du fait dont je viens de donner l'analyse physiologique. Ils sont extraits de l'atlas de Förster (Iena, 1861) ; j'ai choisi dans cet ouvrage que je dois à l'obligeance du professeur Balbiani, le type d'ectopie cardiaque qui se rapproche le plus du cas qu'il m'a été donné d'observer.

Développement incomplet du thorax.

A. *Förster*, *p.* 103 *et* 104. — « L'absence complète du thorax, et les plus hauts degrés de formation vicieuse et de division médiane du thorax se rencontrent chez les acéphales. Indépendamment de ces cas, la déformation la plus importante du thorax consiste en une division médiane de celui-ci, qui occupe, tantôt toute la longueur, tantôt une partie seulement de sa paroi. Elle résulte d'un défaut de réunion des parois viscérales latérales, arrêtées dans leur développement à la période de l'évolution fœtale à laquelle le thorax, plus ou moins ouvert, montre encore le cœur à découvert.

« Souvent cette division du thorax coïncide avec celle de la moitié supérieure des parois abdominales s'étendant jusqu'à l'ombilic ou même jusqu'à la région pubienne, les parois abdominales ne s'étant pas complétement développées et n'ayant point clos la cavité abdominale. Dans ces cas, les viscères thoraciques et abdominaux sont d'ordinaire à découvert et prolabés. Dans d'autres cas, la division est limitée au thorax seul, et le cœur se trouve d'ordinaire placé hors la fente, déplacement qui est habituellement décrit comme *ectopie du cœur*. À des degrés moindres, une partie seulement du sternum est fendue et l'orifice se trouve fermé par une membrane résistante ne permettant la procidence d'aucun organe thoracique : *fissure sternale*. Nous rattachons à ces cas les fissures que l'on peut observer par *développement imparfait des côtes*.

« Quand la cage thoracique est ouverte avec procidence du cœur, — que celle-ci coexiste ou non avec la division abdominale,—on remarque au sternum et aux côtes les particularités suivantes. Quelquefois le sternum, complétement divisé en son milieu, est partagé en deux parties symétriques auxquelles viennent s'insérer les côtes : entre elles se trouve un intervalle plus ou moins étendu, dans lequel est logé le cœur (pl. XVIII, fig. 8).

« Dans d'autres cas, il n'existe qu'une moitié de sternum bien développée ou rudimentaire qui donne insertion aux côtes correspondantes ; l'autre moitié fait absolument défaut et les côtes de ce côté, privées de leurs cartilages ou de leurs moitiés antérieures restent flottantes. La fente thoracique est alors très-large et se continue généralement par une fente abdominale (fig. 2 et 3). Parfois aussi, le manubrium sternal est intact, le reste du sternum étant fendu ou manquant ; les cartilages des côtes se confondent alors et se tassent vers le manubrium (fig. 4).

« Dans les cas d'ouverture très-considérable de la cage thoracique, se prolongeant aux parois abdominales, les poumons conservent généralement leur position normale dans le thorax et ce n'est que très-rarement qu'on constate un déplacement partiel ou total de ces organes.

… (p. 183) « L'absence complète du diaphragme se rencontre chez des acéphales, dans des cas de divisions abdominales très-étendues et dans d'autres cas de monstruosité chez des sujets non viables.

« L'absence partielle du segment antérieur du diaphragme, avec procidence du cœur dans la cavité abdominale ou à l'extérieur, coïncide avec des cas de division abdominale très-prononcée, incompatibles avec la conservation de l'existence. (*Tel est cependant le cas de la femme de Colmar.*)

« Des fentes du diaphragme peuvent du reste exister chez des sujets bien constitués pour le reste et parfaitement viables ; elles peuvent entraîner l'entrée des viscères abdominaux dans la cavité thoracique, cons-

tituant ainsi la hernie congénitale du diaphragme (hernie diaphragmatique). . . . .

« Dans quelques rares circonstances le diaphragme ne présente pas
d'ouverture proprement dite, mais les couches musculaires sont par
places très-minces et dépressibles, et il se produit, par la pression des
intestins vers la cavité thoracique, une poche herniaire du diaphragme
même.

Voici la copie d'une figure de l'atlas de Förster qui se rapproche le plus du cas que j'ai observé :

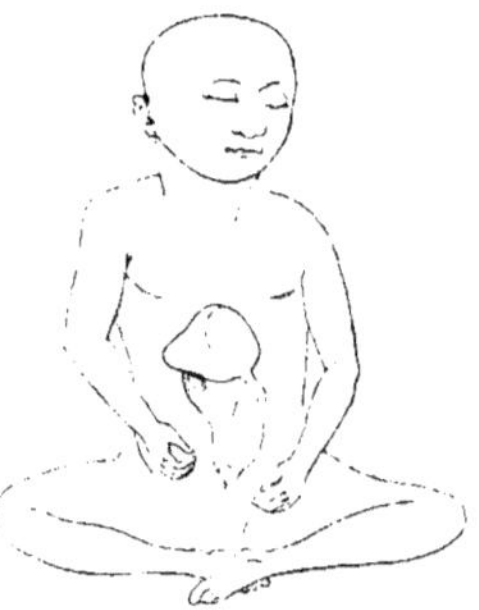

Fig. 147. — Ectopia cordis (Haan, de Ectopia cordis. Bonn. 1825. Ext. de Förster, Atlas
d'anat. path. III. pl. 18, fig. 1). « Enfant nouveau-né. Le cœur entouré du péricarde est
tout à fait à découvert ; à sa partie supérieure, on voit l'aorte et l'artère pulmonaire
qu en émergent ; en bas l'ectopie fait hernie dans le cordon ombilical. Du péricarde
part une bride qui se rend au cordon ombilical. »

Je reçois, au moment de livrer cette feuille à l'impression,
la note suivante de M. C. Dareste, à l'obligeance duquel j'avais
eu recours pour avoir quelques détails complémentaires.

« L'existence du cœur dans la cavité abdominale, au-dessous du diaphragme, est un fait excessivement rare. Il y en a toutefois quelques
exemples dans le Traité de tératologie d'Isid. Geoffroy St-Hilaire.
Mais ce physiologiste n'a pu donner aucune indication sur son mode
de production. Je suis exactement dans le même cas ; toutes mes études
embryogéniques et tératogéniques ont été faites chez les oiseaux qui
manquent de diaphragme. Il n'y a d'ailleurs dans la science aucune
indication sur la formation du diaphragme dans l'embryon des mammifères. Tout ce que nous pouvons dire actuellement c'est que là formation du diaphragme est tardive. La cause tératogénique qui a produit le fait en question a agi manifestement avant sa formation : le
diaphragme s'est constitué au-dessus du cœur et non au-dessous. »

J'ajouterai ici, à titre de simples renseignements biblio-

graphiques, les indications suivantes des travaux les plus récents sur la question des ectopies et anomalies cardiaques :

Absence du péricarde, Lebec (*Bull. Soc. anat.*, 1874, p. 155).

Déplacements du cœur, M. Kelemen (*Pester med. chir. Presse*, 1875,
n° 48).

Ectopie cardiaque thoracique, Desert (*Bull. Soc. anat.*, 1876, p. 587).

Fissure congénitale du sternum, Jahn (*Deutsche Arch. f. klin. med.*,
1876, XVI° vol.).

Ectopie du cœur. Quelques remarques au sujet du choc du cœur.
Ganghofner (de Prague) (*Arch. f. Pædiatrik.*, 1876, Jahr. Band 11).

Ectopie cardiaque congénitale à droite, Mosler (*Deutsch. med. Wo-
chens.*, 20, 1877).

XIV

NOTES SUR QUELQUES APPAREILS ET SUR QUELQUES PROCÉDÉS OPÉRATOIRES,

par le Dr FRANÇOIS-FRANCK.

Nous avons pensé qu'il pouvait être utile de réunir, dans un chapitre spécial, un certain nombre de détails techniques sur les appareils les plus usuels, et sur certains procédés de recherche employés dans le laboratoire du professeur Marey. Les renseignements qui n'ont pu être donnés dans les travaux qui font l'objet des mémoires contenus dans ce volume trouveront ainsi leur place, et nous pourrons examiner quelques appareils dont il n'a pas été question dans les pages qui précèdent. Nous passerons ainsi en revue les manomètres dont nous faisons usage, les canules trachéales, les appareils à circulation artificielle pour le cœur de la tortue, etc., en insistant sur leur mode d'emploi.

§ 1. — Manomètres.

M. Marey a développé l'année dernière (*Travaux du laboratoire ; Mémoire sur la méthode graphique*) les raisons pour lesquelles il préfère aux manomètres à mercure les manomètres élastiques et a décrit le manomètre qu'il a adopté (t. II, p. 200). C'est la disposition de ce manomètre et son mode d'emploi que nous allons indiquer ici.

L'appareil se compose essentiellement (fig. 148) d'une capsule métallique anéroïde (*a*) à la cavité de laquelle la pression est transmise par le tube (*p*). La capsule étant placée dans une boîte en cuivre remplie d'eau, chaque augmentation de pression qui en écarte les deux

faces opposées produit l'ascension de l'eau dans le tube de verre qui
surmonte la caisse métallique; les variations de niveau du liquide sont
transmises à distance par le tube à air (*t*) à un tambour à levier inscripteur. Pour connaître à tout instant les valeurs absolues des pressions
indiquées par le manomètre métallique, nous avons ajouté un petit manomètre à mercure (*m*) dont la colonne très-fine n'exige qu'un déplacement de liquide insignifiant.

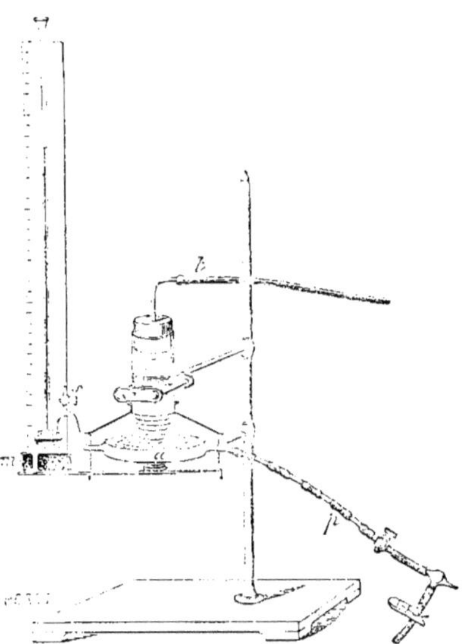

Fig. 118. — Manomètre métallique monté et prêt à fonctionner.

Pour se servir de l'appareil, on commence par le remplir d'une so
lution de carbonate de soude, en injectant le liquide par l'orifice du
robinet placé sur la branche de communication des deux manomètres
conjugués. Pendant que s'opère le remplissage, le tube *p* est relevé et
l'air s'échappe par la canule qui le termine. L'air étant complétement
chassé, on ferme le robinet du tube qui porte la canule, et on continue à pousser du carbonate de soude dans le manomètre pour le mettre
sous pression. On sait, en effet, que cette précaution est indispensable
pour éviter l'entrée du sang dans le tube de transmission et pour re-
tarder la coagulation presque immédiate qui en serait la conséquence.
Mais il faut régler autant que possible la charge du manomètre d'après
la pression artérielle de l'animal qu'on emploie : il est bon que la charge
manométrique dépasse un peu le chiffre de la pression sanguine, mais
il est dangereux, surtout si l'on opère sur une carotide, que le manomètre
soit sous trop forte pression. Au moment où on établit la communica-

tion entre l'artère et le manomètre, le carbonate de soude pénètre dans le vaisseau, et s'il y est poussé trop fortement, il en résulte des accidents variables selon l'artère employée. Dans le bout central de la carotide, la pénétration du carbonate de soude peut tuer l'animal en quelques instants, probablement en arrivant jusqu'au cerveau par la carotide opposée, peut-être aussi en injectant le cœur lui-même par les coronaires. Si la fémorale a été mise en rapport avec le manomètre, au moment de l'ouverture du robinet, l'animal est pris de convulsions dans la patte correspondante, souvent dans les deux pattes postérieures, sous l'influence de l'arrivée du carbonate de soude dans les collatérales. Il pousse des cris, et si l'on ne fixe pas le membre, il peut arracher la canule ou faire tomber le manomètre. J'ai observé dernièrement de l'hématurie presque immédiatement après la pénétration du carbonate de soude sous trop forte pression dans le bout central de la fémorale chez un chien *non chloralisé*; je crois que cette hématurie peut être attribuée à la pénétration du carbonate de soude dans les artères rénales. Ces différents accidents sont à éviter, et, de plus, il n'est pas indifférent de mélanger au sang une certaine quantité de carbonate de soude. La contractilité vasculaire est en effet profondément modifiée à la suite de cette pénétration. Malheureusement nous ne pouvons savoir au juste à quel degré de pression nous devons soumettre le manomètre ; ce n'est que par approximation et en raison de la valeur ordinaire de la pression, que nous avons adopté pour la fémorale : 16C.Hg., chez le chien, 8C.Hg., chez le lapin; pour la carotide : 14 C.Hg., chez le chien. 7 C.Hg., chez le lapin.

Quand on opère sur le bout central de la carotide, il est bon de se prémunir contre une pénétration trop brusque en maintenant l'artère à demi-comprimée au-dessous de la canule au moment où on ouvre le robinet de communication; on peut encore appliquer le doigt sur le trajet de la carotide opposée, pour empêcher dans une certaine mesure l'entraînement du carbonate de soude par ce vaisseau.

Pendant longtemps nous avons eu à lutter contre le principal inconvénient de l'exploration de la pression artérielle, la formation de caillots dans la canule. Aujourd'hui, après bien des essais, nous sommes arrivés à obtenir, dans les circonstances les plus favorables, chez des animaux à jeun, *plusieurs heures* d'exploration consécutives sans formation de caillot.

Je crois que c'est à la forme des canules, à leur large calibre et à la présence d'une petite réserve de carbonate de soude dans l'ampoule qui existe sur leur trajet, qu'il faut attribuer ce bon résultat.

Ces canules sont en verre et doivent être très-soigneusement faites. Ce ne sont pas là de petits détails pour ceux qui font des expériences; aussi crois-je devoir insister sur les qualités d'une bonne canule.

L'orifice forme un biseau très-peu incliné, et les bords de ce biseau, après avoir été usés à la poudre d'émeri, sont légèrement passés à la flamme ; ils deviennent ainsi parfaitement unis, condition indispensable pour éviter la formation rapide du caillot. Ce biseau facilite l'introduction de la canule dans la boutonnière faite à l'artère et permet d'introduire dans un vaisseau de petit calibre une canule relativement volumineuse. Ainsi, la plus petite des deux canules qui est représentée plus haut est destinée à la carotide du lapin : elle doit avoir deux millimètres de calibre extérieur, au milieu de l'olive, et peut aller jusqu'à deux millimètres et demi, comme celle qui est indiquée ici. Les canules destinées aux artères du chien ont un calibre beaucoup plus large; j'ai figuré l'une des plus petites.

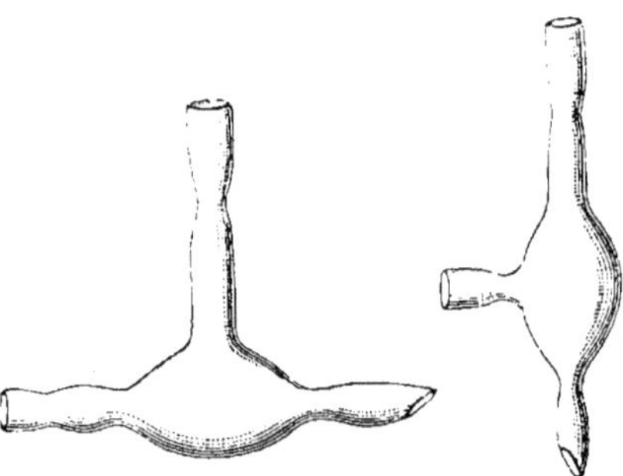

Fig. 149. — Canules en verre pour les arteres du chien et du lapin.

Il est bon d'éviter un étranglement aussi marqué que celui des deux canules ci-dessus : une olive à peine accusée suffit pour empêcher le fil de glisser, surtout si l'on a soin, ce qu'il faut toujours faire, d'assurer le fil de la ligature par un nœud autour de la branche perpendiculaire de la canule.

Au-dessus de l'olive qui est introduite dans l'artère, se voit une ampoule constituant une sorte de réservoir à carbonate de soude. Pendant l'expérience, le sang monte jusque dans l'ampoule et s'y mélange avec le liquide alcalin ; si la pression baisse un peu dans l'artère, une quantité de carbonate de soude, non mêlée de sang, vient remplacer celle qui est entrée dans le vaisseau, et la coagulation est ainsi fort longtemps retardée. Cette ampoule a encore l'avantage de permettre à la transmission de la pression de s'opérer, malgré la formation d'un caillot, du moins pendant un certain temps : la coagulation s'opère en effet dans les régions déclives de l'ampoule et il reste toujours un passage assez large pour que la pression artérielle se transmette au manomètre. Du reste, on peut examiner la canule de temps en temps, et quand on voit que la coagulation commence, il est bon de suspendre un moment l'expérience pour chasser le caillot.

Cette petite opération se fait sans enlever la canule, et ne doit pas exiger plus d'une minute quand on en a pris l'habitude. Voici comment on opère. On pince l'artère au-dessous de la canule et on ouvre la branche verticale de l'ampoule qui est munie d'un tube en caoutchouc et qu'on a fermé avec une petite pince à pression. Le liquide du manomètre s'échappe par cette branche, entraînant avec lui le caillot qui était dans l'ampoule et au-dessus. On ferme alors le robinet placé sur le trajet du tube de transmission p (Voy. fig. 148) et on remet le manomètre sous pression par le tube de communication s. On fait ensuite sortir un jet de sang en lâchant l'artère, on nettoie ainsi la portion inférieure de la canule. Après avoir refermé la branche latérale de l'ampoule, on rétablit la communication entre le manomètre et l'artère. L'expérience recommence ainsi dans les mêmes conditions qu'au début.

J'ai insisté un peu longuement sur ce point tout spécial; mais je crois que les détails qui précèdent ont leur grande utilité.

Une dernière remarque relative au tube de transmission de la pression. Ce tube doit être court et large, à l'inverse de tous ceux que j'ai pu voir dans les laboratoires étrangers. M. Marey a insisté souvent sur les conditions d'une bonne transmission de la pression. Il recommande des tubes de fort calibre et aussi courts que possible. J'ai emprunté à l'excellent traité du professeur Sanderson (*Handbook*) les détails d'un tube à chaînette qui est représenté dans la figure 148; ce tube se compose d'une série de tubes de verre et de tubes de caoutchouc s'emboîtant les uns dans les autres et formant une chaîne creuse, souple, inextensible, pouvant prendre toutes les positions sans former de coudes (Voy. fig. 148).

M. Tatin nous a construit dans ces derniers temps un manomètre métallique un peu différent de celui que nous venons de décrire, et dans lequel les valeurs absolues des pressions sont indiquées par une aiguille sur un cadran qui fait partie de l'instrument. Ce manomètre (fig. 150) a l'avantage de supprimer le mercure tout en fournissant les mêmes indications, puisque le cadran a été divisé en centimètres et demi-centimètres d'après un manomètre à mercure. La transmission du mouvement de la membrane anéroïde

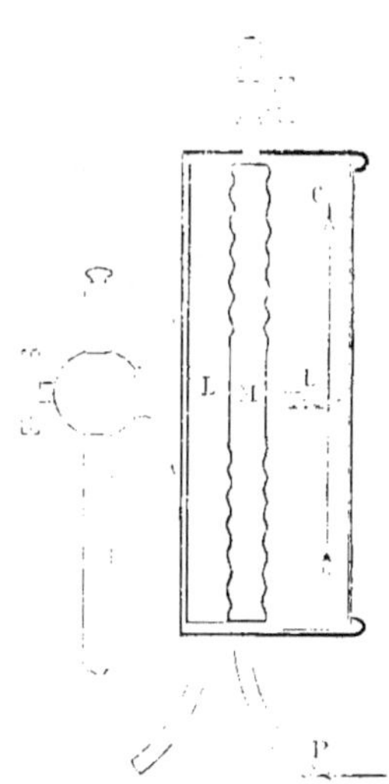

Fig. 150. — Manomètre à cadran et à transmission.

M à l'aiguille C s'opère au moyen d'un petit couteau coudé L qui fait tourner une hélice formant le pivot de l'aiguille. En même temps que l'aiguille marque les valeurs absolues des pressions, ces pressions sont transmises à distance à un tambour à levier inscripteur par l'intermédiaire d'une caisse à air comprise dans l'appareil. J'ai présenté ce manomètre à la Société de biologie, dans la séance du 3 novembre 1877, en faisant ressortir sa grande commodité. Nous employons dans le laboratoire indifféremment cet appareil et celui que j'ai décrit tout à l'heure. La figure 150 représente la disposition générale des pièces qui constituent le manomètre à cadran. On voit dans cette figure que la pression arrivant dans l'anéroïde par le tube P, agit à la fois sur l'aiguille C et sur la caisse à air placée en arrière de la capsule métallique. Le robinet du haut sert au nettoyage de l'appareil.

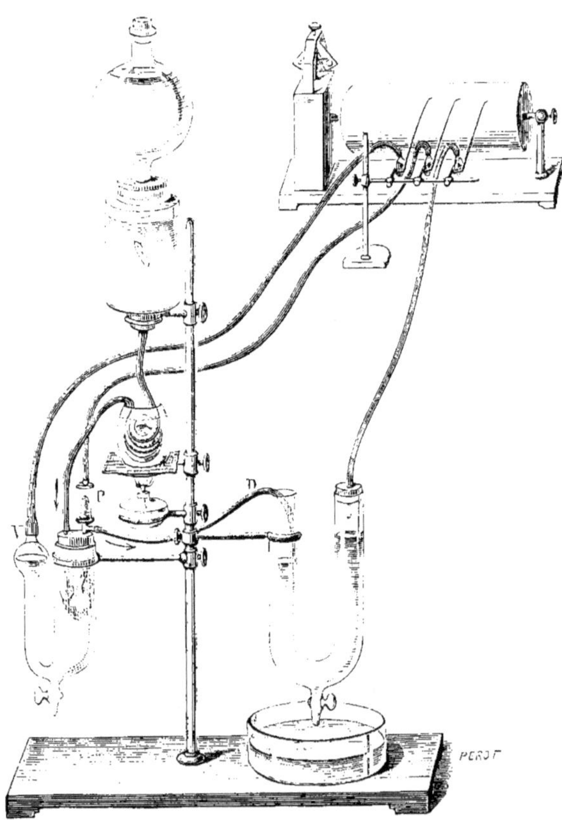

Fig. 151. Appareil à circulation artificielle pour le cœur de la tortue, permettant d'étudier les changements de volume du cœur (v), les variations de la pression artérielle (P) et les débits (D) correspondant aux systoles. — (Les hauteurs des niveaux du sang dans le tube en U où se fait l'écoulement D doivent être interverties.)

§ 2. — Appareil à circulation artificielle pour le cœur de la tortue.

Cet appareil, qui a été représenté dans le mémoire VIII, sur les changements de volume du cœur, est une modification de celui qu'employait M. Marey, et qu'on trouvera décrit dans le tome 1er de ces Comptes rendus, 1875.

Il suffit d'en rappeler ici le dessin (fig. 151) pour qu'on en saisisse la fonction.

Je ne reviendrai pas sur les détails que j'ai donnés à propos du mode de fonctionnement de l'appareil (v. p. 191); j'indiquerai seulement le procédé que nous employons pour établir le cours du sang défibriné dans le cœur.

On a préparé l'appareil au complet; le sang défibriné a été placé dans les vases supérieurs et on a chassé l'air du tube qui doit l'amener au cœur. Ce tube est pincé au-dessus du bouchon de caoutchouc du vase à déplacement, de telle sorte que, quand la canule veineuse sera en place, on n'aura qu'à la réunir au tube de l'appareil pour que le courant s'établisse à travers le cœur.

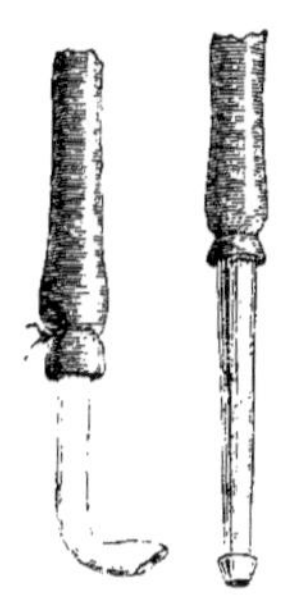

Fig. 152. Canules pour le cœur de la tortue.

Pour introduire la canule afférente, le moyen le plus avantageux me paraît être de laisser le cœur en place sur l'animal dont on a enlevé le plastron. En soulevant le ventricule, on voit à sa base un sinus veineux auquel aboutissent deux grosses veines. On passe un fil double en arrière du sinus veineux avec une aiguille de Deschamps; l'un des brins du fil est lié autour des deux veines afférentes, l'autre brin servira à fixer la canule dans le sinus veineux.

Cette canule, qui est représentée dans la figure ci-jointe, est en verre, recourbée à son extrémité inférieure, et offre à ce niveau un renflement qui permettra d'assurer la ligature. On remarquera que le biseau est placé de telle façon que quand le cœur sera enlevé, l'afflux du sang n'y sera pas interrompu par l'application de la paroi du sinus veineux sur l'orifice de la canule : cet orifice regardera toujours en bas et la paroi veineuse s'appuiera sur le rebord supérieur de la courbure. Pendant l'introduction de cette canule, il faut éviter l'entrée de l'air dans le cœur, aussi doit-on l'amorcer au préalable avec du sang défibriné, et n'ouvrir le tube qui la surmonte que quand on a établi la continuité entre la canule et le tube afférent de l'appareil.

L'introduction de la canule artérielle est beaucoup plus simple. On choisit le tronc aortique antérieur qui se présente au-dessus du cœur, on l'isole avec précaution des troncs postérieurs sur lesquels on fait une ligature indépendante. Le fil étant placé autour du tronc aortique antérieur, on pince la paroi du vaisseau, et, l'ayant entamée d'un coup de ciseau, on laisse s'écouler le sang que contenait le cœur pour éviter la coagulation. Par l'orifice on place la canule artérielle (canule droite de la figure 152), qu'on fixe en serrant la ligature au-dessus du renflement qui la termine. Il faut avoir bien soin de ne pas engager l'extrémité de cette canule dans la portion initiale de l'aorte, parce qu'on créerait ainsi une insuffisance aortique. Ce petit accident s'est produit quelquefois dans nos expériences, et je me rappelle, qu'il y a deux ans, M. Marey, examinant les courbes des changements de volume du cœur ainsi préparé, annonça, d'après la forme de la réplétion diastolique, qu'il devait y avoir une insuffisance aortique, ce qui fut en effet constaté.

Quand les canules ont été fixées, on enlève avec des ciseaux courbes le cœur tout entier, sans ménager le tissu du foie et en prenant garde à ne pas blesser les oreillettes.

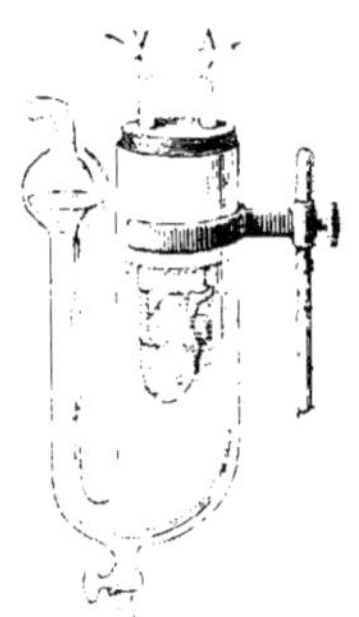

Fig. 153. — Cœur dans l'appareil à déplacement.

On met la canule veineuse en rapport avec le tube afférent et la canule artérielle en rapport avec le tube d'écoulement sur lequel est branché un sphygmoscope, au voisinage de la canule aortique.

Le cœur se trouve ainsi suspendu au bouchon de caoutchouc du petit appareil à changements de volume, et on l'introduit avec l'extrémité inférieure du bouchon dans l'huile tiède que contient le vase à déplacement. La figure 153 montre le cœur en place dans son appareil à changements de volume.

Nous savons que chaque diastole correspondant à une réplétion ventriculaire s'accompagne d'une augmentation de volume du cœur qui détermine elle-même une élévation du niveau de l'huile dans l'ampoule annexée au bocal.

Chaque systole au contraire, chassant dans le tube artère A le sang contenu dans le ventricule détermine une diminution de volume et une descente du niveau de l'ampoule. (Pour les détails, *voy.* Mémoire VIII, chapitre II.)

Ce sont ces variations de niveau que nous transmettons à distance et qui s'inscrivent sur le cylindre enregistreur à côté des courbes de pression et de débit. (*Voy. fig.* 98.)

A propos de l'inscription des débits, je ferai remarquer que le procédé indiqué dans la figure 151, n'est bon que pour des expériences de courte durée ou qui peuvent être interrompues sans inconvénient. Il faut en effet laisser de temps en temps écouler le sérum du tube en U dans lequel il est versé, et on doit alors suspendre l'expérience.

Si nous voulons des indications continues des débits du cœur, il est préférable d'employer l'appareil à flotteur de M. Marey, qui est décrit dans son mémoire sur la méthode graphique (T. I, 1876, p. 261).

Quand la circulation artificielle est établie, on peut faire varier la température du sérum en chauffant graduellement le serpentin métallique placé sur son trajet. Ces chauffages doivent être ménagés et ne pas dépasser 30 à 33 degrés, car, au-dessus de ce chiffre, le cœur s'arrête ordinairement.

En élevant ou en abaissant le vase qui contient la provision de sang défibriné, on produit des charges variables ; ce qui s'obtient encore en modifiant l'orifice du tube d'écoulement.

Il est facile de faire circuler certaines substances actives, des alcaloïdes en solution, en plaçant sur le trajet du tube afférent une branche collatérale munie d'un robinet, et en rapport avec un second vase de réserve placé à côté du premier. C'est ce qu'a fait Mosso dans ses expériences sur l'action du chloral sur le cœur de grenouille ; nous avons repris ces expériences cette année sur le cœur de tortue. (V. Mémoire VI).

§ 3. — Canules pour la respiration artificielle.

La fixation des canules dans la trachée doit pouvoir être faite sans ligature de la trachée, à cause des troubles qui sont produits par la ligature des filets récurrents, etc. Il faut aussi pouvoir enlever et remettre en place la canule sans aucune difficulté.

La forme que représente la figure suivante répond bien à ces indications.

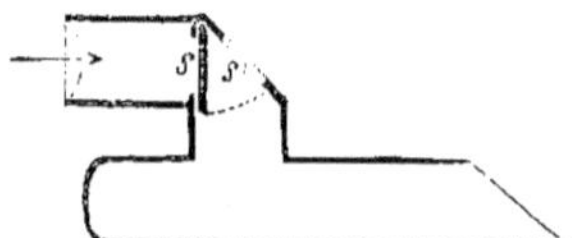

Fig. 154. — Canule trachéale, restant fixée sans ligature.

On introduit dans la boutonnière trachéale la partie de la canule taillée en biseau, en poussant cette partie du côté des bronches. Quand elle est complétement introduite, il suffit d'attirer en haut l'angle supérieur de l'incision trachéale pour faire pénétrer dans la trachée, du côté du larynx, l'extrémité supérieure, arrondie, de la canule. L'appareil reste ainsi en place et son pavillon fait saillie au dehors de la trachée. Cette première partie de la canule est représentée dans l'ouvrage de M. Cyon (*Methodik. — Atlas*, Taf. II, fig. 14).

Pour éviter la multiplicité des appareils, et pour pouvoir utiliser cette canule aussi bien sur un animal respirant spontanément que sur un animal auquel on pratique la respiration artificielle, j'ai fait coiffer le tube saillant de la canule trachéale d'un pavillon coudé qui reste fixé par simple frottement et peut être orienté à volonté dans un sens ou dans l'autre. Au niveau du coude de ce pavillon est articulée une soupape (S, fig. 154) qui permet à l'air insufflé de pénétrer sans difficulté dans la trachée, et qui retombe ensuite par son propre poids dans certaines canules, par l'action d'un faible ressort de rappel dans certaines autres. Le courant d'air, poussé vers la trachée, soulève la soupape qui prend alors la position S', en décrivant l'arc de cercle indiqué sur la figure par la ligne pointillée. L'expiration se fait ensuite largement par l'orifice S' redevenu béant quand la soupape est retombée. J'ai vu, depuis que cette canule est construite, un appareil presque semblable dont le professeur Chauveau fait usage depuis plus de 15 ans et qu'il place, non sur la canule trachéale, mais sur le trajet du tube par lequel l'air est envoyé dans la trachée. Je crois qu'il y a avantage à réunir ces différentes pièces sur la canule trachéale.

Quand on veut faire l'étude des gaz de la respiration, doser les volumes d'air inspiré et expiré, en déterminer la qualité, etc., il est facile de substituer au pavillon à soupape, le tube en T à double clapet que montre la figure 155.

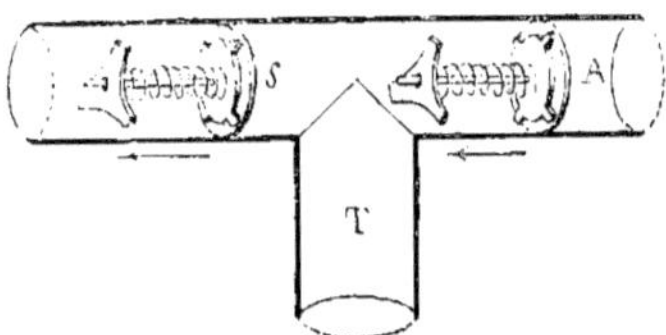

Fig. 155. — Tube à double soupape se montant sur la canule trachéale à la place du pavillon montré en place dans la figure précédente.

Ces soupapes, construites par M. Tatin, font une clôture hermétique dans deux sens différents. Elles cèdent à la moindre différence de pression, et n'apportent pas, par conséquent, de gêne appréciable dans la respiration de l'animal.

Au moment de l'inspiration, la diminution de pression qui s'exerce à la face interne de la soupape A, permet à la pression atmosphérique de déprimer cette soupape, et l'air entre largement dans la poitrine, vu la largeur de l'espace réservé autour de la soupape.

Aussitôt que cesse l'inspiration, la soupape A se remet en place poussée par le fin ressort-boudin en platine qui avait été écrasé dans l'instant précédent. L'expiration se fait grâce à un mouvement inverse de la soupape S, dont le ressort antagoniste est aussi léger que possible.

Avec ce tube à double soupape, j'ai pu doser et analyser l'air inspiré et expiré par les animaux dans des expériences sur l'apnée qui sont résumées dans le *Journal de l'anatomie* (novembre 1877) : nous pouvons utiliser ce dispositif dans une foule de recherches qu'il est inutile d'indiquer ici.

Voici un autre modèle de canule trachéale qui se recommande par l'extrême commodité de son introduction, par la solidité de sa fixation et aussi par le peu d'étendue du contact des pièces métalliques avec la muqueuse. (fig. 156). Cette canule est une modification de la canule à double gouttière employée pour la trachéotomie des chevaux.

L'animal peut respirer à la fois par le larynx et par l'orifice trachéal, ce qui ne manque pas d'importance dans certaines expériences où le jeu de la glotte peut être modifié. Je crois même que pour la trachéotomie, chez les enfants, cette forme de canule pourrait rendre de grands services et cela à cause de la liberté respiratoire qu'elle permet, à cause de son nettoyage absolument simple et de la commodité avec laquelle on peut l'enlever et la remettre en place.

Cette canule ou plutôt cette plaque trachéale se compose d'une valve fixe (V, fig. 156) qu'on introduit dans la partie inférieure de la boutonnière trachéale ; cette plaque épouse la courbure du 1/3 antérieur de la trachée. Quand la partie V est introduite, on fait glisser vers le haut la plaque mobile V' (ligne pointillée de la fig. 156) et cette plaque s'insinue en arrière du rebord supérieur de la boutonnière faite à la trachée. La virole du pavillon qui fait saillie au dehors sert d'épaulement aux anneaux cartilagineux qui

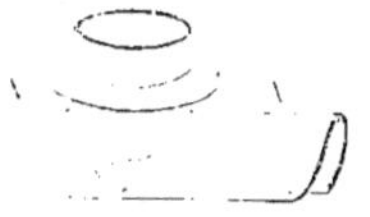

Fig. 156. — Plaque trachéale à glissière.

se trouvent ainsi pincés ou plutôt limités en avant et en arrière par deux surfaces métalliques.

Le glissement de la valve V' s'opère par l'orifice de la canule en accrochant avec un instrument quelconque, bistouri, sonde cannelée, etc., le bord libre de cette plaque et en le repoussant en haut pour fixer la canule, en l'attirant en bas pour l'enlever.

Le diamètre du tube saillant a été calculé pour qu'on pût fixer sur ce tube soit le pavillon à clapet de la figure 154, soit le tube à soupape de la figure 155.

§ 4. — Excitations électriques. — Excitateurs.

M. Marey a modifié cette année les appareils employés jusqu'ici pour les excitations des nerfs. Aux courants induits, il a substitué les décharges de condensateurs. Je n'entrerai point ici dans les détails de ces nouvelles dispositions : M. Boudet de Pàris, qui a commencé des recherches sur l'excitabilité nerveuse et musculaire, se chargera, l'année prochaine, en exposant les résultats de son travail, de décrire avec les développements nécessaires les appareils dont il a fait usage. Qu'il me suffise d'indiquer en peu de mots le procédé dans son ensemble.

Sur l'axe même du cylindre enregistreur est fixée une roue dentée qui engrène avec une autre roue montée sur un support à part. Cette seconde roue porte une goupille qui, à chaque tour du cylindre, soulève une tige de verre établissant la communication du condensateur avec le nerf ou avec le muscle. La décharge est ainsi périodiquement envoyée au nerf ou au muscle et le mouvement provoqué par cette excitation s'inscrit sur le cylindre, à l'aide du myographe direct ou du myographe à transmission. (Voy. *pour les détails de la myographie, l'article Myographes du Dict. Encyclop. des Sc. méd.*) Si l'on veut obtenir une imbrication verticale des secousses musculaires, on met en rapport deux roues dentées ayant le même nombre de dents ; si, au contraire, c'est une imbrication oblique qu'on doit recueillir, la roue dentée qui commande les charges et décharges du condensateur porte une dent de plus que la roue fixée au cylindre : de cette façon, à chaque tour de cylindre, l'excitation arrive un peu en retard sur l'excitation du tour précédent, et, comme le chariot qui porte le myographe chemine parallèlement au cylindre, les secousses s'imbriquent obliquement. (Voy. Marey, *Du mouvement dans les fonctions de la vie.* — Paris, 1868.)

Les condensateurs sont faits dans le laboratoire même en superposant un grand nombre de feuilles d'étain de 20 centimètres de côté, isolées entre elles par des feuilles de taffetas gommé de même largeur : toutes les feuilles d'étain sont réunies de chaque côté par des

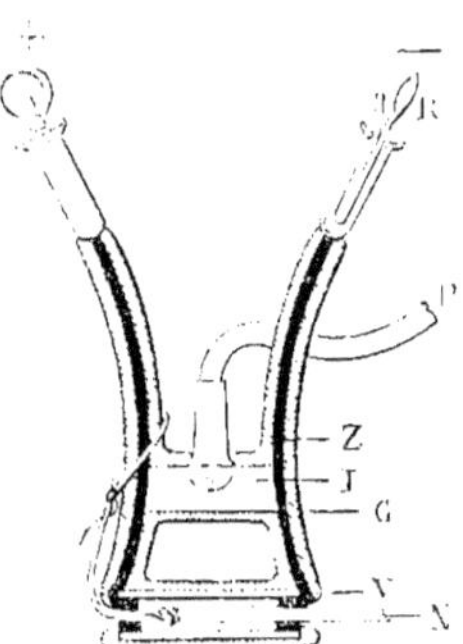

Fig. 157. Excitateur isolé. — P, tige en plomb fixée à une plaque d'ivoire I ; Z, tige de zinc amalgamé formant conducteur; V, tube de verre isolant les deux zincs; G, gutta-percha isolant l'appareil ; X, nerf introduit dans le tube excitateur et fixé avec un fil. Le fil doit toujours être introduit par le plus petit orifice avant la ligature du nerf: c'est par le glissement de ce fil dans l'anneau qu'on attire le nerf dans le tube).

prolongements métalliques qui constituent les faces opposées du condensateur. Ce condensateur se charge avec une pile Daniell composée d'un très-grand nombre de petits éléments de 8 centimètres de hauteur et de 4 centimètres de diamètre.

Comme excitateur nous employons un petit appareil (fig. 157) formé de deux anneaux de zinc amalgamés servant d'électrodes et isolés l'un de l'autre par un petit tube de verre. Le nerf est attiré dans la cavité du tube mi-partie en verre, mi-partie en métal et fixé avec le fil qui a servi à l'introduire dans le tube excitateur. On fait couler dans le tube une goutte de chlorure de sodium à 1/100, et la capillarité empêchant le liquide de s'écouler, le nerf reste ainsi à l'abri de la dessiccation, dans un liquide conservateur pendant toute la durée de l'expérience.

Je remplace souvent la solution de chlorure de sodium par un peu de kaolin pur mouillé avec la même solution : le nerf pénètre dans cette matière molle et s'y loge sans qu'on puisse craindre les tiraillements ou la dessiccation. Ce petit appareil, étant parfaitement isolé par une couche de gutta-percha, est abandonné dans le tissu et le contact du nerf se trouvant assuré par la disposition même de l'excitateur dans lequel le courant se recompose et par le liquide conducteur et par le nerf lui-même, on peut prolonger l'expérience sans aucune préoccupation de ce côté.

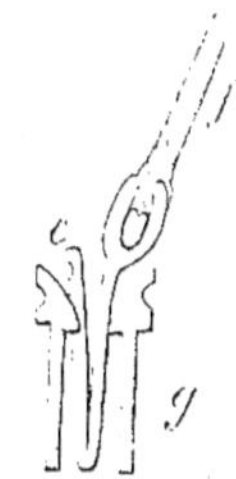

Fig. 158. — g, Gaine métallique. c, Cliquet à ressort. f, fil conducteur.

M. Tatin, qui m'a construit ce nouvel excitateur, a imaginé un moyen très-ingénieux pour y fixer les fils conducteurs : il emploie pour cette fixation le ressort de bracelet et de collier connu sous le nom de cliquet et dont le dessin de la figure 158 suffit à rappeler la disposition. Ces contacts sont maintenant substitués dans le laboratoire à la plupart des tiges à frottement qu'une simple traction suffisait souvent à enlever de leurs gaines : les défauts de contact accidentels sont ainsi évités, et avec l'excitateur qui assure les excitations des nerfs nous n'avons plus à nous préoccuper de ces petits accidents qui dérangent trop souvent les expériences.

§ 5. — Moyens de contention.

J'avais employé jusqu'ici des moyens de contention très-insuffisants pour des animaux dangereux, comme les chats et les rats d'égout. On fixait les animaux en leur passant un mors entre les dents après avoir engagé leur museau dans un anneau métallique ; ce mors s'attachait en arrière de la tête. C'était le moyen employé par M. Ranvier. Mais quelques accidents ayant montré l'insuffisance de ces moyens de contention, nous avons cherché avec M. Tatin des appareils plus sûrs. Voici le modèle que M. Tatin a construit avec son habileté ordinaire.

On comprend que le rat dont la tête est montrée dans la figure ci-dessous, saisie entre un demi-anneau plat, incliné, qui prend un point d'appui sur l'occipital, et un anneau complet qui s'applique sur les maxillaires, ne peut exécuter aucun mouvement.

On incline la tête à volonté en desserrant la vis d'acier qui mord dans le cuivre de la boule introduite dans la presse.

Mais il est une précaution que je crois devoir recommander avec insistance quand on manie des animaux dangereux comme nos rats d'égout, qui arrivent quelquefois à la taille d'un jeune chat. C'est de les prendre avec une longue pince de Museux et de les glisser sous un bocal où se trouve une éponge imbibée de chloroforme. On leur applique ensuite l'appareil en toute sécurité. Cette précaution est de règle dans le laboratoire. J'ai vu autrefois un jeune garçon mourir du tétanos à la suite d'une morsure de rat, et ce souvenir m'a rendu prudent.

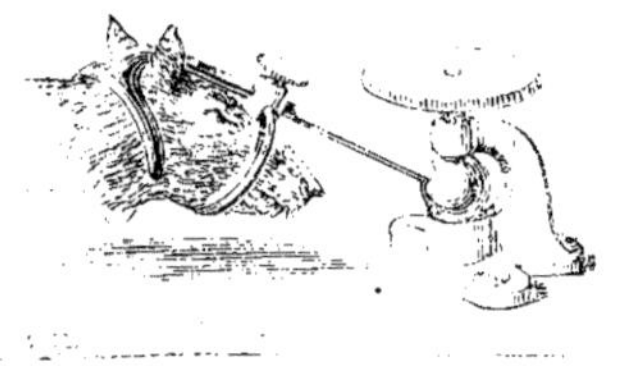

Fig. 159. Appareil contentif pour le rat. Le même modèle sert à fixer la tête du chat.

Le même appareil, modifié, est excellent pour fixer le chat, avec lequel il est bon d'user des mêmes précautions qu'avec le rat.

— Appareil explorateur des mouvements du cerveau chez l'homme atteint de perte de substance des os du crâne. (Voy. Mémoire VI, p. 138.)

— Procédé opératoire pour l'étude des changements de volume du cœur par l'exploration intra-péricardique (Voy. Mémoire VIII, p. 197.)

— Procédé opératoire et appareil pour la compression et la commotion du cerveau (Voy. Mémoire XII, p. 280.)

ERRATA.

Page 198 : Au lieu de « figure 99 », lisez « figure 100 ». — Au lieu de « figure 100 », lisez « figure 101 ».

Page 265, note 1, ligne 5, lisez « Landolt » au lieu de « Dandolt ».

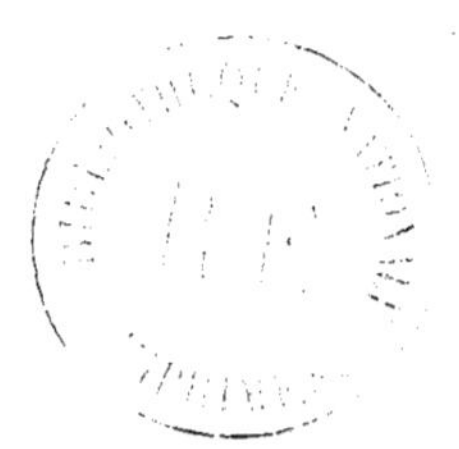

TABLE DES FIGURES

APPAREILS.

TRACÉS.

Tracés fournis par l'étude de la décharge électrique de la torpille.

Tracés de systoles avortées.

Tracés montrant l'addition des excitations dans les nerfs et dans les muscles.

Tracés montrant les effets de la compression du cœur sur les pulsations du cœur et sur la pression artérielle.

Tracés des troubles cardiaques produits par les injections intra-veineuses de chloral.

Tracés des changements de volume du cerveau chez l'homme.

Tracés des changements de volume du cœur.

Tracés montrant l'influence des attitudes sur la circulation encéphalique.

Tracés montrant l'influence des variations de la pression intra-crânienne sur le rhythme des battements du cœur.

Tracés montrant l'influence du choc cérébral sur le rhythme des battements du cœur.

Tracés obtenus dans un cas d'ectopie congénitale du cœur.

TABLE ANALYTIQUE ET ALPHABÉTIQUE

DES MATIÈRES

A

C

I

Intermittences du pouls. — Troubles cardiaques qui les déterminent.

R

Respiration artificielle (*Voy.* Canules pour la—).

S

T

V

TABLE DES MÉMOIRES

CONTENUS DANS CE VOLUME.

Prix de l'abonnement annuel :

Paris	20 fr.
Départements	23 fr.
Union postale	25 fr.
États-Unis	26 fr.

Annales des sciences géologiques.

— Dirigées, pour la partie géologique, par M. Hébert, et pour la partie paléontologique, par M. Alphonse Milne-Edwards.

Il est publié chaque année, depuis 1870, 1 vol. grand in-8°, avec les planches et figures dans le texte correspondant aux mémoires.

Le volume paraît en quatre fascicules trimestriels.

Prix de l'abonnement annuel :

Paris	15 fr.
Départements	16 fr.
Union postale	17 fr.
États-Unis	18 fr.

Annales des sciences naturelles.

— Comprenant la *Zoologie* et la *Botanique*.

Zoologie, publiée sous la direction de MM. H. et Alph. Milne-Edwards.

Il paraît chaque année 2 vol. grand in-8°, avec les planches correspondant aux mémoires. Chaque volume est publié en six cahiers paraissant mensuellement.

Prix de l'abonnement annuel :

Paris	25 fr.	»
Départements	26 fr.	»
Union postale	28 fr.	»
États-Unis	28 fr.	50

Botanique, publiée sous la direction de M. J. Decaisne, membre de l'Institut.

Il paraît chaque année 2 vol. grand in-8°, avec les planches correspondant aux mémoires. Chaque volume est publié en six cahiers paraissant mensuellement.

Prix de l'abonnement annuel :

Paris	25 fr.	»
Départements	26 fr.	»
Union postale	28 fr.	»
États-Unis	28 fr.	50

Nota.— Il est accepté des abonnements aux *Annales des sciences naturelles* et aux *Annales des sciences géologiques*, en tout cinq volumes annuellement, au prix de 60 francs au lieu de 65 francs. Frais de poste en plus.

Archives de physiologie normale et pathologique.

— Fondées en 1868, dirigées par MM. Brown-Séquard, Charcot et Vulpian, paraissant tous les deux mois par fascicules grand in-8°, avec planches noires et coloriées. Chaque année forme un beau volume d'environ 800 pages. Une 2e série a commencé avec l'année 1874.

Les *Archives de Physiologie* publient les travaux du Laboratoire de M. le prof. Ranvier, au collège de France.

Prix de l'abonnement annuel :

Paris	20 fr.
Départements	22 fr.
Union postale	24 fr.
États-Unis	25 fr.

Chaque année, après complément de l'abonnement, le prix du volume complet est porté à 25 francs.

Archives (Nouvelles) du Museum d'histoire naturelle,

publiées par MM. les professeurs-administrateurs, nouvelle série, commencée en 1877. Il paraît chaque année un volume gr. in-4°, avec planches noires et en couleurs.

Prix de l'abonnement	50 fr.

Archives vétérinaires.

— Comité de rédaction : MM. Reynal, directeur; Goubaux et Trasbot, professeurs; Baron, Barrier, Nocard et Raillet, chefs de service à l'École d'Alfort.

Les *Archives vétérinaires* paraissent le 10 et le 25 de chaque mois, à partir du 10 avril 1876, par cahiers in-8° de 48 pages chacun.

Prix de l'abonnement annuel :

Paris	14 fr.
Départements	15 fr.
Union postale	16 fr.
États-Unis	18 fr.

Chaque numéro est vendu séparément 2 fr.

Nota.— Les abonnés aux *Archives vétérinaires* ont droit sur le prix de l'abonnement au *Journal de l'Agriculture* à une réduction de 9 fr.

Bulletin de l'Académie de médecine.

— Publié par M. le secrétaire perpétuel et M. le secrétaire annuel. Nouvelle série ayant commencé en janvier 1872. — Le *Bulletin de l'Académie de médecine* paraît le dimanche de chaque semaine, donnant ainsi, dans l'intervalle de deux séances, le compte rendu complet de la séance du mardi précédent. — Il forme chaque année un volume in-8° de plus de 1000 pages.

Prix de l'abonnement annuel :

Paris.............................. 15 fr.
Départements...................... 18 fr.
Union postale..................... 20 fr.
États-Unis........................ 22 fr.

Nota. — Les abonnés à la *Gazette hebdo-madaire* ont droit à recevoir le *Bulletin de l'Académie* aux prix suivants :

Paris et départements.......... 8 fr.
Union postale.................. 14 fr.
États-Unis..................... 16 fr.

Bulletin de la Société chimique de Paris. — Comprenant le procès-verbal des séances, les Mémoires présentés à la Société, l'analyse des travaux de chimie pure et appliquée publiés en France et à l'étranger, la revue des brevets, etc.

Le *Bulletin de la Société chimique* paraît le 5 et le 20 de chaque mois.

Chaque numéro se compose de trois feuilles in-8°, formant, chaque année, 2 volumes d'environ 600 pages.

Prix de l'abonnement annuel :

Paris............................. 20 fr.
Départements...................... 22 fr.
Union postale..................... 24 fr.
États-Unis........................ 25 fr.

Bulletin et Mémoires de la Société de chirurgie. — Publiés par les soins de MM. les secrétaires de la Société, paraissant le 1er de chaque mois depuis 1875. Ce recueil forme, chaque année, un volume grand in-8° d'environ 800 pages.

Prix de l'abonnement annuel :

Paris............................. 18 fr.
Départements...................... 20 fr.
Union postale..................... 22 fr.
États-Unis........................ 23 fr.

Bulletin de la Société d'anthropologie. — 2e série, commencée en 1866. Chaque année, 1 vol. in-8°, publié en quatre fascicules.

Prix de l'abonnement annuel :

Paris............................. 10 fr
Départements...................... 12 fr.
Union postale..................... 13 fr.
États-Unis........................ 14 fr.

Gazette hebdomadaire de médecine et de chirurgie. — Comité de rédaction : Dr A. Dechambre, Dr Blachez, Dr Dieulafoy, Dr Hénocque. La *Gazette hebdomadaire* paraît le vendredi de chaque semaine, dans le format in-4°, sur deux colonnes : chaque

numéro contient 32 colonnes. Elle forme, chaque année, un beau volume de près de 1000 pages.

Prix de l'abonnement annuel :

Paris............................. 24 fr.
Départements...................... 24 fr.
Union postale..................... 26 fr.
États-Unis........................ 28 fr.

Les abonnés à la *Gazette hebdomadaire* ont droit à recevoir le *Bulletin de l'Académie de médecine*, moyennant une augmentation sur le prix de leur abonnement, de 8 francs pour Paris et les départements, 14 francs pour l'Union postale et 16 francs pour les États-Unis.

Journal de l'agriculture, de la Ferme et des Maisons de campagne, de l'Économie rurale et de l'Horticulture, fondé et dirigé par M. J.-A. Barral, secrétaire perpétuel de la Société centrale d'agriculture de France.

Le *Journal de l'Agriculture* paraît tous les samedis en un numéro de 52 pages grand in-8°. Il forme, par trimestre, un volume de 500 à 600 pages, avec nombreuses figures dans le texte et planches.

Prix de l'abonnement annuel :

Paris...................... 20 fr.
Départements............... 20 fr.
Union postale et États-Unis.... 22 fr.

Nota. — Les abonnés au *Journal de l'Agriculture* ont droit au prix de l'abonnement aux *Archives vétérinaires*, à une réduction de 9 fr.

Journal de pharmacie et de chimie. — Par MM. Bussy, F. Boudet, Cap, Bouchon-Charlard, Frémy, Jules Lefort, Planchon, Poggiale, Regnault et Léon Soubeiran, avec la collaboration de MM. Gubler, Méhu et Jungfleisch. 4e série, ayant commencé en janvier 1868. Le *Journal de pharmacie et de chimie* paraît tous les mois, par cahiers de 5 feuilles in-8°. Il forme chaque année 2 volumes in-8°.

Prix de l'abonnement annuel :

Paris............................. 15 fr.
Départements...................... 15 fr.
Union postale..................... 17 fr
États-Unis........................ 18 fr.

Journal de thérapeutique. — Publié par M. Gubler, professeur de thérapeutique à la Faculté de médecine, avec la collaboration de MM. A. Bordier et Ernest Lab-

BÉE, anciens internes des hôpitaux. Le *Journal de thérapeutique* paraît depuis 1874, le 10 et le 25 de chaque mois, dans le format in-8°.

Prix de l'abonnement annuel :

Paris	18 fr.
Départements	20 fr.
Union postale	22 fr.
États-Unis	23 fr.

La Nature, *Revue des Sciences et de leurs applications aux arts et à l'industrie.* — Journal hebdomadaire illustré. Rédacteur en chef : M. Gaston Tissandier. La *Nature* paraît tous les samedis par livraisons de 16 pages grand in-8° jésus, richement illustrées et avec une couverture imprimée. Chaque année de la publication forme 2 beaux volumes grand in-8°.

Prix de l'abonnement annuel :

Paris	20 fr.
Départements	25 fr.
Union postale	26 fr.
États-Unis	30 fr.

Mémoires de l'Académie de médecine. — Publiés dans le format in-4° avec planches noires et coloriées. Le tome XXXII est en cours de publication.

Prix de chaque volume pris à Paris 20 fr.

Mémoires de la Société d'anthropologie. — Publiés dans le format grand in-8°, formant chaque année un fort volume.

Prix de chaque volume :

16 fr., franco par la poste, 17 fr.

Revue d'Anthropologie, publiée sous la direction du professeur Paul Broca.

Septième année.

Nouvelle série commencée en 1878.

La *Revue d'Anthropologie* paraît tous les trois mois : les 15 janvier, 15 avril, 15 juillet et 15 octobre, par fascicules de

12 feuilles gr. in-8° avec figures dans le texte, cartes, planches et tableaux.

Prix de l'abonnement annuel :

Paris	25 fr.
Départements	27 fr.
Union-postale	28 fr.
États-Unis	30 fr.

Revue des sciences médicales en France et à l'étranger. — Publiée sous la direction du Dr G. Hayem, professeur agrégé à la Faculté de médecine de Paris. Comité de rédaction : MM. Berger et Rendu, secrétaire de la rédaction, Dr Cartaz.

La *Revue des Sciences médicales* paraît trimestriellement le 15 des mois de janvier, avril, juillet, octobre, chaque numéro contient environ 500 pages ; format gr. in-8°. L'année forme 2 volumes avec table analytique.

Prix de l'abonnement annuel :

Paris	30 fr.
Départements	33 fr.
Union postale	34 fr.
États-Unis	36 fr.

Le Vignoble, ou Histoire, Culture et Description, avec planches coloriées, des Vignes à raisins de table et à raisins de cuve les plus généralement connues. — Publié sous la direction de MM. Mas et Pulliat.

Le *Vignoble* publie 12 livraisons par année : chaque livraison contient 4 aquarelles de raisins dessinées d'après nature, avec texte explicatif.

La durée de la publication sera de six ans, à partir du 1er janvier 1874.

Prix de l'abonnement annuel :

Paris	30 fr.
Départements	30 fr.
Union postale	32 fr.
États-Unis	33 fr.

Clichy. — Imprimerie Paul Dupont, rue du Bac-d'Asnières, 12.